Barbara Wentzel mit Miriam Collée
Käsekuchen mit Sauerkraut

BARBARA WENTZEL
mit MIRIAM COLLÉE

Käsekuchen mit Sauerkraut

Mein Mann, sein Schlaganfall und der ganze Irrsinn danach

PIPER

Mehr über unsere Autoren und Bücher:
www.piper.de

MIX
Papier aus verantwor-
tungsvollen Quellen
FSC® C014496

ISBN 978-3-492-05864-3
Piper Verlag 2017
© Piper Verlag GmbH, München, 2017
Satz: Kösel Media GmbH, Krugzell
Gesetzt aus der Minion Pro
Litho: Lorenz & Zeller, Inning am Ammersee
Druck und Bindung: GGP Media GmbH, Pößneck
Printed in Germany

Inhalt

Vorwort

Natürlich war nichts von alldem geplant. Nicht der Schlaganfall meines Mannes Henrik und noch weniger dieses Buch. Ein so persönliches, intimes Schicksal in die Öffentlichkeit zu kehren, ist keine leichte Entscheidung. Aber ich glaube nicht an Zufälle, sondern daran, dass man sein Schicksal in die Hand nehmen muss – auch wenn man es sich nicht selbst ausgesucht hat.

Eineinhalb Jahre nach Henriks Schlaganfall fing ich an darüber nachzudenken, wo er langfristig wohnen könnte, denn ein klassisches Pflegeheim kam für uns nie infrage. So entstand die Idee zu einer Pflege-WG – für Henrik und andere Betroffene und deren Familien, die ähnlichen Herausforderungen gegenüberstehen. Kurze Zeit später lernte ich in Paris über gemeinsame Freunde Laurent de Cherisey kennen, den Gründer der Simon de Cyrène Stiftung, die in Frankreich Wohngemeinschaften für Erwachsene mit körperlichen und geistigen Behinderungen betreibt – jene Organisation, die Philippe Pozzo di Borgo mit seiner Autobiografie und dem Filmerfolg »Ziemlich beste Freunde« unterstützt. Laurent riet mir, an die Öffentlichkeit zu gehen, um für das Projekt zu werben. Nur wie? Dann traf ich während einer Geschäftsreise in Montreal bei einem Abendessen Miriam. Es war eine große Runde, aber das Schicksal setzte uns nebeneinander. Ich erzählte ihr von meinem Leben. Von Henrik. Von seinem Schlaganfall. Von dem ganzen Irrsinn, der seitdem unser Leben bestimmt. Und als schon alle gegangen waren und die Kellner die Stühle auf die Tische stellten, saßen wir immer noch dort und Miriam weinte und lachte im Wechsel. Drei Stunden lang. Danach sagte sie erschöpft zu mir: »Du musst das aufschreiben.« Und ich sagte: »Ich kann aber nicht schreiben.« Und sie sagte: »Aber ich.«

Nach einem Probekapitel, einem Konzept, hundertfünfzig nächtlichen Skype-Stunden und abendfüllenden Telefonaten ist es nun fertig.

Ich habe weiche Knie, wenn ich nur daran denke, dass nun jeder ins Innerste unserer Familie blicken kann, aber ich hoffe, dass das, was uns widerfahren ist bzw. widerfährt, vielen anderen Menschen mit einem ähnlichen Schicksal Mut und das Gefühl gibt, dass sie nicht alleine sind. Dass das Leben irgendwie doch weitergeht – irgendwie anders, aber irgendwie vielleicht sogar besser, als man denken würde.

Dies ist die Geschichte unserer Familie – ab dem Tag, an dem Henriks Schlaganfall alles veränderte. Sie ist für meine Kinder und für mich, denn mir hat das Aufschreiben geholfen, unser Schicksal bewusst zu verarbeiten, mich gezwungen innezuhalten und zu reflektieren, in meinem Herzen herumzukramen, Tränen nochmals fließen zu lassen und bei aller Absurdität unseres neuen Lebens auch sehr oft von Herzen zu lachen.

Dieses Buch ist, wenn alles klappt, der Startschuss für ein neues Wohnprojekt, den Verein »Haus für Morgen e. V.« (www.haus-fuer-morgen.com): Eine Wohngemeinschaft, in der Henrik von gleichgesinnten, aufgeschlossenen und interessierten Erwachsenen mit Pflegebedarf umgeben ist. Kein steriles Pflegeheim, in das ich ihn nie, nie geben könnte, sondern ein echtes Zuhause.

Vor allem aber ist dieses Buch für Henrik, meinen Mann. Schließlich ist er die Hauptperson des Buches – und unseres Lebens. Henrik war bei jedem Thema und jedem Kapitel involviert. Er hat genauso regelmäßig mit Miriam, der Autorin, gesprochen wie ich. Seine Kommentare (im Buch kursiv gedruckt) sind ungefiltert, unredigiert und durchgehend im Originalton wiedergegeben. Das war allen Beteiligten dieses Buches, einschließlich Henrik, wichtig. Er ist und war schon immer eine starke Persönlichkeit. Er ist und bleibt einfach unglaublich.

Die Notwendigkeit von Feueropalen

Es sind die kleinen Dinge, die mich daran erinnern, dass nichts mehr normal ist in meinem Leben. Die großen Veränderungen nimmt man irgendwann hin und arrangiert sich damit. Die kleinen aber erwischen einen kalt von hinten. Heute war es ein Päckchen der Firma Juwelo. Darin: drei Feueropal-Goldringe, in Brillianten eingefasst. In dem beiliegenden Schreiben wird mir zu meiner Teilnahme an der Juwelo-TV-Live-Auktion gratuliert. Außerdem erfahre ich, dass die Steine aus einer inzwischen geschlossenen Mine in Brasilien stammen und ich den Zuschlag zum sagenhaften Preis von 3139 Euro pro Ring bekommen habe. Der Betrag von 9417 Euro wurde inklusive Mehrwertsteuer bereits von dem angegebenen Kreditkartenkonto abgebucht. Viel Freude damit.

Bis heute wusste ich nicht einmal, dass es Juwelo-Fernsehen gibt, aber es klingt nicht gut. Henrik. Er hat wieder einmal zugeschlagen. Ein Fernseher ist Segen und Fluch zugleich, seit Henrik die Wunderwelt der Shopping-Kanäle entdeckt hat, jedoch mehr Fluch als Segen. Ich rufe die Kunden-Hotline an.

»Juwelo TV, was kann ich für Sie tun?«

»Guten Tag, mein Name ist Wentzel, ich habe heute drei Feueropale von Ihnen bekommen.«

»Wie schön.«

»Geht so.«

»Sind Sie mit der Qualität unzufrieden?«

»Nein, die Bestellung an sich ist das Problem.«

»Keine Sorge, Frau Wentzel, bei uns gibt es keine Probleme.«

»Oh, dann würde ich gern bei Ihnen einziehen.«

Ein herzhaftes Lachen auf der anderen Seite. Ein bisschen zu herzhaft für aufgesetzte Freundlichkeit, wie man sie von solchen Hotlines kennt. Es klingt beinahe echt.

»Was genau ist denn Ihr Problem? Kann ich Ihnen dabei helfen?«, fragt mich die Frauenstimme mit einem warmen Unterton.

Das hätte sie besser nicht tun sollen, denn genau in diesem Moment öffnen sich bei mir alle Schleusen, einfach so. Es trifft eine unschuldige Frau, die vermutlich hinter irgendeiner grauen Trennwand eines Callcenters sitzt und die Minuten bis Schichtende zählt, aber jetzt gibt es für sie kein Entkommen mehr, denn es bricht aus mir heraus, voller Wucht und unkontrolliert – ich erzähle ihr von meinem Mann.

Henrik ist Mitte fünfzig, ein Macher, ein Alphatier. Wir sind seit dreiundzwanzig Jahren verheiratet. Kennengelernt haben wir uns in Paris, wo ich aufgewachsen bin. Er arbeitete damals für eine deutsche Bank und tauchte plötzlich bei einem Essen von Freunden auf. Einer von diesen deutschen Streberjungs, habe ich an dem Abend gedacht, doch der Streber war charmant und sehr komisch, er hatte einen sarkastischen und feinen Witz, so subtil und klug, dass es mich erwischt hat. Wir haben drei Kinder, tolle Kinder, und wir haben uns zusammen etwas aufgebaut, uns Träume erfüllt. Aus heutiger Sicht haben wir wohl eine Bilderbuchfamilie abgegeben, aber das fällt einem immer erst hinterher auf. Henrik ist in vielerlei Hinsicht der Typ Mann, den sich Mütter für ihre Töchter wünschen: erfolgreich, intelligent, verantwortungsvoll, witzig. Er segelt, joggt, fährt Rennrad, was man halt so macht, wenn man voll im Saft steht und es wissen will. Immer. Er kann nicht anders. Immer hundert Prozent, mindestens. Ein Mann mit Werten und voller Prinzipien, loyal und absolut verlässlich.

»Verstehen Sie?«, sage ich mit bebender Stimme ins Telefon, »Henrik würde so etwas normalerweise nie tun – Goldringe bei einer Teleshopping-Auktion ersteigern. Er ist Jurist, komplett vernunftgetrieben. Er war fünfzehn Jahre Finanzvorstand bei einer Reederei, ein Hanseat durch und durch.« Ich rede ohne Punkt und Komma, absurdes, zusammenhangloses Zeug, das diese Frau weder interessiert noch im Geringsten etwas angeht, und das rein gar nichts zur Klärung meines Anliegens beiträgt, aber ich finde den Stoppschalter einfach nicht mehr.

»Mein Mann«, höre ich mich weiterreden, »also er ist natürlich immer noch Henrik, aber irgendwie auch nicht, denn sonst hätte er niemals diese Goldringe gekauft, denn er weiß ja, dass ich gar kein Gold trage, aber vielleicht sollte das ein Scherz sein, oder bloß Rache, um mich zu ärgern, wegen der Sache mit der Dürerstraße …«

»Entschuldigen Sie«, unterbricht mich die Stimme am Ende der Leitung, »was hat Ihr Mann denn nun mit der Bestellung zu tun?«

»Er hatte einen Hirnschlag«, sage ich, und da ist er, der Stoppschalter.

Zwei Silben. Ein Hirn, ein Schlag. Es gibt nicht viele

Wörter, die so treffend sind wie dieses. Ich bin wieder bei Sinnen. Hilfe, ist das peinlich.

»Es sind große Teile seines Gehirns beschädigt worden«, erkläre ich, »leider auch die, die mit der Einordnung von Realität zu tun haben – und mit der Notwendigkeit von Feueropalen.«

»Ich verstehe.«

»Ich habe einen Betreuerausweis, wenn Sie wollen, kann ich den aufs Fax legen.«

»Nicht nötig, Frau Wentzel. Sie können die Bestellung jederzeit rückgängig machen. Sie haben ein 14-tägiges Widerrufsrecht. Schicken Sie uns einfach das Päckchen zurück, wir überweisen den Betrag dann wieder auf das angegebene Konto, und das war's.«

»Danke.«

»Kann ich Ihnen sonst noch irgendwie helfen? Ich meine, im Rahmen meiner Möglichkeiten?«

»Nein. Nein, danke.«

Ich lege auf und wische die Tränen vom Hörer, die zwischen die Tasten getropft sind. Sie wird mich für verrückt gehalten haben, die Callcenter-Dame. Wird aufgelegt und sich gedacht haben: Arme Frau. Oder vielleicht auch: Armer Mann. Wollte der Alten sicher nur eine Freude machen. Aber warum eigentlich drei Ringe?

»Wer war denn da am Telefon?«

Henrik hat sich vom Fernseher losgerissen. »Juwelo TV.«

»Kenne ich nicht.«

»Du hast dort aber drei Ringe ersteigert.«

»Barbara, das ist Unterschichtenfernsehen.«

»Hier. Drei Feueropale aus Brasilien.«

Henrik öffnet eine der drei Schmuckschatullen mit seiner rechten Hand. Die linke ruht bewegungslos in der Orthese. Seine linke Körperseite will bis heute nicht so richtig, bald drei Jahre nach dem Schlaganfall. Er lächelt sein schiefes Lächeln.

»Hübsch, nicht?«, sagt er.

»Was um Himmels willen willst du mit drei brasilianischen Feueropalen?«

»Das sollte eine Weihnachtsüberraschung sein.«

»Ach, Henrik.«

»Die Mine, aus der sie stammen, ist inzwischen geschlossen. Ich habe da eine außerordentlich interessante Reportage auf Arte gesehen.«

»Und danach hast du auf Juwelo TV umgeschaltet?«

»Das muss dann wohl so gewesen sein.«

»Und hast mal eben drei Ringe ersteigert.«

»Gut, nicht?«

»Warum eigentlich gleich drei?«

»Na, einen für dich, einen für Klara und einen für Iveta.«

Klara ist unsere Tochter, sie studiert Medizin in Ungarn, irgendwann will sie einmal andere Schlaganfallpatienten retten. Und Iveta ist Henriks polnische Pflegerin. Vermutlich will sie die ganze Welt retten, denn ohne diesen Antrieb hätte sie bestimmt längst gekündigt. Ich weiß: Henrik hat es nur gut gemeint. Dummerweise übersteigen diese gut gemeinten Teleshopping-Ausflüge jedoch bei Weitem mein Gehalt.

Ich packe die Ringe zurück ins Kuvert und gebe Henrik einen Kuss auf die Wange. »Danke, Schatzi.« In mir brodelt es. Vor Wut, vor Rührung und Scham. Aber das bemerkt Henrik nicht, denn in seinem Gehirn sind die Areale zerstört worden, die für Wahrnehmungen, Emotionen und das Einschätzen von Zeit, Raum und Wirklichkeit zuständig sind. Er nimmt Dinge und Geschehnisse anders wahr und ordnet sie anders ein. Ich weiß das alles. Theoretisch. Trotzdem will ich es manchmal nicht wahrhaben.

»Würdest du mir jetzt bitte die Ringe geben«, sagt Henrik.

»Du sollst mir doch nicht so teure Geschenke machen.«

»Ich bestimme immer noch, was ich schenken will und was nicht.«

»Henrik, das sind fast 10 000 Euro, das ist momentan einfach nicht drin.«

»Seit wann interessiert es dich, wie teuer deine Geschenke sein dürfen?«

»Seit wir nur noch von einem Einkommen leben.«

»Meines Wissens nagen wir nicht am Hungertuch. Das haben wir noch nie.«

»Tun wir aber bald, wenn du weiter so viel bestellst.«

»Darf ich dich daran erinnern, dass mein Einkommen immer beträchtlich höher war als deins?«

»Richtig: WAR.«

»Sobald ich wieder Geld verdiene, wirst du dich noch umsehen. Und auch all die anderen Herrschaften, die mich hier kleinhalten und nicht für voll nehmen. Anscheinend befinde ich mich hier irgendwo zwischen Irrenanstalt und Kita.«

»Ich nehme dich durchaus für voll, Henrik, aber es wäre schön, wenn du solche Ausgaben erst einmal mit mir besprechen würdest.«

»Du bist hier aber nicht der Boss.«

»Aber du auch nicht. Wir müssen solche Ausgaben zusammen besprechen. Das nennt man Teamwork.«

»Ich war immer der Boss. Mein ganzes Leben lang. Und jetzt bin ich eine arme Sau, gestraft mit so einer Ehefrau. Und das nennst du Team.«

Dann wendet er sich ab und sieht zum Fernseher. Der Jingle der *Big Bang Theory* ertönt, seine Lieblingsserie fängt an. Seit Henrik aus der Reha zurück ist, sieht er exzessiv fern: viele Reportagen, Dokumentationen und Nachrichten – sein wacher Geist will beschäftigt werden. Er hat nach wie vor das Bedürfnis, sich weiterzubilden. Und Entscheidungen zu treffen. Fernsehen schlägt gewissermaßen zwei Fliegen mit einer Klappe. Am Fernseher ist er der König, die Fernbedienung ist sein Zepter. Manchmal sehen wir den *Tatort* zusammen, aber das Programm überlasse ich immer ihm. Wir haben schon genügend andere Kriegsschauplätze.

Ich nehme das Päckchen und stecke es in meine Handtasche. Wenn ich es gleich morgen früh zurückschicke, schaffe ich den Kontoausgleich vielleicht noch vor der Kreditkartenabrechnung am Ende des Monats. Eine Abbuchung von 9417 Euro sprengt meinen Dispo, und ich habe noch nicht mal die Pflegeagentur für diesen Monat bezahlt. Wenn das Konto bei der Abbuchung nicht gedeckt ist, ziehen die am Ende den Pfleger ab.

Mir ist heiß und schwindelig. Ich öffne die Terrassentür und stelle mich in die kalte Luft. Ich neige nicht zum Dramatisieren, nicht zur Hysterie und auch nicht zur Gefühlsduselei. Umso unverständlicher ist mir dieser Ausbruch von eben am Telefon. Eigentlich habe ich mich meistens ganz gut im Griff. Mich und das Leben, das sich seit dem 3. April 2013 nur noch um eines dreht: Henrik. Aber vielleicht sollte ich von vorne anfangen. Mit dem Tag, an dem ein Blutpfropf in unser Leben trat.

Der Tag, an dem ein Blutpfropf
in unser Leben trat

Das Geräusch war dumpf und plump, als würde ein Sack Kartoffeln vom Laster fallen. Nur, dass bei uns im Badezimmer weder Kartoffeln lagern noch Laster parken. Ich stehe frisch geduscht mit nassen Haaren in Maxis Zimmer, um ihn aus dem Bett zu jagen, was bei 13-Jährigen bekanntlich nicht so einfach ist. Immerhin ist bereits ein Auge zur Hälfte geöffnet, als er zu lachen anfängt. »Papi hat sich doch jetzt nicht echt in der Dusche hingelegt, oder?«, fragt er. »Sollen wir dir eine von diesen hübschen barrierefreien Senioren-Sitzduschen einbauen, Schatzi?«, rufe ich ins Bad. Keine Antwort. Wir prusten los. »Ich hab's«, sagt Maxi. »Ich schenke ihm zum Geburtstag so einen rutschfesten Gummiduschteppich.« »Na, dann beeil dich, sind ja nur noch fünf Tage.« Dann gehe ich ins Bad, um nach Henrik zu sehen.

Unsere Morgen sind perfekt eingespielt: Aufstehen, duschen, erst ich, dann Henrik, Kinder wecken, Kaffee kochen, Frühstücken, Termine aller Familienmitglieder koordinieren, allgemeines Schlüsselsuchen, dann verschwindet einer nach dem anderen aus dem Haus. Dass an diesem Morgen bei Punkt drei unser gesamtes Leben stehen bleiben sollte und nie wieder sein würde, wie es vorher war, ahnte an diesem Mittwochmorgen keiner von uns.

Henrik liegt in der Badewanne, regungs- und hilflos, das Gesicht schief, als hätte es jemand aus den Angeln gehoben. Heißes Wasser läuft ihm über den Kopf, hinter dem Dampf- und Wasserschleier ein leerer Blick. Ich drehe das Wasser ab und beuge mich über ihn. Die Lippen bewegen sich, zum Glück, ein unverständliches Lallen. Was dann passiert, geschieht wie ferngesteuert. Irgendwo in meinem Körper übernimmt ein Notfall-stromaggregat das Kommando, es arbeitet leise, schnell und effizient. »Britta«, höre ich mich sagen. »Wir müssen Britta holen.« Britta wohnt über uns im ersten Stock. Lukas, Klara und Maxi sind jetzt auch im Bad. »Ich hol sie«, sagt Klara und ist schon weg, barfuß. Maxi steht in der Tür wie versteinert. »Papi …«, dann bleibt ihm die Luft weg. Ich möchte ihn in den Arm nehmen, aber meine Fernsteuerung hat andere Pläne mit mir. Ich versuche, Henrik in die stabile Seitenlage zu bringen, das soll man doch so machen, oder? Achtzig Kilo in der Badewanne zu drehen, ist aber schwieriger, als ich gedacht habe. Klara ist zurück, die Rettung steht im Bademantel neben ihr. Britta ist Ärztin, ihr Mann hatte vor ein paar Jahren einen Schlaganfall, sie weiß, was zu tun ist, gleich wird alles gut werden.

Henriks rechter Mundwinkel hebt sich, er versucht etwas zu sagen. »Schlaganfall, sag ihnen, es ist ein Schlag-anfall!«, ruft Britta in den Flur. Jetzt erst bemerke ich, dass Lukas am Telefon ist und sehr klar und konzentriert Fragen beantwortet. »Ja, er atmet … ja, ein Mundwinkel hängt nach unten … nein, die Arme kann er nicht heben … nein, er kann nicht lächeln … ein bisschen sprechen, aber man versteht ihn nicht wirklich …«

Lukas hat mit seinen siebzehn Jahren alle Sinne beisammen und die 112 gerufen. »Verdacht auf Schlaganfall« höre ich ihn sagen, sehr gefasst und sehr erwachsen. Ich bin furchtbar stolz auf ihn, auch wenn für Sentimentalität jetzt kein Platz ist. Britta braucht Hilfe, ich soll mit anpacken. Dieser starke, kluge, stolze, aufrechte, unbesiegbare Mann, der immer, wirklich immer weiß, was zu tun ist, dieser Fels, den nichts umwirft, liegt nackt und komplett hilflos vor uns, in einer kaffeefarbenen Pfütze. Das sei normal, sagt Britta, die Darmfunktionen spielten in solchen Situationen verrückt. Ich muss das alles träumen. Warum weckt mich keiner? Wir schieben und drehen ihn zu zweit. Ich schaffe das alles nur, weil ich weiß, dass das nicht Henrik ist. Das kann er nicht sein. Henrik hätte längst protestiert, Anweisungen gegeben oder einen blöden Witz gemacht. Schatzi, du musst schon ein bisschen beherzter zugreifen! So, jetzt könnt ihr zwei Hübschen aber aufhören, ist gut jetzt. Kann ich bitte mal ein Handtuch haben? Aber nichts. Nur Lallen und ab und zu ein leises Stöhnen. Ich lege ihm ein Handtuch über den Körper, als würde ihm das etwas Würde zurückgeben. Als wäre das jetzt wichtig.

Keiner von uns weint, kreischt oder verliert die Nerven. Und keiner von uns begreift, fürchte ich, was hier gerade passiert. Dass Henrik, so wie wir ihn kennen, sich in diesem Moment, am 3. April um 7.10 Uhr in der Badewanne von uns verabschiedet – für eine sehr, sehr lange Zeit, vielleicht sogar für immer.

Zehn Minuten später, mitten in der Schockstarre, ist der Notarztwagen da. Die beiden Sanitäter halten sich nicht lange mit Untersuchungen auf. Sie nicken sich wissend zu, dann hieven sie Henrik schnell und eingespielt auf eine Trage und decken ihn zu. »Wir bringen ihn jetzt direkt in die Stroke Unit in Altona«, beruhigen sie mich. »Wie ist er versichert?« »Privat«, antworte ich, und Henrik, es ist nicht zu fassen, lallt von der Krankentrage aus: »Nee, Dee … aaah … kah!« Fast hätte ich hysterisch zu lachen begonnen, vor Freude, vor Wut, vor Verzweiflung, das liegt alles plötzlich sehr nah beisammen. Dann tragen ihn die Sanitäter hinaus. Einer der beiden bleibt noch kurz stehen und klopft Maxi und Lukas auf die Schultern. Wir hätten alles richtig gemacht, sagt er, schnell und gut gehandelt, bei einem Schlaganfall zähle jede Minute. Ihr Vater könne froh sein, dass er eine so tolle Familie habe. Diese ruhige, sanfte Stimme legt sich wie eine Kaschmirdecke um unsere klopfenden Herzen. Ich würde ihn gern hierbehalten, diesen Mann in der viel zu großen roten Jacke, für immer, oder zumindest für die nächsten Stunden, das beruhigt so schön, aber da ist er schon mit Henrik im Treppenhaus.

Draußen auf der Straße sind ein paar Kinder von ihren Fahrrädern abgestiegen, um auf dem Schulweg noch ein kleines Spektakel mitzunehmen. Mit unschuldiger, kindlicher Neugier starren sie Henrik auf der Trage an, wie er in den Rettungswagen geschoben wird. Ich weiß, was Henrik jetzt denkt. Ich kenne ihn in- und auswendig, seit mehr als zwanzig Jahren. Wir haben alles zusammen durchgemacht, was das Leben an Stolpersteinen so bietet. Und wir haben alles immer irgendwie hingekriegt. Ziemlich gut sogar, wie ich finde. Ich stehe am Fenster und sehe wie gelähmt zu. Gleich, gleich geht's los. Gleich wird er von der Trage hüpfen, mit einem »Give me five« den

Sanitätern gegen die Handflächen klatschen und den Bengeln triumphierend entgegenrufen: »Gute Show, was?« Und ich werde neuen Kaffee kochen müssen, denn der erste ist längst kalt, und der Toast auch, und ich darf nicht vergessen, ihm Bescheid zu geben, dass er heute die Einkäufe erledigt, weil ich um 17 Uhr noch die Telefonkonferenz mit den Amerikanern habe und Maxi nach dem Hockey doch immer so ausgehungert ist. Und der Kühlschrank ist leider komplett leer nach dem Osterwochenende. Und dann werden wir noch für Victor eine Lösung finden müssen, diesen Austauschfranzosen, der in einer Woche kommt. Vielleicht könnte er ja doch in Klaras Zimmer übernachten … »Barbara. Barbara. BARBARA!«

Britta packt mich an den Schultern. »Wir können nichts mehr tun. Ich gehe jetzt nach oben, um mir etwas anzuziehen, dann sehe ich noch mal nach dir, okay?« »Ja, klar. Danke für alles, ich komme schon klar.« Ich umarme sie, drehe mich um und mache intuitiv genau das, was Henrik in dieser beschissenen Situation machen würde: weitermachen, einfach weitermachen. Es ist 8.10 Uhr, mit etwas Glück schaffen die Jungs es wenigstens zur zweiten Stunde in die Schule. Lukas macht nächstes Jahr Abi und Maxi hat sein Geschichtsreferat, da kann er doch nicht fehlen. Es muss doch alles weitergehen. Klara wischt das Bad, so was nennt man wohl eine Übersprungshandlung. Sie kniet auf dem Boden und wischt und schrubbt wie eine Verrückte, die Wanne, den Boden, alles, was ihr zwischen die Finger kommt. Als könnte sie wegwischen, was passiert ist. Ich möchte schreien, aber es geht nicht. In mir drin ist alles blockiert, auch Gefühlsausbrüche, alles angespannt bis zum Zerbersten. Ich muss in Bewegung bleiben, stehe so unter Strom, dass ich sinnlos in der

Wohnung hin und her laufe. Ich rufe im Büro an und erkläre, dass ich die nächsten Tage ausfallen werde.

Als die Jungs aus dem Haus sind, packe ich Henrik ein paar Sachen fürs Krankenhaus zusammen. Jogginghose, einige T-Shirts, Unterhosen, fünf müssten reichen, er wird ja hoffentlich bald rauskommen, ist ja ein Kämpfer. Ob wir seinen Geburtstag im Krankenhaus feiern müssen? Spätestens bis zu den Cyclassics im September muss er wieder auf den Beinen sein, er hat so hart für das Radrennen trainiert. Schlafanzug, Bademantel, ein Buch, Lesebrille, was zum Teufel braucht man noch bei einem Schlaganfall? Sein Handy. Sobald er wieder klar im Kopf ist, will er bestimmt seine Geschäfte aus dem Krankenhaus erledigen, er hat sich doch gerade erst selbstständig gemacht. Ich darf nicht vergessen, ihn gleich zu fragen, ob ich irgendwelche Aufträge für ihn stornieren soll, solange er ausfällt. Schuhe. Wie ich ihn kenne, wird er, sobald er aufstehen kann, zum Kiosk laufen wollen, am Ende kauft sich der Schlawiner erst mal Zigaretten. Ich muss lächeln. Jetzt ist aber Schluss mit dem Rauchen. Nie hatte ich bessere Argumente in der Hand als jetzt. Dann taucht wieder mitten in meinem sinnlosen Gedankenkarussell sein schiefer Mund auf, der niemals eine Zigarette würde halten können. Panik kriecht vom Magen durch die Brust bis in die Halsschlagader. »Verdacht auf Schlaganfall«, höre ich Luki sagen. Immer und immer wieder, mit dieser erwachsenen Stimme, die mir ganz fremd erscheint. Weitermachen, alles hübsch weitermachen. Die Versicherungskarte. Ich soll sie mit ins Krankenhaus bringen. Wo ist das Ding nur, wenn nicht in seiner Brieftasche?

Ich werde sie ihm unter die Nase halten, seine Chipkarte. »DAK«, das waren deine ersten verständlichen Worte. Noch mal schön alle zum Narren gehalten, das sieht dir ähnlich. Jetzt muss ich laut loslachen. Die Vorstellung, wie seine Freunde reagieren, wenn ich ihnen das erzähle, treibt mir fast Tränen in die Augen. Ich wünschte, sie würden laufen, die Tränen. Über die beschissenen Ordner in seinem Arbeitszimmer, so penibel sortiert wie sie nur von einem Finanzer sortiert sein können. Aber die Tränen werden erst später kommen. Ich reiße einen Ordner nach dem anderen aus dem Regal und werfe ihn auf den Boden. Nirgendwo ist er, dieser dämliche Ordner mit der Aufschrift »Krankenkasse«.

»Mami.« Plötzlich steht Klara neben mir im Arbeitszimmer, in der Hand hält sie immer noch ihren Putzlappen. Sie setzt sich neben mich auf den Boden. In einem Meer von Leitz-Ordnern sitzen wir da, ich weiß nicht wie lange, und halten uns fest. Es wäre bestimmt ein hübsches Foto, nur dass keiner von uns jemals eine Erinnerung daran haben möchte. »Sie werden ihn schon behandeln«, sagt Klara. »Mit oder ohne Versicherungskarte, gesetzlich oder privat.« »Sicher«, sage ich. Sicher.

Im Niemandsland

Als ich in der Klinik ankomme, ist Henrik bereits durch die schnellen Mühlen der Stroke Unit gedreht worden: CT, MRT, EKG ... ich vermute, er hat keines der Geräte in der Notaufnahme ausgelassen. »Bildgebung« nennen sie das Verfahren, das im wahrsten Sinn des Wortes ein Bild des Schadens und Aufschluss über die Ursache geben soll. Bei Henrik wurde ein sogenannter ischämischer Schlaganfall diagnostiziert, ein Hirninfarkt, ausgelöst durch ein Blutgerinnsel, das ein Gefäß verstopft und somit die Durchblutung des Gehirns gestört hat. Durch die Unterversorgung mit Sauerstoff sind Teile seines Hirngewebes und seiner Nervenzellen zerstört worden – welche und wie viele, will und kann man mir nicht sagen. »Im Moment leider noch keine Entwarnung«, sagt der behandelnde Arzt, aber immerhin wäre bei Henrik eine exzellente DNT möglich gewesen und die Lyse scheine anzuschlagen. Ich verstehe zweimal nur Bahnhof, kann seinem Gesicht aber entnehmen, dass das gute Nachrichten sein müssen.

Ärzte haben für fast alles liebevolle Kosenamen, und die »Lyse«, so erfahre ich, ist ihre wichtigste Verbündete auf der Stroke Unit – die gängige Akuttherapie bei einem Gefäßverschluss. Dabei spritzt man intravenös Medika-

mente in die Blutbahn, die das Blutgerinnsel, den sogenannten Thrombus, auflösen und das verstopfte Gefäß
wieder öffnen sollen. Das Ganze funktioniert im besten
Fall ungefähr so wie ein Abflussreiniger. Voraussetzung:
Es muss schnell gehen. Von den ersten Symptomen bis
zum Legen der Infusion dürfen nicht mehr als vierein-
halb Stunden vergehen. Henriks »Door-to-Needle-
Time«, kurz DNT, liege bei gerade mal zwanzig Minuten,
berichtet der Arzt stolz, von der Kliniktür bis zum Ansetzen der Nadel sei also weniger als eine halbe Stunde ver-
gangen – eine Rekordzeit. Zusammen mit den zwanzig
Minuten von der Dusche bis zur Klinik kommt er also auf
insgesamt sensationelle vierzig Minuten. Typisch. Henrik
wird bei der nächsten Einladung zum Abendessen sicher
damit angeben.

Mir zittern die Knie, in meinem Kopf rattert es. Die
Lyse hat angeschlagen, das Gerinnsel hat sich gelöst. Ein
gutes Zeichen, ein Hoffnungsschimmer. Der Arzt versucht zwar, den Ball flachzuhalten, aber ich bin in Gedanken schon am Krankenbett und höre mich sagen: »Alles
ist gut gegangen, Schatzi, wir haben noch mal Glück
gehabt.« Die Information, dass Henrik das hier vielleicht
nicht überleben wird, verarbeitet mein Gehirn einfach
nicht, selbst mit intakten Gefäßen. Henrik schafft alles,
also wird er auch das hier schaffen. Punkt.

Bei den kardiologischen Untersuchungen haben sie
eine Herzrhythmusstörung entdeckt, ein Vorhofflimmern. Wäre er früher zum Arzt gegangen, hätte man das
feststellen können. Dann läge er jetzt nicht hier. Hätte ich
es hören müssen? Man hört es doch, wenn das Herz unre-
gelmäßig schlägt. Wenn ich mit meinem Ohr auf seiner
Brust liege, und da liege ich manchmal, dann hätte ich es

hören müssen. Wann lagen wir so zusammen auf dem Sofa oder im Bett? Es ist zu lange her, ich kann mich nicht erinnern.

»Hätte, hätte, Fahrradkette«, sagt meine Freundin Annemarie, mit der ich im Krankenhausflur telefoniere. Klara sitzt neben mir. Sie ist noch weißer als die Krankenhauswand, wo sind ihre Sommersprossen hin? »Vorwürfe helfen Henrik jetzt auch nicht weiter«, sagt Annemarie. Ich muss auflegen, der Oberarzt kommt. »Wir müssen jetzt ein paar Stunden warten«, sagt er. Man wolle sicherstellen, dass das Gefäß geöffnet bleibt und sich nicht wieder verschließt. »Und wenn nicht?«, fragt Klara. »Wenn es sich wieder verstopft?« »Dann öffnen wir es mechanisch«, lautet seine Antwort, »mit einem Katheter.« Wir sollen uns das vorstellen wie einen sehr dünnen Korkenzieher, den man in den Thrombus hineinschraube und ihn dann zusammen mit dem Katheter halb herausziehe, halb heraussauge. Ich möchte mir weder Staubsauger noch Korkenzieher in Henriks Hirn vorstellen, aber das Prinzip ist mir schon klar: Wenn der Abflussreiniger nichts nützt, muss der Klempner kommen. »Wir nennen das Rekanalisierung.« Ich nicke. Ich will das nicht hören. Ich will hören, dass alles gut gehen wird, dass wir keinen Klempner brauchen werden. Aber diesen Gefallen wird mir der Oberarzt natürlich nicht tun. Jetzt schon gar nicht, denn eine Schwester ruft ihn zurück. Er entschuldigt sich, dann gehen sie im Stechschritt über den Flur. Irgendwas muss passiert sein. »Henrik«, sage ich panisch zu Klara, »ich glaube, sie laufen zu Henrik.« Als der Arzt kurz aus dem Zimmer kommt und zu uns herübersieht, muss er nichts mehr sagen. Sein Blick reicht. Wir brauchen einen Klempner.

Wieder Warten. Eine Schwester kommt mit einem Stapel Papiere auf mich zu. Ob ich inzwischen Auskunft über die Krankenversicherung meines Mannes geben könne. Bei der genannten Kasse sei er nämlich laut Auskunft nicht mehr versichert und bei der DAK kenne man keinen Henrik Wentzel. »Ich kümmere mich drum«, verspreche ich und stütze meinen Kopf wieder in meine Hände. Ich blicke auf den graublauen Linoleumboden. Er beißt sich mit den Sitzbezügen. Wer sucht solche Stoffe aus? Mein Telefon vibriert im Minutentakt. Achtundvierzig neue Nachrichten. Alle Freunde, die es schon wissen, wollen helfen, irgendetwas tun. Alle wollen den aktuellen Stand. Ich tippe schnell und kopiere an alle. Ich hätte Maxi zuhören sollen, als er mir neulich erklärt hat, wie man Gruppen für Textnachrichten anlegt.

»Wird gerade operiert, sie versuchen die Arterie freizustoßen … danach Untersuchung, um zu sehen, was im Gehirn noch heil ist und was beschädigt. Vermutlich ist er auch mit einem Bruchteil seines Gehirns noch tausendmal klüger als alle anderen … und wir werden ihm sagen, dass er nie geraucht hat und seine Lieblingsfarbe rosa ist …«

Dann, endlich die Entwarnung. Alles sei nach Plan gelaufen, sagen die Ärzte, der Blutpfropf konnte entfernt werden. Groß sei er gewesen, vermutlich hätte er sich durch das Vorhofflimmern irgendwo am Herzen gebildet und sei dann ins Hirn gewandert. Was für eine Vorstellung. Ich darf zu ihm. Henrik ist noch in der Narkose. Er ist blass, seine Haut wirkt ganz dünn. Ich setze mich zu ihm und warte. Irgendwann schicken mich die Schwestern mit sanfter Stimme nach Hause. Sie können das gut. Wie oft müssen sie diese Sachen wohl schon gesagt haben? Heute könne ich ohnehin nichts tun, werde ich beruhigt, wir müssten abwarten, wie die Nacht verlaufe – und hoffen, dass es zu keinen Komplikationen komme. »Was für Komplikationen?«, frage ich nervös. »Frau Wentzel, gehen Sie jetzt nach Hause zu Ihren Kindern, morgen wissen wir mehr. Wir rufen Sie morgen früh an. Sollte sich vorher irgendetwas an seinem Zustand verändern, natürlich vorher.«

Die Schreckgespenster, die sich tagsüber versteckt haben, kommen nachts. Was, wenn? Wenn er es doch nicht schafft? Immer wieder das Bild von Henrik in der Wanne. Wie soll das gehen, ein Leben ohne ihn? Ich bekomme keine Luft mehr in die Lungen, selbst wenn ich tief einatme, es geht nicht, und das Herz rast. Ich lege das Handy auf den Bauch. Vielleicht hilft Körperkontakt. Nicht klingeln, bitte, nicht vor morgen früh. Ich liege mit offenen Augen und starre an die Decke, denn wenn ich sie schließe, kommen die Bilder.

Aus Verzweiflung gehe ich im Morgengrauen joggen, dann mache ich Frühstück für die Kinder. Als alle aus dem Haus sind und das Telefon immer noch nicht geklingelt hat, erledige ich ein paar Dinge, um irgendetwas zu tun: rufe Henriks ältesten Freund Christoph an und bitte ihn, das Versicherungsrätsel für mich zu lösen. Unser Freund Pierre übernimmt den TÜV-Termin für Henriks Auto.

Dann endlich klingelt das Telefon, unbekannte Nummer. »Frau Wentzel? Guten Morgen.« Es ist der Oberarzt. Keine guten Nachrichten: »Leider ist eine Komplikation aufgetreten.« Die Komplikation trägt den Namen Hirnödem. Henriks Gehirn schwillt massiv an, das Nervengewebe steht unter Hochdruck. Weil die knöcherne

Schädeldecke aber keine Ausdehnung erlaubt, wird es zusammengequetscht, was wiederum die Blut- und Sauerstoffzufuhr stört.

»Was bedeutet das?«, frage ich kaum hörbar.

»Wir müssen die Schädeldecke öffnen. Andernfalls drohen irreparable Schäden, im schlimmsten Fall kann der Druck sogar so ansteigen, dass der Hirnstamm komprimiert wird, dann besteht Lebensgefahr.«

Den Rest höre ich nicht. Die Wörter »Lebensgefahr« und »Schädeldecke öffnen« vibrieren in meinem Kopf.

»Frau Wentzel? Sind Sie noch da?«

»Jaja.«

»Wir werden operieren müssen.«

Natürlich sei das keine einfache OP, erfahre ich, auch nicht ganz risikofrei, aber er sehe momentan keine andere Lösung. »Es sei denn, Ihr Mann hat eine entsprechende Patientenverfügung.«

Nein, er hat keine Patientenverfügung. Wir haben fast jede Versicherung, die man auf der Welt haben kann, aber keine notarielle Patientenverfügung.

»Dann brauchen wir ein paar Unterschriften von Ihnen«, höre ich den Arzt sagen. »Am besten, Sie kommen vorbei, dann erkläre ich Ihnen den Eingriff genauer.«

Auf dem Weg ins Krankenhaus telefoniere ich noch mit dem ehemaligen Chefarzt der Neurologie, den wir zufälligerweise gut kennen. Er rät ebenfalls zur Operation.

»Hemikraniektomie« googelt Annemarie neben mir. Sie ist mit Klara und mir ins Krankenhaus gekommen. Hat alles stehen und liegen lassen und hält abwechselnd meine und Klaras Hand. Wir sitzen im Flur, wir reden nicht viel. Aus Henriks Krankenzimmer hören wir lautes

Stöhnen. Er muss aufgrund des Hochdrucks in seinem Kopf unerträgliche Schmerzen haben. Die Schwester, die mich aus dem Zimmer geschickt hat, um die Schmerzen zu mildern, bittet mich jetzt wieder herein. »Es wird ihm gleich etwas besser gehen«, sagt sie beruhigend, und Henrik wimmert. Ich mache damit weiter, womit ich vorher aufgehört habe: Ich lege im Minutentakt kalte Waschlappen auf seine Stirn. Henrik nimmt mich kaum wahr, er ist komplett sediert, und trotzdem scheint er diese wahnsinnigen Schmerzen immer noch zu fühlen. »Wann operieren Sie endlich?«, frage ich die Schwester, und die Antwort lautet: »Sobald der OP frei ist.«

Der behandelnde Chefarzt hat mir sehr behutsam erklärt, dass er Henriks Schädelknochen teilweise abnehmen wird, damit das angeschwollene Gehirn langsam abschwellen kann, ohne dabei gesundes Gewebe zu schädigen. Ich habe versucht, Klara und Annemarie die Prozedur so zu erklären, wie der Arzt es mir erklärt hat, aber vermutlich ist Google momentan in einem klareren Zustand als ich. Tatsächlich wird bei dem Eingriff ein Knochendeckel vom Durchmesser einer Untertasse entnommen. Anschließend wird die harte Hirnhaut eingeschnitten, sodass das Gehirn nach außen treten kann. Darüber kommt dann wieder Kopfhaut, die im Gegensatz zum Knochen dehnbar ist. Bis der Deckel wieder eingesetzt wird, muss Henrik einen Kopfschutz tragen und teilweise fixiert werden, denn jede kleinste Erschütterung ist hochgefährlich.

Natürlich willige ich in den Eingriff ein. Weil ich bei den betreuenden Ärzten ein gutes Gefühl habe, weil unser Bekannter es ebenfalls befürwortet und weil ich vermutlich so gestrickt bin – handeln statt grübeln. Und weil Henrik ohne diese OP verdammt noch mal stirbt. Ich versuche mir vorzustellen, wie Henriks Schädeldecke irgendwo auf Eis gelegt wird. Was ist das wohl für ein Gefrierfach, in dem solche Sachen lagern. Er stöhnt wieder. Es ist schrecklich, ihn so leiden zu sehen. Ich würde ihm gern ein paar Schmerzen abnehmen. Stattdessen stehe ich hier und wechsle Waschlappen. Es vergehen fünf Stunden, bis der OP endlich frei und Henrik an der Reihe ist, aber an das Warten werde ich mich in nächster Zeit gewöhnen müssen, hat der Arzt gesagt.

Wieder schicken die Schwestern Klara und mich nach Hause. Man werde sich melden, sobald die OP vorüber sei. Es ist inzwischen 18 Uhr, Luki und Maxi sind längst bei Annemarie, ihrem Mann Roland und deren Kindern. Mit weichen Knien fahren wir zu ihnen. Ich bin froh, nicht nach Hause zu müssen. Die Wohnung wirkt so leer ohne Henrik. Außerdem haben zeitgleich mit ihm scheinbar all unsere Haushaltsgeräte einen Infarkt erlitten. Die Kaffeemaschine streikt plötzlich, die Spülmaschine auch, und der Toaster hat seinen Geist komplett aufgegeben. Annemarie hat Gulasch gekocht, Soul Food, sagt sie mit glasig-feuchten Augen. Unser Freund Christian, der um die Ecke wohnt, ist ebenfalls gekommen, weil er das Warten bei sich zu Hause nicht mehr aushielt. Wir versuchen alle, uns zusammenzureißen, aber unsere Gespräche drehen sich im Kreis. Das Gulasch leider ebenfalls, ich kriege den Bissen in meinem Mund nicht runter. Kurz nach 21 Uhr ruft der Chirurg an. »Diesmal habe ich gute Nachrichten für Sie.« Die Operation sei gut verlaufen, Henrik stabil. Mir kullern die Tränen übers Handy, die Kinder sehen mich mit großen Augen an, ich nicke ihnen zu. »Papi lebt.« Dann brechen alle Dämme, neun Menschen heulen und umarmen sich wild und unkoordiniert gegenseitig. Zwischendrin muss Klara lachen, weil wir den Überblick verlieren, wer hier eigentlich wen schon umarmt hat. Und dann muss ich gleich noch mehr weinen, weil es so furchtbar schön ist, solche Kinder und solche Freunde zu haben.

Am nächsten Morgen öffne ich in einem grünen Kittel mit Mundschutz die Glastür zur Intensivstation. Ich sehe nur Maschinen, ein Gitterbett und darin mehr Verband als Mensch. Henriks Gesicht ist unter einem riesigen, kunstvoll gewickelten Turban blau angelaufen und derart geschwollen, dass ich ihn dahinter nur vermuten kann. An seiner Nase und den Händen hängen Schläuche und unzählige Kabel, ich traue mich kaum, ihn anzufassen. Trotzdem nehme ich seine weniger verkabelte Hand und lege sie in meine. Sie fühlt sich weich und gut an, Körpertemperatur, auch wenn jegliche Spannung fehlt. Laut behandelndem Arzt wird er noch ein, zwei Tage in Narkose gehalten, erst dann könne man untersuchen, wie groß der Schaden in seinem Hirn ist. Ich weiß nicht, wie lange ich so bei ihm sitze, innerlich spreche ich die aufmunternden Worte des Arztes wie ein Mantra vor mir her. »Alles nach Plan verlaufen … keine Komplikationen … Ihr Mann ist stabil … abwarten … Geduld haben …«

Genau das Gleiche sage ich abends den Kindern beim Abendbrot. Wir sind alle wieder bei Annemaries Familie. Luki will am nächsten Tag unbedingt mit auf die Intensivstation, trotz meiner Warnungen, Henrik sei nicht ansprechbar und ähnle momentan eher Quasimodo als Papi. »Ich will auch zu Papi«, ruft Maxi, aber ich schüttle den Kopf. Ich weiß nicht, wie er diesen Anblick, der ja bereits mir den Boden unter den Füßen wegzieht, mit seinen dreizehn Jahren verkraften soll. Selbst die Intensiv-pfleger haben mir davon abgeraten.

Weil Mist niemals allein kommt, erhalte ich am nächs-ten Morgen eine neue Nachricht aus dem Krankenhaus: die nächste Komplikation ist aufgetreten, eine Lungen-entzündung, ausgelöst durch die künstliche Beatmung. Ich fahre mit Luki mit dem Fahrrad ins Krankenhaus, Klara hat angeboten, bei Maxi zu Hause zu bleiben. Hen-rik hat Fieber und muss weiter im künstlichen Koma gehalten werden, bis sich die Werte der Lungenentzün-dung verbessern. Luki bleibt bei Henriks Anblick sehr gefasst. Praktischerweise hat sein Unterbewusstsein am Mittwoch beschlossen, ad hoc erwachsen zu werden. Er ist eine unglaubliche Stütze. Ich muss seinen Lehrern schreiben, schießt es mir durch den Kopf, und Maxis Leh-rerin wegen dem Austauschschüler, der nächste Woche aus Frankreich für zwei Wochen kommen soll. Wie soll das gehen? Es wird nicht gehen, ich muss ihn irgendwo anders parken, eine Rundmail schicken und fragen, wer ihn aufnehmen kann. Und, Hilfe, Klaras Praktikums-platz, ganz vergessen, darum wollte ich mich eigentlich gestern schon kümmern. Warum fällt mir das alles jetzt ein? Es ist doch alles so unwichtig im Gegensatz zu dem, was vor mir liegt. Ich sehe Henrik an, er schläft seinen künstlichen Komaschlaf. Seine Augenlider zucken. Wo bist du, Henrik?

Einer der tausend Apparate um uns herum piepst. Ich zucke zusammen, eine Schwester kommt. »Alles gut, keine Sorge.« Sie checkt ein paar Kabel und geht wieder, und nichts ist gut. Mein Mann liegt hier mit offenem Schädel blau und geschwollen, und keiner kann mir sagen, ob er hier heil wieder rauskommt oder nicht. Das würde ich ihr gern hinterherrufen, wenn ich könnte. Aber ich kann nicht. Nicht sprechen und noch weniger denken. Dass Henrik das hier nicht überleben könnte, ist für mich zu diesem Zeitpunkt schlicht keine Option. Auch die Frage, wie er das alles überleben wird, welche Konsequenzen das alles für uns haben wird, ist keine, die ich mir stelle. Ehrlich gesagt stelle ich mir überhaupt keine Fragen. Ich fürchte, ich denke überhaupt nicht richtig. Es fühlt sich an, als hätte mich irgendwas oder jemand umgehauen, und plötzlich ist da kein Boden mehr. Aber ich falle nicht, ich schwebe und versuche, die Füße auf den Boden zu bekommen, aber ich weiß nicht wie und wo. Er ist ja weg, der Scheißboden. Ferngesteuert, dumpf, wie in Watte gepackt, mit Panik durchtränkt, vielleicht lässt sich der Zustand so am besten beschreiben.

In der Nacht rufe ich den Notarzt, die Panikattacken werden schlimmer, ich habe das Gefühl zu ersticken. Glücklicherweise kommt er über die Terrassentür, sodass die Kinder nichts mitbekommen. Er horcht mich ab, bestätigt ein gesundes Herz und gibt mir Beruhigungsmedikamente, dann verschwindet er wieder. Und ich verbringe den Rest der Nacht mit dem Laptop im Bett in Schlaganfall-Foren, was mich noch weniger schlafen lässt. Die Horrorszenarien sind nicht wirklich hilfreich.

Samstagnachmittag lässt sich Maxi nicht länger zurückhalten, und in dem Moment, in dem er vor Henrik steht, weiß ich, dass es ein Fehler war. Sein Gesicht friert in kompletter Schockstarre ein. Immerhin ist das Fieber runter und die Ärzte lassen Henrik langsam aus der Narkose aufwachen. Seine Augenlider blinzeln erst leicht, dann öffnet er sie ganz. Sein Blick ist leer, keine Ahnung, was er wahrnimmt. Ich nehme seine linke Hand und bitte ihn, sie leicht zu drücken, wenn er mich sehen kann. Nichts. Ich werde erst später von den Ärzten erfahren, dass die ganze linke Seite gelähmt ist.

»Bei Ihrem Mann sind große Teile des Stirnhirns und der rechten Gehirnhälfte zerstört worden«, erklärt mir der Chefarzt. Meine Freundin Marita, die mich zu dem Gespräch begleitet hat, beugt sich über die CT-Bilder und guckt nachdenklich. Sie ist Ärztin, Psychiaterin, und verheiratet mit einem Neurologen. Ihr Gesichtsausdruck verheißt nichts Gutes.

Stirnhirn, rechte Hälfte ... ist das jetzt gut oder schlecht? Weder noch, ist die Antwort des Chefarztes. Bei linksseitigen Schlaganfällen seien die Funktionsbeeinträchtigungen zwar oft größer, da häufig das Sprachzentrum betroffen ist. Bei rechtsseitigen Hirnschäden komme es dagegen häufig zu Persönlichkeitsveränderungen. »Affektive Nivellierung« nenne man das, eine Verflachung der Gefühle. Der Chefarzt sieht mir direkt in die Augen, als wolle er mich aus meiner Trance holen.

»Sie müssen sich darauf einstellen, dass Ihr Mann vielleicht nicht mehr der Alte sein wird.«

»Sondern?«

»Anders.«

Was zum Teufel soll ich mir darunter vorstellen?

»Wie anders?«

»Es kann zu einer veränderten Impulsivität kommen, zu emotionaler Labilität oder zu Interessensverschiebungen.«

»Vielleicht hört er dann endlich auf, ständig von einem Porsche zu träumen.«

Nicht lustig. Mir ist zum Heulen. Der Chefarzt lächelt milde.

»Wie gesagt: All das kann passieren, muss aber nicht. Im Idealfall können nach schnell einsetzender und erfolgreicher Physiotherapie die gesunden Hirnareale die Arbeit der zerstörten übernehmen. Inwieweit das bei Ihrem Mann der Fall sein wird, können wir aber im Moment noch nicht absehen.«

Wir reden lange, die Ärzte erklären viel und ich bin mir sicher, auch sehr gut. Ich höre ihnen aufmerksam zu und schreibe wie eine Streberin alles mit, um nichts zu vergessen, das Problem ist nur: Nichts davon kommt in meinem Gehirn an und wird demzufolge auch nicht weiterverarbeitet. Linksseitig gelähmt? Irreparabler Hirnschaden? Persönlichkeitsveränderung? Ja, gut, denke ich, aber bis zu Lukis Abiball kriegen wir das schon wieder hin. Vielleicht ist es ein Schutzinstinkt, der mich vor der Realität bewahren will. Vor der Erkenntnis, dass das, was sich hier gerade abspielt, unser Leben so radikal verändern wird – Henriks, meins und das der Kinder.

Seit Henriks Schlaganfall funktioniere ich wie eine Maschine. Stehe auf, mache Frühstück, schicke die Jungs zur Schule, suche Ersatzfamilien für Austauschschüler, schreibe E-Mails an Lehrer, um sie um Verständnis für abwesende Schüler und unzureichende schulische Leistungen zu bitten … und gleichzeitig stehe ich total neben mir und schaue der Maschine beim Arbeiten zu.

Am Montag, fünf Tage nach dem Hirnschlag, steht die Maschine frühmorgens auf und backt einen Schokokuchen. Es ist Henriks Geburtstag. Natürlich kann Henrik kein Stück davon essen, sie haben ihn bis zu diesem Morgen noch intubiert, aber das ist auch nicht der Sinn des Ganzen. Immerhin freuen sich die Pfleger. Die Lungenentzündung ist noch nicht ganz weg, er hat auch noch starke Schmerzen und reagiert sehr wenig bis gar nicht, aber wenigstens ist die Atmung stabil. Wenn alles über Nacht so bleibt, darf er morgen ein paar Stockwerke höher ziehen, in die Neurologie, da sei die Aussicht deutlich schöner, sagt einer der Pfleger mit vollem Kuchenmund. Was für ein Geburtstagsgeschenk. Das Beste daran wäre: Die Physio könnte endlich beginnen. Einige Stunden zuvor hat Henrik sogar versucht, ein paar Worte zu sprechen, sinngemäß: Er wolle hier schnell raus. Von wegen nicht der Alte. Es geht bergauf.

Den ganzen Tag über treffen unzählige Geburtstagswünsche für Henrik bei mir ein, und ich koordiniere die ersten Besuchsanfragen unserer engsten Freunde. Diese Freunde halten mich und die Kinder seit letzter Woche über Wasser. Jeden Abend kocht jemand anderes für uns. Fast immer wird dabei viel umarmt und geweint und gelacht, inklusive der üblichen Scherze über Henriks enormes Gehirn, das ruhig ein paar Hirnzellen weniger vertragen könne, und mit dem er uns allen vermutlich immer noch intellektuell überlegen wäre. Ich weiß nicht, was ich ohne diese Freunde machen würde. Sie tragen mich in dieser Zeit ohne Boden unter den Füßen. Und sie werden für Henrik noch eine entscheidende Rolle spielen, aber das ahnen wir alle an diesen seltsamen und intensiven Abenden noch nicht. Nur meine Freundin Marita, die Psychiaterin, versucht, mich sanft vorzuwarnen und auf das vorzubereiten, was in Zukunft kommen wird. Sie hat das Ausmaß der Zerstörung in seinem Gehirn gesehen, und weigert sich, in das Hohelied der Das-wird-alles-schon-wieder-Hoffnung einzustimmen. Aber ich glaube ihr kein Wort und verorte ihre Einschätzung in der Schublade »Berufskrankheit«.

In der Neurologie wartet Henriks künftige Stabsmann-schaft auf ihn: Physiotherapeutin, Ergotherapeutin, Logo-pädin. Sein Terminplan ist eng getaktet, wie früher. Dazwischen baue ich Besuche ein. Mir war gar nicht bewusst, wie viele Freunde wir haben, und sie alle wollen kommen, helfen, wie auch immer, nur nicht tatenlos zusehen. Henrik macht langsam erste Fortschritte, er spricht, spürt sein linkes Bein und der linke Arm zuckt sogar schon. Die Ärzte erklären mir, dass ihm viel Ansprache (vor allem von links) guttun würde, also lasse ich das Besuchskommando anrollen. Mit Blumen, Scho-kolade, Marzipan, mit warmen Töpfen voll selbst gekoch-tem Abendessen und eingeschmuggelten Zigaretten. Täg-lich zwei Besuche, von Montag bis Sonntag, und das über vier Wochen.

Ich habe keine Ahnung, ob die Ärzte und Schwestern über diesen Ansturm erfreut oder genervt sind, immer-hin versichern sie uns, dass sie so eine Besuchswelle hier noch nie erlebt hätten. Henrik jedenfalls genießt die Besuche sichtlich und macht täglich Fortschritte. Und ich bereite derweil alles für die nächste Station vor: die Reha.

Der Papierkram für die Bewilligung der Versicherung treibt mich schier in den Wahnsinn. Das Versicherungs-rätsel hat dummerweise ergeben, dass Henrik kurz vor seinem Hirnschlag versucht hat, die Versicherung zu wechseln, die alte also mit dem erforderlichen langen Vorlauf gekündigt, aber bei der neuen noch nicht alle Papiere unterschrieben hatte. Er befand sich daher nicht nur gesundheitlich im Niemandsland, sondern auch ver-sicherungstechnisch. Diese sogenannte einseitige Kündi-gung hatte zur Folge, dass ihn die alte Versicherung auf die untersten Basisleistungen bei gleichbleibendem Tarif heruntergestuft hat, weswegen die horrenden Kosten der Chefarztbehandlung, die ihm fälschlicherweise zuge-kommen ist, nicht übernommen werden (»Folgende Leistungen sind in Ihrem neuen Tarif leider nicht erstat-tungsfähig ...«) Aber auch dafür wird sich eine Lösung finden. Es wird schon alles gut werden.

Wie Doodle mein Leben rettete

»Es ist ganz einfach«, sage ich zu dem Chefarzt, »wenn Henrik bis Mai nächsten Jahres nicht wieder tanzen kann, dann müssen Sie mit mir auf den Abiball unseres Sohnes gehen.« Stille. Zuvor hatte er mir mit ruhiger Stimme erklärt, dass die Plätze in der Rehaklinik in Eilbek leider rar gesät seien. Hunderte Schlaganfallpatienten aus ganz Norddeutschland würden auf einen Platz dort hoffen, da die Klinik auf Gehirnschäden spezialisiert sei und einen exzellenten Ruf genieße. Ich versuche, seinem Blick standzuhalten. Dieses blöde milde Lächeln. Jetzt bloß nicht umfallen. Er soll nicht glauben, dass das ein Scherz war. Es MUSS möglich sein, dort einen Platz zu bekommen.

»Können Sie tanzen?«, frage ich.

Es hilft, jetzt muss er lachen.

»Ich werde mal sehen, was sich machen lässt.«

»Danke.«

Tatsächlich erhalten wir zwei Wochen später die Zusage von der Rehaklinik: ein Neurozentrum für Schwerst-Schädel-Hirnverletzte und Gehirnerkrankungen aller Art. Wir freuen uns auf die Verlegung wie auf Weihnachten, allen voran Henrik. Die »hervorragenden Sportanlagen«, die ihm kolportiert wurden, werde er gleich nutzen, um für das nächste Radrennen zu trainieren, versicherte er mir. Ich weiß noch nicht, wie ich mit seiner Euphorie umgehen soll. Ihm die Wahrheit sagen? Dass an Rennradfahren nicht im Entferntesten zu denken ist? Seine linke Körperhälfte gehorcht ihm immer noch nicht, von kleinsten Bewegungen mal abgesehen. Der Assistenzarzt, der mir das Bild der Computertomografie geduldig erläutert hat, hallt mir immer noch in den Ohren: »Sehen Sie die schwarzen Flächen hier um das Stammhirn herum? Alles, was schwarz ist, ist zerstörtes Hirngewebe.« Dass Henrik einen multiplen Hirnschlag von solcher Wucht überhaupt überlebt und sich jetzt in diesem Zustand befinde, grenze fast schon an ein medizinisches Wunder. In klaren Momenten, und die werden zum Glück etwas häufiger, ist Henrik inzwischen bewusst, was mit ihm passiert und warum er hier im Krankenhaus ist. Das gesamte Ausmaß dieses Schlaganfalls jedoch erschließt sich ihm noch nicht. Er geht davon aus, dass dieser Zustand allenfalls ein paar Wochen andauern wird.

Eilbek liegt eine halbe Stunde mit dem Auto von uns entfernt. Andere Luft als Krankenhausluft wird uns allen guttun. Ich bilde mir ein, dass bereits mein ganzer Kleiderschrank nach Krankenhaus riecht. Glücklicherweise hat mich noch kein Kollege darauf angesprochen – oder sie sehen milde darüber hinweg.

Blauäugig, wie ich bin, habe ich mir unter »Reha« einen hübschen Hotelbetrieb mit angeschlossenen Sport- und Therapieräumen, Schwimmbad und vielen, netten Therapeuten vorgestellt. Stattdessen katapultiert uns die Verlegung gefühlte vier Wochen zurück. Wegen Keimgefahr muss Henrik die ersten Tage auf eine Isolierstation. Für mich und alle anderen Besucher bedeutet das: zurück zu blauen Kitteln, Duschhauben, Mundschutz und Gummihandschuhen. Henrik sagt, er fühle sich wie ein Alien-Baby, wenn wir immer in diesem Aufzug bei ihm auftauchen würden. Glücklicherweise scheint sein Sprachzentrum nur wenig von dem Hirnschlag getroffen worden zu sein. Er muss zwar oft noch nach einzelnen Worten suchen und spricht für seine Verhältnisse ziemlich langsam, doch teilweise sehr klar und deutlich. »Niemals«, sagt er entschieden, als die Schwester stolz mit einem blauen Plastikhelm ins Zimmer kommt. »Gerade frisch eingetroffen«, versucht sie ihn zu ködern. Der Helm ist blau und eierförmig, mit schnittigen silbernen Streifen – eine Sonderanfertigung speziell für Henriks Kopfmaße. Da seine Schädeldecke immer noch offen ist, darf er nur mit Kopfschutz aufstehen. Die Anprobe lässt er ohne Gegenwehr über sich ergehen, doch als ich ihm den Gurt ums Kinn schnallen will, verfinstert sich seine rechte Gesichtshälfte.

»Gibt es in diesem Haus einen Spiegel?«, fragt er.

Ich reiche ihm den Handspiegel, den die Logopädin für ihre Übungen im Zimmer deponiert hat. Henrik begutachtet sich skeptisch.

»Sieht aus wie …«, er schließt die Augen, als würde er für einen Moment ins Innere seines Kopfs abtauchen, um auf der derzeitigen Großbaustelle nach dem richtigen Wort zu suchen. Die Schwester und ich warten lautlos. Dann kommt: »… ein Pisspott.«

Die Schwester lacht laut los und verabschiedet sich mit den Worten »Ich lass Sie dann mal …«

»So schlimm ist er gar nicht«, lüge ich.

»Ich sehe aus wie ein Vollidiot.«

Ich kann ihm leider nicht widersprechen. Jetzt bloß nicht lachen. Henrik sieht mich ernst an. Dann sagt er: »Du aber auch.«

Und dann müssen wir beide furchtbar lachen, Henrik unter seiner blauen Plastikeierschale und ich unter meinem grünen Duschhäubchen. Und dann muss ich weinen, weil es das erste Mal ist, dass ich Henrik wieder lachen höre. Und weil es guttut, mit ihm zu lachen. Darin waren wir beide immer schon gut.

Als ich abends von der Klinik nach Hause fahre, haben wir folgenden Deal geschlossen: Henrik trägt den Helm vorübergehend, im Gegenzug musste ich versprechen, so schnell wie möglich einen Skihelm zu kaufen, irgendwas Sportliches, auf jeden Fall weniger Lächerliches. Ironischerweise hat er sich vor dem Schlaganfall immer standhaft geweigert, beim Skilaufen einen Helm zu tragen. (»Ich falle nie!«) Der Deal beinhaltet selbstverständlich eine unverhandelbare Skihelmpflicht bei allen künftigen Skireisen, man muss Gelegenheiten schließlich beim Schopf packen.

Es regnet. Die Scheibenwischer arbeiten hektisch und leise, ich sehe trotzdem nur verschwommen, das Wasser läuft konstant aus meinen Augen. Vorhin, als wir beide gelacht haben, hatte ich das Gefühl, dass wir gemeinsam Berge versetzen könnten – auch solche, auf denen wir irgendwann wieder zusammen Ski fahren. Es fühlte sich fast betrunken an, ein Rausch aus Zuversicht, Glückshormonen und Unbesiegbarkeit. Wir haben schon so viel zusammen durchgemacht und geschafft. Doch in diesem Moment, allein im Auto, bin ich plötzlich gar nicht mehr so sicher, ob und wie wir das alles hinkriegen, wie Henrik das alles hinkriegen soll. Es geht so langsam voran. Die

Schritte sind klein und mühsam. Müsste er nicht, wenn alles wieder gut werden soll, schon längst viel weiter sein? Manchmal ist er sehr klar und dann wieder völlig abwesend, sodass ich nicht sagen kann, ob er schläft, träumt oder in einer Fantasiewelt ist. Was soll ich ihm antworten, wenn er mir freudig erzählt, dass er sich nächstes Wochenende mit seinem Freund Christoph zum Motorradfahren verabredet hätte?

Der Arzt hat uns geraten, Henrik bei solchen Ausflügen seines Gehirns freundlich, aber bestimmt in die Realität zurückzuholen, ihm dabei zu helfen und Brücken zu bauen. Ihm die Realität klarzumachen sei wichtig dafür, dass seine Gedanken wieder geordnet und strukturiert werden könnten. Ordnung und Struktur – zwei Begriffe, die für uns alle gerade in weiter Ferne liegen. Immerhin arbeite ich seit zwei Wochen wieder, und tatsächlich bekommt mir das sehr gut. Es hat etwas von Alltag, morgens wieder ins Büro zu gehen, die Kollegen zu sehen. All die Meetings und Telefonkonferenzen lenken mich ab, und was noch viel wichtiger ist: Sie gaukeln Normalität vor.

Auch für Henrik soll nach fünf Tagen Normalität in seinen Rehaaufenthalt einkehren. Er wird aus der Quarantäne entlassen und darf in sein neues Domizil ziehen: die Intensivstation der Rehaklinik. Es fühlt sich immer noch wie Fort Knox an, man muss klingeln, Hände desinfizieren, in einer Schleuse warten, dann wird man eingelassen – zwischen 15 und 20 Uhr. Aber immerhin eine deutliche Verbesserung zu seiner letzten Station. Zu Henriks großem Ärger muss er jedoch weiter in seinem Bett angeschnallt bleiben. Mich erinnert dieser Gurt immer an einen Fallschirmgurt, nur dass im Fall eines Sprunges kein Schirm aufgeht, sondern ein ganzes Bett hinterherfliegt.

Genau wegen dieser Fixierung erhalte ich in dieser Woche unerwarteten Besuch: Ein Mitarbeiter des Betreuungsgerichts hat sich angekündigt. »Warum?«, frage ich den Assistenzarzt, der mich davon unterrichtet. »Es geht um Freiheitsberaubung«, sagt er und zwinkert. »Wie bitte?« Der Scherz ist kein Scherz: Die Fixierung gelte juristisch als freiheitsbeschränkende Maßnahme. Daher brauche die Klinik die Einwilligung eines gesetzlich bestimmten Betreuers.

Der Besuch verläuft sachlich und unspektakulär. Henrik wird nach seinem Zustand befragt, wer die Betreuung für ihn organisiere (»Meine Frau hat das Heft in die Hand genommen«) und wobei er Hilfe brauche (»beim An- und Ausziehen und beim Duschen«). Bei Toilettengängen? »Nein, das kriege ich allein hin.« Ich räuspere mich, verweise unauffällig auf den Katheter und zum Glück besitzt der Gutachter genug Feingefühl, um die Sache mit einem Nicken auf sich beruhen zu lassen. Auf die Fixierung angesprochen, wird Henrik, der allmählich schläfrig geworden ist, plötzlich wieder wach. »Die Hölle ist das«, sagt er.

Nachdem Henrik bestätigt, dass er es in Ordnung fände, wenn ich weiterhin für ihn die Post öffne, werde ich gefragt, ob ich bereit sei, als vorübergehende Betreuerin meines Mannes zu fungieren, werde über meine Pflichten als solche aufgeklärt, ein Aktenkoffer wird aufgeklappt, dann soll ich diverse Zettel unterschreiben und schon habe ich einen neuen Beruf.

Henrik teilt sich sein neues Zimmer mit einem älteren Herrn – auch ein Schlaganfall, aber noch schwerer als seiner. Wir haben sofort die Unsitte übernommen, alle Mit-patienten nach ihren Krankheiten zu benennen. Im Zimmer nebenan liegt eine Hirnblutung, zusammen mit einem Schädel-Hirn-Trauma. Ein zufälliger Blick in dieses Zimmer reichte, um mich sofort demütig zu stimmen.

Henriks neuer Mitbewohner betreibt mit seiner Frau ein kleines Restaurant im Hamburger Umland. Sie ist sehr nett und freundlich, hat nur leider einen ausgeprägten Mitteilungsdrang. Da ihr Mann so gut wie nicht sprechen kann, hat sie seinen Redeanteil mit übernommen, und wenn er schläft oder nicht ansprechbar ist, steht jeder andere, der sich gerade im Raum befindet, unter Beschuss. Sie kümmert sich rührend um ihren Mann, sie ist um 15 Uhr die Erste, die in der Schleuse steht und um 20 Uhr die Letzte. Abzüglich der Therapiestunden beschallt sie das Zimmer also fünf Stunden am Tag nonstop. Andere Freunde scheinen von dieser Redeflut weggeschwemmt worden zu sein, jedenfalls habe ich außer der Frau nie andere Besucher getroffen. Nach drei Tagen habe ich das Gefühl, jeden einzelnen Stammgast zu kennen, weiß, wer mit wem im Streit ist, wessen Frau wen verlassen hat, wer zu viel trinkt, wer zu wenig. Zum Glück kann Henrik im Gegensatz zu mir bei dieser Dauerbeschallung wunderbar auf Durchzug schalten. Vielleicht liegt das auch daran, dass sein Bettnachbar links von ihm liegt. Die Ärzte haben mir erklärt, dass Henrik diese Seite komplett ignoriert, schlimmer noch: Sie existiert für ihn quasi nicht. Mediziner nennen diese Wahrnehmungsstörung einen Neglect. Die Gehirnregion, genauer gesagt der rechte, untere Parietallappen (ich schreibe immer noch alles mit), der normalerweise die verschiedenen Aufmerksamkeitsfunktionen und die Orientierung im Raum steuert, ist stark beschädigt worden. Dadurch blendet Henrik alles, was links von ihm stattfindet, aus. Um die für ihn nicht steuerbare linke Seite wieder zu aktivieren, sollen wir sie möglichst viel stimulieren, das heißt, ihn immer von links ansprechen, ihm das Essen von links geben usw.

Meine erste Amtshandlung im neuen Zuhause ist also Möbelrücken. Fernseher links, Besucherstühle links, Nachttisch links, Pralinen links. Wie ein Derwisch schiebe und rücke ich mit Lukis Hilfe das ganze Zimmer zurecht. Die Schwestern sowie unser Zimmerradiosender schütteln belustigt den Kopf über uns, aber das ist mir egal. Die zweite Amtshandlung: grünes Licht an alle Freunde geben. Der kleine Besuchskreis der engsten Freunde kann endlich erweitert werden. Familie, Schul- und Studienfreunde, nahe und ferne, Arbeitskollegen – sie stehen alle in den Startlöchern und wollen besuchen, kochen, kümmern, Essen bringen, Rollstuhl schieben, Zeitung vorlesen, trösten, aufheitern – was auch immer, Hauptsache nicht untätig zusehen.

Wenn es überhaupt irgendetwas Positives an dieser Riesenkatastrophe geben kann, dann die Erkenntnis: Wir haben die besten Freunde, die ein Mensch auf Erden haben kann. Diese Welle an Engagement, Hilfsbereitschaft, Mitfühlen, Auffangen und Einfach-da-sein, die Henrik, mich und die Kinder seit Wochen umspült, ist überwältigend. »That's what friends are for ...«, sangen zwei Freundinnen neulich im Chor, als ich ihnen abends mein Herz ausschüttete. Ich habe das Gefühl, als wären wir alle zu der kostbaren Essenz unserer Freundschaften vorgestoßen – anscheinend braucht es dafür einen Schlag aufs Hinterhaupt. Klar sind Freunde füreinander da, wenn man Probleme hat, aber ich hatte keine Ahnung, WIE sehr sie da sind, und schon gar nicht, wie viele.

Der Besucherandrang ist so groß, dass ich bereits in der ersten Klinik eine Excel-Liste für die Besuche erstellt habe. Ich aktualisiere sie jedes Wochenende und hänge den Plan in Henriks Zimmer auf, damit auch die Schwestern einen Überblick haben. Die Koordination erledige ich in der Mittagspause, im Auto bei langen Ampelschaltungen oder im Supermarkt an der Kasse. Das Telefon klingelt, piept und vibriert im Minutentakt. Zwischen Telefonkonferenzen mit Brasilien und Präsentationen beim Vorstand versuche ich, den SMS-Bombardements auf meinem Handy Herr zu werden.

»Bin jetzt in Eilbek, Henrik nicht da. Weißt du, wo er ist?«

Mist. Die Freundin ist extra aus Oslo gekommen.

»Ergotherapie? Physio? Schwester fragen? Kann grad nicht, im Meeting.«

»Schaffe es doch erst gegen 17 Uhr zu Henner.«

»Da kommt schon Natalie!«

»Habe Essen vorgekocht, muss ihm bitte der nächste Besuch geben. Henrik schläft noch.«

»Oh. Königsberger Klopse mitgebracht, hier steht schon Gemüselasagne. Demnächst Dinnerpartys in Zimmer K49?!«

Ich weiß in diesen Tagen nicht, wo mir der Kopf steht. Ich bin furchtbar gerührt und dankbar – aber definitiv an einem Punkt angelangt, an dem ich eine Sekretärin zur Besuchskoordination einstellen könnte. Jedes Mal, wenn ich zu Henrik komme, stehen im Zimmer neue Blumen, Pralinen, Mandeln, handgeschriebene Briefe, selbst gebackene Kuchen, frisch geschnittener Obstsalat, eingeschmuggelte Zigaretten, Tupperdosen mit selbst gekochtem Essen (teilweise unberührt, weil die Absprache schiefging).

Gestern fand ich neben einer Packung köstlicher Sprüngli Trüffel aus der Schweiz einen Vibrator neben seinem Bett.

»Wer hat dir denn den mitgebracht?«, frage ich.

»Anne«, sagt er, dann schläft er ein. Totale Erschöpfung, denke ich, und ich soll recht behalten. Als ich nach Hause komme, erhalte ich folgende SMS von unserer Freundin Anne. Sie ist Logopädin und erteilt Henrik bei jedem Besuch eine therapeutische Zusatzeinheit.

»Fand Henner heute sehr aufgeräumt und offen für neue Eindrücke. Er hat konzentriert den Kopf gewendet beim Auspusten eines Streichholzes (unter Zeitdruck, damit der Rauchmelder nicht anging) und ließ sich relativ genüsslich das linke Bein von der Ferse übers Knie bis zum Oberschenkel mit einem Vibrator massieren. Er fand ihn unanständig und glaubte mir nicht, dass man das Ding für Wangen, Mundboden und Kopf benutzen kann.«

An manchen Tagen kommen pro Tag drei Besuche, dazwischen entführen ihn die Schwestern für die Therapiestunden. »So geht das nicht«, ermahnt mich irgendwann der außerordentlich nette Stationsarzt. »Es ist ja schön, dass Ihr Mann so beliebt ist, und kochen können Ihre Freunde anscheinend auch ganz gut, aber mehr als zwei Besuche schafft er momentan nicht. Man könnte es auch Reizüberflutung nennen.«

Dabei blüht Henrik, wie ich finde, bei jedem Besuch ein kleines bisschen mehr auf. Fast so, als würde jeder Einzelne einen klitzekleinen Sinn wieder aktivieren (mit und ohne Vibrator). Ich habe noch nicht rausbekommen, wer von unseren Freunden für diesen hier verantwortlich ist, aber eines Tages sagt Henrik zu mir:

»Ich brauche ein iPad.«

»Wie bitte?«

»Ein iPad.«

»Bist du sicher?«

»Ja.«

»Darf ich dich daran erinnern, dass du alles, was mit einem angebissenen Apfel versehen ist, für Schwachsinn hältst?«

»Habe ich nie getan.«

»Völlig überteuert, zu Tode designed, technisch mangelhaft, Marketingmist ... habe ich was vergessen?«

»Nein.«

»Ach ja, was für Blender und Aufschneider.«

»Stimmt.«

»Maxi bettelt seit zwei Jahren nach einem, und du hast ihm gesagt: Nur über deine Leiche.«

»Aber ich hab überlebt.«

»Ja, zum Glück.«

»Ich brauche ein iPad.«

Natürlich habe ich ihm eins besorgt, neuestes Modell, maximale Speicherleistung. Die Kinder haben genug Feingefühl bewiesen und sich alle naheliegenden Kommentare verkniffen. Und natürlich kann Henrik nicht wirklich etwas damit anfangen, geschweige denn es bedienen. Ein Touchscreen ist für Finger, die einem nicht gehorchen, ein Fluch. Fürs Lesen fehlt ihm noch die Konzentrationsfähigkeit und Ausdauer, größtenteils sogar fürs Fernsehen. Aber immerhin kann ich ihm so die vielen E-Mails, die auf unserer gemeinsamen Familien-E-Mail-Adresse täglich eintrudeln, vorlesen. Meist sind es besorgte Nachfragen, gespickt mit irgendwelchen Schlag-anfallhistorien im erweiterten Freundes- und Bekannten-kreis (»… ein Bekannter von uns, der nach absolutem Pflegefalldasein heute wieder das Bruttosozialprodukt in entscheidender Form beeinflusst …« u. ä.). Netterweise schreiben alle nur von positiven Geschichten. Ich weiß, sie sind alle gut gemeint, trotzdem will ich davon im Moment nichts hören. Mich machen diese Geschichten verrückt, und Henrik geht es davon auch nicht besser.

Weil mir die Besuchsorganisation irgendwann über den Kopf wächst, richtet uns eine Freundin Anfang Mai eine Online-Terminplanung ein. »Ab jetzt wird gedoo-delt«, sagt sie stolz und zeigt mir die Internetseite. Unter dem Betreff »Henrik besuchen in der Reha« kann sich jetzt jeder, der will, eigenständig eintragen. Für mich (und Henrik) beginnt damit im Mai ein neues Leben. Es gibt einen geordneten Besuchs-Schichtplan mit langen Vorlaufzeiten, den ich sogar mit den wöchentlichen The-rapien abstimmen kann. Die Besuche kommen jetzt zu regelmäßigen Uhrzeiten, es gibt keine Doppelungen und Leerläufe mehr und, das ist das eigentliche Wunder: Es werden immer mehr. Nach drei Tagen haben sich bereits achtzehn Teilnehmer eingetragen, nach einer Woche fünfunddreißig.

Für mich ist Doodle ein Geschenk des Himmels, umso weniger verstehe ich zunächst die kleine Protestbewe-gung, die sich im Untergrund bildet. Ein hartnäckiger Kern von guten Freunden weigert sich mit aller Macht gegen die Vollautomatisierung der Besuchsorganisation oder die Digitalisierung des Lebens. Sie schlagen Teilnah-meeinladungen aus oder löschen sich nach ein paar

Tagen aus dem Verteiler. Und vielleicht habe ich bei der Doodelei auch eine Sache unterschätzt: den Sozialdruck. Da alle eingetragenen Besuche für jeden sichtbar sind, sieht auch jeder auf einen Blick, wer wie oft beziehungsweise wie selten kommt. Wenn X sich also nächste Woche dreimal einträgt, bekommt Y ein schlechtes Gewissen, weil er nur einmal kann. Und wer auf seiner Leiste schon seit vierzehn Tagen kein Häkchen mehr hat, riskiert beim nächsten Fest oder Treffen vielleicht einen blöden Spruch. Hinzu kommt, dass es nicht mehr so leicht geht, mal eben abzusagen oder zu verschieben. Für mich ist gerade diese Berechenbarkeit jedoch ein Segen. Ich würde sogar so weit gehen: Doodle hat mein Leben gerettet, und vielleicht sogar auch das von Henrik. Jedenfalls versichern mir die Ärzte, dass er enorme Fortschritte mache. Einen so kontinuierlichen Besucherstrom, gesteht die Chefärztin, habe sie in ihrer gesamten Arztkarriere noch nie erlebt. Und Henriks guten Zustand führe sie größtenteils darauf zurück.

Befeuert von den Erfolgen, schicke ich in Abstimmung mit den Therapeuten freundliche Bitten an den Doodle-Verteiler:

»Bitte platziert euch immer links von ihm. Essen, Geschenke, die Hand immer von links anreichen.«

»An die Wochenendbesucher: Könnt ihr kleine Übungen mit seinem linken Arm und Bein machen? Beugen und unter leichtem Hin- und Herbewegen wieder strecken.«

»An die 17- bis 18-Uhr-Schicht: Wenn ihr mitgebrachtes Essen findet (nach Anke, Jochen und Susanne findet ihr eigentlich immer etwas …), bitte in der Mikrowelle aufwärmen und ihm beim Essen helfen, das schafft er noch nicht allein.«

»Bitte nur kleine Bissen geben, und er muss nach jedem zweiten Bissen die linke Innenbacke säubern (auch per Finger). Er darf sich auf keinen Fall verschlucken.«

»Gebt ihm kleine Aufgaben, welcher Wochentag heute ist, was er morgens/mittags gegessen hat etc. Wir müssen sein Kurzzeitgedächtnis trainieren. Auch unauffällige Rechenaufgaben sind gut (er darf es aber nicht merken!)«

»Von der Melasse auf dem Nachttisch bitte 1 EL in Früchtetee rühren. Soll er jeden Tag trinken.«

»Am Montag ist der 17-Uhr-Slot noch frei, da habe ich einen Ganztagesworkshop. Ist jemand flexibel?«

Ich gebe mir zwar Mühe, diese Anweisungen möglichst nett zu verpacken, aber vermutlich mutiere ich gerade von der Freundin zur Pflegedienstaufseherin. Macht aber nichts, das verbuche ich als Kollateralschaden. Schließlich spricht der Erfolg für sich: Diese Elfenarmee an Hilfstherapeuten bringt Henrik in den nächsten Wochen tatsächlich so weit, dass er nicht nur von der Intensivstation ein Stockwerk höher in die Frühreha umziehen darf, sondern auch seine eingefrorene Schädeldecke zurückerhält. Die Ärzte sind nach den Beobachtungen der letzten Wochen und eingehenden Überlegungen zu dem Schluss gekommen, ihn deutlich früher als geplant wieder ganz zu machen, da er dann die Sicherheitsthematik (Helm, Bettfixierung, Bettgitter) umgehen könne. Freudig tippe ich eine Rundmail:

»Frohe Nachrichten: Henrik bekommt am Freitag frühzeitig seinen ganzen Kopf zurück. Danach starten wir dann die Belagerung von Eilbek erneut. Ich vermute, der wahre Treiber hinter dieser Entscheidung ist: Eilbek muss sich erholen. So viel Besuch, Ehrgeiz und Engagement kennen sie nicht. Ihr seid einzigartig. Danke.«

Ein Freund, ein Porsche
und drei Blondinen

Die Nervosität steigt. Vermutlich ist das die einzige Entschuldigung für die dämlichen Witze, mit denen wir uns in den Tagen vor der Operation gegenseitig beruhigen. Von »Hoffentlich finden sie den richtigen Knochen« bis zu »Angst vor Gefrierbrand?« ist fast alles dabei. Die Ärzte erhoffen sich von der Reimplantation des Deckels, wie sie es nennen, einen »positiven Schub«. Die Operation selbst, versichern sie, sei lediglich ein Routineeingriff. Tatsächlich verläuft sie zur Abwechslung einmal völlig komplikationsfrei, nach drei Wochen stationärem Aufenthalt darf Henrik wieder nach Eilbek umziehen – diesmal in ein Zweibettzimmer ein Stockwerk tiefer, was den Schwestern zufolge ein Aufstieg ist: von Rehaphase B (Frührehabilitation) zu Phase C (weiterführende Reha). Wie erhofft, zeigt das Einsetzen des Schädelknochens seine Wirkung: Henrik ist viel klarer und voller Tatendrang. Er will ständig nach draußen. Vor die Kliniktür, in den Park, ins Café. Bei mir behauptet er, er brauche Frischluft oder ein Stück Käsekuchen, bei allen anderen Zigaretten. Ich habe es aufgegeben, im Hintergrund Fräulein Rottenmeier zu spielen, denn erstens wickelt er unsere Freunde sowieso um den Finger und zweitens schafft er selten mehr als eine Zigarette am Tag, denn auf der ganzen Station herrscht striktes Rauchverbot.

Zu Henriks großer Freude herrscht in Phase C keine Helmpflicht mehr, nur das lästige Gitter am Bett muss noch vorgeschoben werden, wenn keine Besucher oder Pfleger im Raum sind. Als weiterer Schritt in die Freiheit habe ich ihm ein Handy besorgt – eins dieser Dinger mit Riesentasten für ältere Leute. Ich habe ihm die wichtigsten Nummern eingespeichert und durchnummeriert, aber sein Kurzzeitgedächtnis hat noch nicht den Weg zu ihm zurückgefunden. Dafür ist etwas anderes bei ihm angekommen: Wut. Er realisiert immer mehr das gesamte Ausmaß seiner Erkrankung, was ihn verständlicherweise nicht gerade in Hochstimmung versetzt. Um seinem Ärger über die nicht funktionierenden Körperteile Luft zu machen, hat er praktischerweise sofort ein Ventil gefunden: mich. Ich bin seit ein paar Wochen grundsätzlich an allem Schuld, was nicht klappt – egal, ob es sich dabei um ein klemmendes Bettgitter, fehlende Sahne auf dem Kuchen, die Griffkraft seiner linken Hand, eine defekte Fernbedienung oder Baumängel der Elbphilharmonie handelt. Vereinzelt richtet sich die Wut auch gegen Ärzte (»unfähig«), Therapeuten (»behandeln mich wie ein Kleinkind«) oder anderes Klinikpersonal wie Hausmeister, die ärgerlicherweise manipulierte Rauchmelder und kaputte Bettgitter wieder instand setzen (»kleinkarierter Wichtigtuer«). Die Schwestern sind von seinen Wutanfällen bisher ausgenommen, denn zusammen mit der Wut ist auch sein Charme wiedererwacht, jedenfalls hat er sich binnen kürzester Zeit zum Stationsliebling gemausert.

Hier gibt es eine junge, 21-jährige Afghanin, die ist einfach eine Freude. Wenn die ins Zimmer kommt, geht die Sonne auf. Wenn die bei mir ankommen würde und sagte, sie bräuchte eine Unterkunft für ihre Familie, der würde ich sofort die Schlüssel unseres Ferienhauses geben. Überhaupt ist die Schwesternschaft sehr international aufgestellt. Wir haben noch eine Belgierin, eine irre schöne Frau, die ist hervorragend, und eine Isländerin, mit figürlichen Auffälligkeiten, das ist selten zu sehen. Hier sind alle sehr nett zu mir, das kann ich nicht anders sagen. Wenn nur dieses Gitterbett nicht wäre, da bekomme ich klaustrophobische Zustände. Wenn man nachts aufwacht und dagegenstößt, fühlt sich das an wie im Gefängnis oder in der Klapse, grässlich. Ich werde selten aggressiv, aber ich kann schon laut werden und brüllen und gegen dieses Scheißding treten, also ich werde dann schon unangenehm. Neulich habe ich in der Nacht die 110 angerufen und gesagt: »Hier geschieht eine Freiheitsberaubung.« Dann kamen nachts um drei zwei Bereitschaftspolizisten, die mir jedoch davon abgeraten haben, das Thema zu verschärfen. Es handele sich in ihren Augen um ganz normale Maßnahmen der Krankenbehandlung. Sie sind unverrichteter Dinge wieder abgezogen.

Es gibt aber zum Glück auch friedliche und innige Momente. Als wir an einem Wochenende gemeinsam durch den Klinikpark spazieren, schiebe ich seinen Rollstuhl neben eine Parkbank und setze mich ganz dicht neben ihn. Und da sitzen wir, Händchen haltend, und lassen uns die Junisonne auf unsere schmal gewordenen Gesichter scheinen. Als ich meinen Kopf an seine Schulter lehne, schlägt Henrik spontan vor, ihn doch noch ein kleines Stück weiterzuschieben, damit er mal wieder unser Ferienhaus an der Schlei sehen könne.

»Henrik, von hier bis Gunneby sind es ungefähr hundertzwanzig Kilometer, das schaffe ich heute Nachmittag nicht zu Fuß.«

»Ach was, hinter dem Hauptgebäude dort ist doch schon die Schlei.«

»Da ist die S-Bahnstation Friedrichsberg. Klara wird dort gleich ankommen, sie wollte noch nachkommen.«

»Barbara, bitte, ich weiß doch, wo wir sind.«

»Im schönen Stadtteil Eilbek, mitten in Hamburg.«

»Blödsinn. Wir sind keine fünfhundert Meter von Hansens Hof entfernt.«

»Nein!«

»Eilbek liegt in Schleswig-Holstein an der Schlei, gleich neben Gunneby.«

»Nein, in Hamburg.«

»Geografisch warst du ja schon immer eine Null.«

Henrik wird wütend, ich rüste mich für die nächste verbale Attacke. Glücklicherweise winkt jedoch genau in dem Moment Klara vom anderen Ende des Parks. Sie läuft uns entgegen, umarmt Henrik und gibt ihm einen Kuss. Henrik lächelt, der Wind ist aus den Segeln und der Wutanfall vorüber, ehe er richtig angefangen hat.

»Könntest du deine Mutter freundlicherweise über unseren Standort hier aufklären?«, sagt Henrik zu Klara. »Sie scheint die Orientierung verloren zu haben.«

»Warum?«

»Deine Mutter behauptet, wir wären hundertzwanzig Kilometer von Gunneby entfernt.«

»Das kommt ungefähr hin.«

»Jetzt fängst du auch noch an. Ihr wollt mich wohl alle für verrückt erklären.«

»Warte, Papi, ich zeig's dir auf der Karte auf meinem Handy.«

»Das ist ein Komplott, ein übles Komplott. Nimm dieses Ding lieber und schalte die Kamera an. Ich werde euch jetzt beweisen, dass wir unweit Süderbrarups an der Schlei sind und meine Familie mich für verrückt erklären will. Womöglich, um vorzeitig an mein Erbe heranzukommen. Und ich möchte, dass du das filmisch festhältst.«

Klara hält das Handy in die Luft und sagt: »Aufnahme läuft.« Henrik setzt ein Moderatorengesicht auf, lächelt sein schiefes Lächeln und räuspert sich.

»Wir sind hier im Schön Klinikum in Hamburg-Eilbek, von dem meine Frau ausgeht, dass es hundertzwanzig Kilometer von Gunneby entfernt liegt. Wir werden jetzt in wenigen Minuten die hundertzwanzig Kilometer zu Fuß zurücklegen und unter anderem einen Blick auf Gunneby und unsere eigenen Liegenschaften werfen können. Bitte um einen Moment Geduld.«

Weiter kommt Henrik nicht, da Klara so sehr lachen muss, dass die Aufnahme verwackelt. Er scheint mit diesem Beweisvideo ohnehin schon zufrieden zu sein, jedenfalls lenkt er bei unserem Vorschlag, auf einen Käsekuchen ins Klinikcafé statt nach Gunneby zu gehen, sofort ein. Es wird ein schöner Tag, Klara erheitert uns mit Geschichten aus ihrem Praktikum als Hakenhalterin (das sind die, die im OP die Schnittwunde für die Chirurgen aufhalten), Henrik bestellt eine doppelte Portion Sahne, und Eilbek bleibt an der Schlei. Zumindest in Henriks Welt.

Das Pensum der Therapien hat sich in Phase C auf ein Vielfaches erhöht, und Henrik arbeitet ehrgeizig. Unsere Freundin, die Logopädin, hat zusätzlich noch ein Heftchen ausgelegt, in das wir alle bei jedem Besuch fleißig Henriks Fortschritte eintragen sollen, etwa beim Stadt-Land-Fluss-Spielen, wie lange er sich generell auf ein Thema konzentriert, wie logisch er ein Gespräch aufbaut oder Schlussfolgerungen zieht. Der Erfolg des ambitionierten Projekts hält sich in Grenzen, in der zweiten Woche finde ich folgende Einträge: »Heute Unterricht geschwänzt. Sorry.« Und darunter: »Haben lieber Pralinen gegessen.«

Weil trotz aller Anstrengung die Fortschritte nur millimeterweise sichtbar sind, und nichts voraussagbar ist, ist Henrik immer öfter gefrustet, vor allem dann, wenn er sich in der »echten« Welt aufhält. Gäbe es einen Masterplan, den er – egal wie umfangreich – abarbeiten könnte und an dessen Ende »vollkommene Genesung« stünde, wäre die Sache einfacher. So aber kann uns niemand sagen, wie weit er je kommen wird, ganz zu schweigen davon, wie schnell. Ich schiebe das alles weg und versuche, nicht darüber nachzudenken. Mache, was gemacht werden muss, Stück für Stück, wie Momos Freund Beppo, der Straßenkehrer. Bloß nie ans Ende der Straße schauen, sondern immer nur auf den Abschnitt, der vor den Füßen liegt. Inwieweit das Henrik gelingt, weiß ich nicht. Ich weiß ja oft nicht einmal, in welcher Welt er gerade unterwegs ist.

Man kann mit ihm beispielsweise eine gute Viertelstunde über das Scheitern der FDP oder die Schuldenkrise in Griechenland diskutieren, und dann taucht er plötzlich ab. Irgendwohin, wo es scheinbar deutlich glamouröser zugeht als im fünften Stock der Schön Klinik Eilbek, zumindest kommen dort meistens ein Porsche und eine bis mehrere Blondinen vor.

Neulich fragte er mich, während ich seinen linken Arm massierte, der noch immer wie ein Fremdkörper an seiner Schulter hängt, nach seinem Mercedes Cabrio.

»Das steht zusammen mit deinem restlichen Fuhrpark in der Garage in Gunneby«, antwortete ich. »Ich habe ihn eingemottet, bis du wieder fit bist.«

»Das habe ich mir gedacht. Sieht dir ähnlich.«

»Warum?«

»Weil du nicht daran glaubst, dass ich in Bälde wieder gerade stehe.«

»Das stimmt nicht, Schatzi, wie kommst du darauf?«

»Von wegen Schatzi, ein Miststück bist du.«

Es ist nicht so, dass die Ärzte mich nicht vorgewarnt hätten. Aggressionen seien eine ganz normale Reaktion der Traumabewältigung, hat mir der Stationsarzt erklärt, und in der Regel bekämen sie immer die nächsten Angehörigen zu spüren. Durch die massive Schädigung im Gehirn seien nicht nur kognitive Leistungen wie das Gedächtnis, die Orientierung und die Konzentration beeinträchtigt, sondern auch sein ganzes Planen und Handeln. »Stellen Sie es sich einfach so vor«, sagte er: »Die zentrale Kontrolle im Gehirn ist aus dem Takt geraten.« Dadurch sei es für Henrik nicht nur schwierig, Wirklichkeit, Zeit und Raum einzuordnen, sondern auch empathisch dem Gefühlszustand seiner Mitmenschen zu folgen. Diese charakterlichen Veränderungen seien rein organisch, also krankheitsbedingt und daher, wenn ich dazu in der Lage wäre, gewissermaßen als »Nebenwirkungen« zu entschuldigen.

Das ist leichter gesagt als getan. Denn es tut weh. Die Beschimpfungen nicht so sehr wie die Tatsache, dass Henrik alles, was von mir ausgeht, als böse ansieht. In dem Film, der in seinem privaten Kino läuft, bin ich die Personifizierung des Bösen, die alles Übel in sich trägt.

Ich erinnere mich noch gut. Zwei Jahre vor meinem Hirnschlag habe ich das Stadium vollkommener Zufriedenheit erreicht. Das war an Silvester, wir standen bei einer Party vor der offenen Terrassentür, und da fragte mich Barbara: »Was wünschst du dir für das neue Jahr?« Und ich sagte ihr: »Ich wäre schon heilfroh, wenn alles so bleibt wie es ist.« Wir waren zu dem Zeitpunkt ohne erkennbare Störungen verheiratet, wir hatten drei wunderbare Kinder, unsere Freizeitorientierungen, Immobilien, eine Moto Guzzi, ein Cabrio, ein Segelboot, einen großen Freundeskreis, zwei bis drei Urlaube im Jahr, und einschließlich Fischbesteck konnten wir für zwölf Personen echtes Silber auflegen – es gab für mich also keinen Grund, nach mehr zu streben. Barbara fand diesen Gedanken schrecklich, Stillstand ist für sie eine Zumutung, sie will immer mehr. Und jetzt haben wir den Salat. Das heißt, ich habe den Salat. Sie kann ja weiter laufen und herumspringen, wie sie will.

Der Mercedes lässt Henrik keine Ruhe. Immer wieder fängt er davon an. Das letzte Mal, als ich mit Maxi bei ihm war. Der Wagen müsse zur Inspektion, poltert er, und das Saisonkennzeichen müsse schnellstmöglich aktiviert werden.

»Das geht alles nicht so schnell«, antworte ich.

Die Antwort ist eine Drohung: »Dann werde ich deine

ewigen Widerstände ignorieren und mir doch einen Porsche kaufen.«

»Jetzt?«

»Natürlich jetzt. Weil ich ihn im Sommer für einen längeren Zeitraum brauchen werde.«

»Und wozu, wenn ich fragen darf?«

»Ich werde an die Côte d'Azur fahren.«

»Aha. Und mit wem?«

»Mit dieser bezaubernden finnischen Krankenschwester. So wie ich es mit Andi geplant hatte. Sie eruiert gerade in ihrem Freundeskreis, ob auch noch eine passende Kollegin darunter ist. Wir werden uns von Nizza aus ganz langsam und gemütlich bis nach Marseille durchschlagen, ich bin ja momentan nicht der Schnellste.«

Andi ist ein alter Schulfreund von ihm, er ist tragischerweise zwei Wochen vor Henriks Schlaganfall an einem Herzinfarkt gestorben. Finnische Schwestern habe ich hier noch keine kennengelernt, aber wer weiß. Vielleicht die nette, zierliche mit dem dünnen Pferdeschwanz, die hat so einen nordischen Akzent. »Nein, die ist Isländerin«, korrigiert Henrik. Von Andis Frau erfahre ich später am Abend, dass sich ihr verstorbener Mann und Henrik wohl vor Jahrzehnten zum Abi ein Versprechen gegeben hätten, in dem es irgendwie um eine Motorradtour an der Côte d'Azur gegangen sei, die sie machen wollten, wenn sie in Rente gehen würden. Von finnischen Krankenschwestern wüsste sie jedoch leider auch nichts.

»Ich fürchte, fürs Autofahren wirst du im Sommer noch nicht fit genug sein«, sage ich vorsichtig. »Du musst noch ein bisschen Geduld haben.«

»Geduld, Geduld. Das höre ich hier ständig.«

Dann wendet er sich an Maxi, der sich das ganze

Gespräch kopfschüttelnd angehört hat, und nicht weiß, ob er lachen oder sich wachzwicken soll.

»Kannst du mir nicht später bei Edeka ein bisschen Geduld mitbringen?«

Jetzt muss Maxi doch lachen.

»Und wo soll ich die finden, Papi?«

»Gleich links neben dem Gemüse.«

Und dann müssen wir alle lachen. Maxi prustet irgendwas wie »gut & günstig«, und Henrik sagt: »Geld spielt keine Rolle.«

Ich weiß bis heute nicht, ob er das mit Edeka ernst meinte oder nicht. Ob sein Sarkasmus in dem Moment zugeschlagen hat oder er wieder in seiner Welt war, in der es neben finnischen Krankenschwestern eben auch Geduld im Gemüseregal gibt. Vermutlich liegt die Antwort irgendwo dazwischen. Und vermutlich werde ich mich in Zukunft wohl an das »irgendwo dazwischen« gewöhnen müssen.

Im Juli hebt sich Henriks Laune schlagartig, denn der Himmel schickt ein Geschenk: Peter, einen neuen Bettnachbarn. Peter ist ein Unternehmer aus Kiel, gleiches Alter, gleiches Schicksal: Schlaganfall. Es ist Liebe auf den ersten Blick. Unter anderem auch deswegen, weil Peter immer eine Schachtel Marlboro auf seinem Nachttisch liegen hat. Das Wichtigste ist jedoch, dass er für Henrik ein Gesprächspartner auf Augenhöhe ist. Politisch interessiert, unternehmerisch denkend, Hobby-Önologe und mindestens genauso sarkastisch wie er. Da beide ans Bett gefesselt sind und nur mithilfe von Pflegern oder Besuchern aufstehen können, bleibt ihnen viel Zeit für angeregte Unterhaltungen – hauptsächlich über Wein, den desolaten Zustand der FDP, die Wirtschaftspolitik der CDU und über »Dinge, die dich nichts angehen«, wie Henrik mir grinsend erklärte. Es ist herrlich. Manchmal nennt mich Henrik sogar wieder Schatzi statt Miststück, wie früher, manchmal ignoriert er mich aber auch komplett und führt stattdessen die Unterhaltung mit Peter fort, in der sogar ich noch Sachen über meinen Mann lernen kann.

Peter: »Du, ein Kommunist?«

Henrik: »Meine gesamte Studienzeit, aber nie in einer Partei.«

»Warst du nicht in einer Studentenverbindung? Ich dachte, da wird man als Kommunist ermordet?«

»Nicht als Kommunist im Geiste. Die Idee fasziniert mich bis heute.«

»Dann muss ich leider sofort das Zimmer wechseln.«

»Deine FDP, dieser Elendsverein, kann doch einpacken. Keine politischen Ideen mehr.«

»Ich brauche eine Zigarette, man kann nicht über Politik reden, ohne zu rauchen.«

»Ich hätte für mein Leben gern eine Kommunistin getroffen. Von so einer Frau träume ich heute noch. Barbara ist ja leider völlig apolitisch.«

Ich räuspere mich dezent, keine Reaktion.

»Vergiss es, mein Lieber«, sagt Peter. »Mit einer Kommunistin hast du nur Scherereien.«

Und Henrik antwortet: »Eben darum. Mit der kann man sich wunderbar streiten, dass die Fetzen fliegen.«

Ein anderes Mal erwische ich die beiden dabei, wie sie einen Brief verfassen. Sie haben eine Schwester zum Mitschreiben genötigt und diktieren stereo: »Sehr geehrter Herr Kubicki …«

»Was wird das denn?«, frage ich Henrik, der sich weigert, mir den Zettel zu zeigen. »Das wird eine E-Mail an den Fraktionsvorsitzenden des FDP-Landesverbands Schleswig-Holstein, in dem ich ihm meine Dienste anbieten werde. Sie ist aber erst halb fertig, das dauert noch. Sie muss so gut werden, dass der sich nach dem Lesen an seinem Schreibtisch begeistert umdreht und sagt: ›Was haben wir doch für Talente im Land!‹«

Von ihren beiden Krankenbetten aus haben Henrik und Peter, wie sich herausstellt, einen Masterplan geschmiedet, wie man den »Elendsverein« wieder reaktivieren und von Grund auf neu aufstellen könne – natürlich mit neuem politischen Personal, da stünden ja momentan alle Türen offen. Henriks persönliche Besetzungsvorstellungen schwanken je nach Tagesverfassung zwischen Ortsvorsitzender und Bundespräsident.

»Warum bewirbst du dich nicht erst mal bei Frau Suding in Hamburg?«, frage ich.

Peter bekommt bei dem bloßen Gedanken einen spontanen Hustenanfall.

»Brauchst du eine Zigarette?«, fragt Henrik besorgt.

Ich bringe ihm ein Glas Wasser.

»Du meinst diese Wachsfigur?« Henrik sieht mich empört an. »Die seit Jahren mit dem immer gleichen Gesichtsausdruck von den Plakaten lächelt?«

Peter hat sich wieder erholt und pflichtet Henrik mit gebrochener Stimme bei: »Die ist ein Fisch, den man nicht greifen kann.«

Henrik hat sich längst wieder von mir abgewandt und sich zu seinem Freund Peter gedreht. Seit ich die Betten so umgestellt habe, dass sich Henrik leicht nach links drehen muss, um Peter zu sehen, ist der Neglect deutlich

65

besser geworden. »Ich weiß bei der nie, ob das schon ihre Totenmaske ist oder die Figur, die für Madame Tussauds vorgesehen ist.« Und dann grinsen beide zufrieden.

Im Grunde ist jeder, der mit ihnen zusammen in einem Raum ist, überflüssig, denn sie sind auf so erstaunlich gleicher Wellenlänge, dass man fast nur das Schicksal dahinter vermuten kann. Wenn sie nicht über Politik oder ihre optimierungsbedürftigen Frauen reden, schmieden sie unternehmerische Pläne und waghalsige Geschäftsideen. Zuerst versuchte Henrik, Peter von der Marktnische »standardmäßige Cockpittüren für Segelboote« zu überzeugen – wasserdicht, schwenkbar, simpel in der Handhabung, stabil und in den Maßen variabel. Henrik war Feuer und Flamme. Da Peter aber kein Segler ist, hielt sich dessen Begeisterung in Grenzen. Im Moment diskutieren sie über die internationalen Marktchancen rund ums Krankenklo. Sie sind beide zu dem Schluss gekommen, dass die handelsüblichen Bettpfannen, wie sie auch in Eilbek für bettlägerige Patienten verwendet werden, nicht nur suboptimal, sondern unzumutbar seien: »eiskalt und unbequem bis zur Schmerzgrenze«. Ihr innovatives Gegenprodukt ist organisch designed, aus Silikon und passt sich den körperlichen Gegebenheiten sowie der Temperatur an. »Eine absolute Marktlücke!« Henrik ist begeistert und sinniert bereits über mögliche Produktnamen, Peter eruiert inzwischen bundesweite Vertriebswege.

»Bundesweit?« Henrik ist entsetzt. »Das ist ein riesiger Markt, da muss man global denken.«

»Erst mal fangen wir in Norddeutschland an.«

»Think big, Peter.«

»Ich denke erst mal an den ersten Schritt, und der fängt unter unseren beiden Hintern an.«

»Wenn ich an ein Krankenklo denke, will ich, dass kein Bettlägeriger auf der ganzen Welt auf irgendein anderes Produkt scheißt als auf unseres. Das ist mein Maßstab.«

Peter ist erst mal sprachlos. Dann grinst er.

»Klein anfangen ist nicht so dein Ding, wie?«

»Noch nie gewesen.«

Die Freundschaft der beiden rührt mich bis ins Mark. Ich hoffe nur, dass Peter Henrik in Eilbek noch länger erhalten bleibt. Die Fortschritte, die er macht, sind jedoch erkennbar größer und schneller als Henriks, sodass die Hoffnung recht schnell schwindet. Nach vier Wochen kann Peter bereits alleine erste Schritte gehen, und auch wenn Henrik von seinem Bett aus gemeinsam mit seinem Freund jubelt und sich ehrlich für ihn freut, ahne ich, wie sehr ihm die eigene Langsamkeit zusetzt. Zwar versichern ihm die Ärzte ständig, dass seine Fortschritte bereits bei Weitem ihre Erwartungen übertroffen hätten, doch über die Dauer seines Rehaaufenthalts können sie uns immer noch keine Auskunft geben. Henrik nimmt diese Ungewissheit mal ungerührt zur Kenntnis (oder schlicht nicht wahr), andere Male schlägt sie in Wut um.

Ich empfinde es als sehr unvornehm, dass mir keiner dieser Herrschaften ein geschlossenes Zielbild, einen klaren Therapie- oder Zeitplan präsentieren kann. Einer Ärztin habe ich zu Beginn meines Aufenthalts hier mal meine ganzen Ziele dargelegt, was ich also alles in der nächsten Zeit so vorhabe – Autofahren, Motorradfahren, Rennradfahren und so weiter, da sagte sie: »Mein lieber Herr Wentzel, Sie nehmen sich zu viel vor, das schaffen Sie nicht.« Der habe ich geantwortet: »Das lassen Sie mal meine Sorge sein. Was ich anfange, bringe ich auch zu Ende. Wenn Sie mir nicht glauben, dass ich wieder Auto fahren kann, werde ich Ihnen in ein paar Wochen ein Bild zuschicken: Ich in meinem Mercedes Cabrio, umgeben von drei Blondinen.« Drei Wochen später habe ich ihr das Foto geschickt, das ist bei Barbara im Handy gespeichert. Zusammen mit der SMS der Ärztin: ›Applaus, Applaus!‹ Als ich das erste Mal wieder ein paar Runden gedreht habe, war das natürlich enorm ungewohnt, da kam zum ersten Mal Geschwindigkeit in meinen Körper, ich bin ja sonst sehr langsam geworden. Aber der Mercedes hat zum Glück Automatikschaltung. Wo ich die Blondinen herhabe? Keine Ahnung, die kommen hier immer irgendwie an.

»Woher kommt eigentlich diese Fixierung auf Blondinen?«, fragt ihn Klara, als er mich beim Wochenendbesuch zur Herausgabe irgendeines absurden Blondinenfotos nötigen will, das ich nicht kenne. Henrik behauptet, ich hätte es hinterrücks von meinem Handy gelöscht. »Blondinen gefallen mir einfach«, antwortet er. »Damit habe ich immer schon weniger Scherereien gehabt. Eine gut gelungene Blondine schafft Kraft für zehn neue Projekte. Leider habe ich bei deiner Mutter da zielsicher danebengegriffen.« Klara lacht, Luki rollt mit den Augen und Maxi murmelt irgendwas von »der meint es nicht so, Mami«. Ich weiß, ehrlich gesagt, inzwischen überhaupt nicht mehr, was er wie meint und was nicht. Will er mich auf den Arm nehmen? Aus der Reserve locken? Oder meint er unterbewusst wirklich, was er da sagt?

Früher wusste ich immer, woran ich bei Henrik war.

Ich konnte anhand eines Blickes sehen, ob er mich provozieren will, ob es ernst wird, wann ihm etwas wichtig ist oder nicht. Jetzt ist alles ein Rätsel. Wie so oft in letzter Zeit weigere ich mich, darüber zu grübeln und wechsle das Thema. Anfang September steht nämlich nicht nur die nächste Rehastufe, sondern damit auch die Verlegung in eine neue Rehaklinik an. Die Ärzte haben uns zu einem Rehazentrum auf dem Gelände des Hamburger Uniklinikums geraten. Der Hauptgrund, den sie anführten, war: Erreichbarkeit. Doodle gilt in ihren Augen bereits als anerkanntes Heilmittel – »vielleicht demnächst verordnungsfähig«, scherzte der Chefarzt. Doch solange es so wundervolle, engagierte Freunde wie unsere nicht auf Rezept gebe, sehe er da schwarz. Eine derartige Besuchsloyalität über einen so langen Zeitraum habe er noch nie erlebt. Ich musste schlucken. Ich weiß, dass diese Freunde einzigartig sind. Wann immer ich meine Dankbarkeit äußere, bekomme ich als Antwort: »Ihr würdet dasselbe auch für uns tun«. Und ich bekomme jedes Mal eine Gänsehaut. Um ihr Engagement nicht noch stärker mit langen Anfahrtswegen zu strapazieren, willigen wir in den Vorschlag sofort ein. Zwei Wochen vor Henriks Verlegung zieht auch Peter um – ins Rehazentrum Bad Soltau. Der Abschied fällt beiden schwer, aber sie versichern sich, in Kontakt zu bleiben – allein schon, um die E-Mail an Herrn Kubicki fertig zu formulieren.

Im neuen Rehazentrum gibt es für Henrik ein neues Ziel, und das heißt: Punkte sammeln. Schafft er es, im von der Krankenkasse vorgegebenen Zeitrahmen von 12 bis 16 Wochen 35 Punkte zu sammeln, kann er in die nächste stationäre Rehastufe vorrücken. Die Punkte bemessen sich an seinen motorischen Fähigkeiten »des alltäglichen Lebens« und werden nach dem sogenannten Barthel-Index vergeben. Dahinter steckt ein Bewertungsverfahren, das Henriks Maß an Selbstständigkeit beziehungsweise Pflegebedürftigkeit systematisch erfassen soll. Für verschiedene Fähigkeiten wie Essen, An- und Ausziehen oder Treppensteigen werden in Fünferschritten Punkte verteilt, 0 Punkte bedeutet so viel wie »da geht gar nichts«, 10 bis 15 Punkte »benötigt keine Hilfe«. Für Rehastufe D benötigt Henrik einen Barthel-Index von mindestens 70, momentan hat er sich eher bei 40 eingependelt. Das makabre System hinter diesem Punkte-Bingo ist: Nur wer ausreichend und schnell genug Fortschritte macht, gibt Hoffnung für weitere Fortschritte, und nur für diese Fälle lohnen sich die Ausgaben für einen weiteren stationären Rehaaufenthalt. Schafft Henrik bis November die 70er-Marke nicht, wird er entlassen. Die wenig erbaulichen Vorschläge der Ärzte für diesen Fall sind: Pflegeheim oder, wenn wir das irgendwie hinkriegen, Pflege zu Hause.

Henriks Programm für diese Woche ist: zehn Tennisbälle hintereinander in einen Eimer zu werfen. Damit soll die Motorik und Zielgenauigkeit geschult werden. Ich habe ihm einen Tageskalender bereitgelegt, in dem er selbst Protokoll über seine Zielvorgaben führen kann – in der Hoffnung, dass ihn das zusätzlich anspornt.

Doch Tennisbälle und Index-Punkte sollen nicht unsere einzige Sorge bleiben. Im Oktober schlägt unser Freund Thomas, ein Dermatologe, der Henrik mit seiner Frau Daisy regelmäßig besucht, Alarm: Die Narbe von Henriks eingesetztem Schädelknochen gefalle ihm gar nicht. Sie nässe und sei entzündet. Bei genauerer Untersuchung stellen die Ärzte zu allem Unglück auch noch fest, dass der Knochen bröselt. Kurz: Henriks eingesetzter Deckel löst sich quasi von selbst auf. Ende Oktober geht es also wieder zurück in die Klinik, um den Schädeldeckel ein zweites Mal abzunehmen. Diesmal soll die Öffnung mit Titan aus der Schweiz verschlossen werden, die Messungen für den 3D-Print der Sonderanfertigung werden praktischerweise bei der OP gleich mit vorgenommen.

Henrik hat ziemlichen Respekt vor dem erneuten Eingriff, auch wenn uns alle davon zu überzeugen versuchen, dass er neurologisch gesehen »völlig harmlos« sei. Seine Wut ist kompletter Niedergeschlagenheit gewichen – und ich stelle mit Schrecken fest, dass ich ihn im Zweifel dann doch lieber wütend hätte. Zu seinem ohnehin schon beeindruckenden Medikamentencocktail (neun verschiedene Tabletten gegen Herzrhythmus-, Durchblutungs-, Schilddrüsenfunktions- und ich weiß nicht was noch für Störungen) erhält er inzwischen auch Antidepressiva, die ihn, wie ich finde, ganz schön ermatten.

Zum Glück übersteht er den Eingriff gut und darf bereits nach einer Woche wieder zurück ins Rehazentrum – mit einem Stück Knochen weniger, dafür wieder einem Loch mehr im Kopf. Erst in zwei bis drei Monaten, so die Prognose der Ärzte, könne man den neuen Titandeckel einsetzen. Die fünfte OP in neun Monaten. Henrik wird diesen Winter also komplett mit Skihelm verbringen müssen. Wie soll ich ihm das beibringen? Gehe zurück auf Los und ziehe keine 200 Euro ein?

Um Kraft zu tanken, melde ich mich in den Herbstferien selbst in einer Kurklinik an. Fünf Tage gesundes Essen, Sport, Gesprächstherapie, Achtsamkeitstraining und hoffentlich ein bisschen Erholung. Aus Letzterem wird leider nichts, da ich die ganze Woche durchheule, aber seltsamerweise fühle ich mich hinterher trotzdem besser und gewappnet für die nächsten Sorgen.

Henriks Therapieeinheiten gehen inzwischen nahtlos weiter, doch die Fortschritte kommen diesmal langsamer als erwartet. Die Ärzte versuchen daher, mich vorsichtig auf Plan B vorzubereiten: die Heimkehr nach Hause. Henrik wird es nicht in die stationäre Rehastufe D schaffen, ihm fehlen zwanzig Punkte. Aller Voraussicht nach wird er Ende des Jahres entlassen werden. Es ist das erste Mal, dass ich von den Ärzten, die uns auf dieser unfreiwilligen Reise bisher begleitet haben, überhaupt so etwas wie einen Ausblick oder eine Prognose erhalte – wenn auch eine ziemlich niederschmetternde. Ich hatte zwar stets den Eindruck, dass Henrik medizinisch bestens versorgt wird, doch wann immer es darum ging, positive Ausblicke zu geben, Ideen oder Konzepte zu entwickeln, wie es weitergehen kann, bin ich auf eine Wand der Zurückhaltung gestoßen. Zum Glück sind die meisten Therapeuten diesbezüglich aufgeschlossener. Von ihnen erhalte ich oft gute Anregungen – allerdings nur, wenn ich sie genügend piesacke, Termine und Beratungsgespräche einfordere.

»An Weihnachten haben Sie ihn wieder«, sagt Anfang November eine von Henriks Lieblingsschwestern zu mir. Der offizielle Entlassungstermin steht jetzt fest: der 23. Dezember. Meine Gefühlswelt schwankt zwischen Vorfreude und Panik. Endlich ist er wieder zu Hause. Aber wie soll das gehen? Zwei schulpflichtige Kinder (Klara macht in Budapest ein Vorbereitungsjahr fürs Medizinstudium), ein Vollzeitjob, und noch dazu einer mit vielen Geschäftsreisen, und ein halbseitig gelähmter, in seinem Wesen deutlich veränderter Mann, der eine 24-Stunden-Pflege braucht? Von Freunden erhalte ich viele Adressen von ambulanten Pflegediensten im In- und Ausland (Osteuropa), von der Rehaklinik den Hinweis, mir eine Pflegeberatung zu suchen und einen Haufen Broschüren – unter anderem mit Pflegeheimen in und um Hamburg. Allein die Bilder reichen, um zu wissen, was ich ohnehin schon weiß: Es geht nicht. Lange Flure, grauer Linoleumboden, lindgrüne Wände mit gerahmten Kinderzeichnungen, dazu ein Altersdurchschnitt von fünfundachtzig plus.

Mit einer Freundin sehe ich mir noch eine Wohngruppe für Schlaganfallpatienten an, die eine Hamburger Stiftung anbietet. Die Idee ist toll und klingt nach einer machbaren Lösung, die Wirklichkeit ist leider ernüchternd. Zwar wird die Einrichtung ausdrücklich für »jüngere« Patienten angeboten, sie ist aber an ein Altenheim angegliedert, und die Atmosphäre ist dementsprechend: sauber und zweckorientiert. Ich versuche mir Henrik dort vorzustellen. Zwischen Resopalmöbeln und abwaschbarem Sofa. Henrik, dem eine schöne, geschmackvolle Altbauwohnung wichtiger ist als jeder Urlaub. Ich sehe ihn nicht beim Frühstück an der Wachstischdecke sitzen und sich mit der netten, ins Leere starrenden Exbuchhalterin unterhalten, die er beim ersten verbalen Schlagabtausch in Grund und Boden argumentieren wird. Ich sehe ihn überhaupt nirgendwo in diesem Haus. Ich könnte heulen. Die Mitarbeiter sind wirklich reizend, aber ich zittere am ganzen Körper und bringe nichts anderes heraus als ein leises »Ich kann das nicht«. Ich kann Henrik nicht hier absetzen und ihm sagen: »Schatzi, ab jetzt wohnst du hier.« Es muss anders gehen. Bei uns. Zu Hause.

Die Heimkehr

Sechs Wochen. Der Countdown läuft. Ich brauche eine Pflegekraft, einen Rollstuhl, einen Treppenlift für die Stufen bis zu unserer Wohnung, ein Pflegebett, einen mobilen Toilettenstuhl, Stütz- und Haltegriffe – und irgendein Gerät, mit dem ich Henrik in die Badewanne zum Duschen bekomme. Die Frage ist nur: Wer zahlt das alles? Das Sanitätshaus hat mir bereits erste Kostenvoranschläge geschickt:

Elektrorollstuhl MC Basic (heißt wirklich so): 4808 Euro

Höhenverstellbares Bett, Modell Livorno: 2325 Euro

Treppensteighilfe Scalamobil: 5272,59 Euro

Duschtoilettenrollstuhl Levina: 550 Euro

Urinflasche für Männer glasklar (wie sieht das Modell für Frauen aus?): 4,81 Euro

Urinflaschenhalter Russka Standard: 14,73 Euro

Schwenkstützgriff Drive: 255 Euro

Schwenkbarer Badewannensitz Bano: 198 Euro

Inkontinenzmaterial: 58 Euro

Plus Mehrwertsteuer.

Die naive Annahme, es reiche, dreißig Jahre in eine Kranken- und Pflegeversicherung eingezahlt zu haben, stellt sich schnell als Irrglaube heraus. Die Versicherung schikt mir eine freundliche Absage. Erst, wenn der Medizinische Dienst die Pflegebedürftigkeit »im Rahmen der Begutachtung im häuslichen Bereich« bestätigt habe, würden Hilfsmittel erstattet. Sollte ich die Hilfsmittel bereits vor der Begutachtung beziehen wollen, sei dies nur auf eigene Kosten möglich. »Wir klären dann rückwirkend, ob eine Kostenübernahme möglich ist.« Mit anderen Worten: Ich soll 14 000 Euro aus dem Ärmel schütteln und hinterher hoffen, dass mir vielleicht ein Teil davon erstattet wird. Außerdem werde ich in dem Schreiben darauf hingewiesen, dass das Sanitätshaus, das ich gewählt habe, kein Vertragspartner der Versicherung sei, und erhalte einen neuen Kontakt.

Um genau das Chaos, in dem ich jetzt stecke, zu verhindern, hatte ich – wie ich dachte, in weiser Voraussicht – bereits im Sommer einen Termin bei der Pflegeberatungsstelle der Krankenversicherung und dem Verein »Barrierefrei Leben« vereinbart. Mit deren Hilfe hatte ich eine Liste der nötigen baulichen Anpassungen und erforderlichen Hilfsmittel erstellt, von den Ärzten die nötigen Rezepte angefordert, von den Schwestern ein detailliertes Pflegeprotokoll, vom Sanitätshaus die Kostenvoranschläge, und von besagtem Medizinischen Dienst einen Gutachtertermin zur Feststellung der Pflegebedürftigkeit. Dort wurde ich jedoch vertröstet, ich solle mich gedulden, bis mein Mann aus der Reha entlassen würde. Im Grunde hat mich das alles keinen Schritt weitergebracht.

Ich rufe bei der Versicherung an. Vielleicht sitzt dort am anderen Ende der Leitung ein Mensch.

»Hören Sie, ich weiß, Sie haben einen undankbaren Job«, versuche ich einzulenken.

»Wie bitte?«

»Ich brauche diese Hilfsmittel. Mein Mann ist halbseitig gelähmt und rund um die Uhr pflegebedürftig.«

»Das mag ja sein, aber prinzipiell kann das jeder behaupten. Wir sind im Rahmen der gesetzlichen Gegebenheiten verpflichtet ...«

»Aber das Pflegeprotokoll der Rehaklinik ist doch ziemlich eindeutig.«

»Wir können die Pflegebedürftigkeit erst feststellen, wenn ein Gutachter vor Ort im häuslichen Bereich war.«

»Den Gutachtertermin habe ich bereits vor sechs Monaten beantragt.«

»Solange Ihr Mann noch nicht in seinem künftigen Domizil, in Ihrem Fall also zu Hause ist, kann der Gutachter nicht kommen.«

»Können Sie mir sagen, wie er ohne Rollstuhl und Treppenlift in sein künftiges Domizil kommen soll? Schweben?«

»Nein, das kann ich nicht. Tut mir leid.«

»Was soll ich denn jetzt tun?«

»Bitte wenden Sie sich an unsere Pflegeberatung.«

»Da war ich schon.«

Gerade will ich auflegen, da höre ich ein sanftes »Frau Wentzel ...?« Ich schöpfe Hoffnung. Er hat doch noch einen Rest Mitgefühl, dieser Mensch.

»Haben Sie den Gutachtertermin tatsächlich schon vor sechs Monaten beantragt?«

»Ja.«

Mein Herz klopft vor Aufregung. Ich werde ihm ein paar Blumen schicken. Oder Pralinen. Ach was, eine Flasche Wein. Darf man das? Oder ist das Bestechung?

»Dann muss ich Ihnen leider mitteilen, dass der Antrag bereits abgelaufen ist. Zwischen Antragstellung und

Wahrnehmung des Gutachtertermins dürfen nicht mehr als sechs Monate liegen.«

Irgendjemand hat mir mal diesen blöden Spruch geschickt: ›Wenn du denkst, es geht nicht mehr, löffle das Nutella leer.‹ Mein Nutellaglas ist in diesen Tagen die Mitarbeiterin der Pflegeberatung Compass. Sie ist ein Goldschatz. Und sie ist letztendlich auch diejenige, die herausfindet, dass es doch noch eine Möglichkeit gibt, die mir die Versicherung verschwiegen hat: einen Eilantrag zur Pflegebedürftigkeit auf Basis der Aktenlage. Die Rehaklinik leitet jetzt netterweise alles in die Wege. In der Zwischenzeit erhalte ich Besuch eines Außendienstmitarbeiters des Sanitätshauses, mit dem die Versicherung kooperiert: ein junger Mann mit kleinen Goldohrringen, der sich vermutlich nur deswegen eine Jeans zu diesem Termin angezogen hat, damit er sich bei all den Sprüchen, die er pro Minute raushaut, oft genug auf die Schenkel klopfen kann. Der erste: »So, dann dürfen Sie jetzt mal hemmungslos shoppen gehen.« Dabei grinst er und zieht den Sanitätsbedarfskatalog aus einer fettigen Aktentasche. Der zweite (bei der Auswahl des Rollstuhls): »Hier haben wir ein ganz schickes Modell mit 24 PS. Da kann Ihr Mann richtig Gas geben.« Als er beim Ausfüllen des Formulars fragt, welche Kreditkarte wir denn glühen lassen wollten, meine oder die meines Mannes, bin ich kurz davor, ihn rauszuschmeißen. Aber die Vernunft bewahrt mich davor. Leider ist der Mann bei allen Fragen, die ich an ihn habe, weniger redefreudig. Zu den einzelnen Hilfsmitteln kann er mir weder die Unterschiede der einzelnen Modelle noch die genauen Kosten und die Modalitäten der Kostenübernahme der Versicherung nennen. Ich habe aber keine Kraft, mich über sein ungehobeltes Auftreten aufzuregen, übergebe ihm alle erforderlichen Rezepte und versuche, ihn so schnell wie möglich hinauszukomplimentieren.

Der Eilantrag wird zum Glück bewilligt und damit einhergehend ein Pflegebett in der Standardausführung sowie ein Standardtoilettenstuhl. Allerdings erst, nachdem ich alle erforderlichen Rezepte ein zweites Mal eingeholt habe, da der Sprücheklopfer keines davon weitergeleitet hat und vermutlich alle in den Untiefen seines speckigen Koffers verschwunden sind. Der Elektrorollstuhl wird prinzipiell abgelehnt, da er nicht im Tarif enthalten sei, ein Alternativrollstuhl und der Treppenlift bedürften erst der Zustimmung des Gutachters, der mir immerhin trotz abgelaufener Frist den letztmöglichen Termin des Jahres zusagt: am 24. Dezember um 10:30 Uhr. Was für ein Weihnachtsgeschenk.

Zusammen mit der Bewilligung erhalte ich auch Post von dem Sanitätshaus: »Sehr geehrter Herr Wentzel«, lese ich, und dann bleibt mir das Herz stehen. »... Bonitätsauskunft der Schutzgemeinschaft für allgemeine Kreditsicherung ...«, »... müssen wir Ihnen leider mitteilen ...«, »... mangels Sicherheiten ...«, »... nur auf Vorkasse ...«, »... ansonsten keine Auslieferung der Hilfsmittel erfolgen kann.« Ich fasse es nicht. Dieser Mistkerl hat ohne Vorwarnung und ohne mein Wissen eine Schufa-Auskunft über Henriks Einkommensverhältnisse eingeholt, und natürlich hat Henrik als Selbstständiger ohne Berufsunfähigkeitsversicherung seit neun Monaten kein Einkommen. Was für eine Unverschämtheit. Ich werde diesem jämmerlichen Witzbold beim nächsten Besuch jeden Ohrring einzeln von seinen mickrigen Ohrläppchen reißen. Ich werde ihn ... nein, es wird kein nächstes Mal geben. Ich werde der Versicherung schreiben. Jetzt sofort. Ich werde mich weigern, mit diesem Sanitätshaus weiterzuarbeiten. Mögen sie kooperieren, mit wem sie wollen. Ich kooperiere nicht mehr.

Vorher aber rufe ich noch beim Sanitätshaus an, irgendein Ventil brauche ich, um meine Wut abzulassen. Leider bekommt eine völlig unschuldige Mitarbeiterin meine Schimpforgie ab, denn der Außendienstmitarbeiter sei gerade nicht zu sprechen, aber auf so was kann ich in diesem Moment keine Rücksicht nehmen. Ich tobe. Und lasse mich erst wieder beruhigen, als mich Freunde abends ins Kino entführen: *Nachtzug nach Lissabon*. Erdet zwar nicht, hilft aber. Und als wäre für heute nicht schon genug passiert, bringt der Abend dann noch eine positive Überraschung: Die Freundin einer Freundin leiht mir über die Weihnachtsfeiertage einen Rollstuhl. Er gehört ihrer kranken Tochter, die nun wieder laufen kann, erklärt sie mir am Telefon. Vermutlich sei er etwas schmal für meinen Mann, aber vielleicht helfe es ja für den Anfang. Ich weiß vor lauter Rührung nicht, was ich sagen soll, zu viele Emotionen für einen Tag. Da ist nur noch ein Knoten im Hals. Und ein gebrochenes »Dankeschön«.

Am nächsten Tag habe ich mich so weit beruhigt, dass ich in der Lage bin, eine halbwegs sachliche Mail an die Versicherung zu schreiben. Natürlich wird sie nicht wirklich sachlich.

Betreff: Hilfsmittel-Bewilligung für Henrik Wentzel

Sehr geehrte Damen und Herren,
vielen Dank für Ihre Bewilligung für ein Pflegebett
und einen Toilettenstuhl.
In der Zwischenzeit habe ich dank nachbarschaft-
licher Hilfe einen Rollstuhl als Leihgabe für die
Feiertage organisieren können. Wie ich meinen
Mann jedoch in diesem Rollstuhl in unsere Wohnung bringe, ist mir ein Rätsel. Wir wohnen im
Hochparterre eines Mehrfamilienhauses mit 4 mal
je 4 Stufen bis zum Eingang. Deshalb hat mir sowohl der Berater von Barrierefrei Leben e. V. als
auch Ihr kooperierendes Sanitätshaus die Treppensteighilfe Scalamobil als einzig machbare Lösung
nahegelegt.
Es ist für Sie sicher nicht leicht, Zusagen zu erteilen,
da Sie diese schwere und traurige Situation nicht
persönlich einschätzen können: Mein Mann ist
halbseitig gelähmt, 1,78 Meter groß und wiegt
70 Kilo. Ich selbst bin 1,60 Meter groß und wiege
zwanzig Kilo weniger. Das Überwinden der Stufen
mit dem Rollstuhl ist für uns so gut wie unmöglich
und auch gefährlich, da meinem Mann die rechte
Schädeldecke bei der letzten Kopfoperation entfernt
wurde. Somit werde ich mit ihm die Wohnung nicht
verlassen können. Er hatte sich so sehr gewünscht,
am 24. Dezember zum weihnachtlichen Gottesdienst gehen zu können. Am 27. Dezember habe ich
einen Termin bei dem niedergelassenen Neurologen,
um die weiterführenden Therapien zu besprechen.
Beide Termine kann ich so nicht wahrnehmen.

Deshalb möchte ich Sie bitten, auch das Treppensteigegerät zu bewilligen und uns in dieser schwierigen Lage zu helfen.
Mit freundlichen Grüßen
Barbara Wentzel

Die Antwort der Versicherung kommt prompt am nächsten Tag: Nein. Zusammen mit dem Hinweis, dass dies quasi in meinem eigenen Interesse geschehe: »Beachten Sie bitte, dass wesentlich höhere Beiträge erforderlich wären, wenn jegliche Hilfsmittel erstattet würden. Im Interesse der Kunden sind nur die am häufigsten gebrauchten Hilfsmittel zu erstatten.«

Mir bleiben noch fünf Tage bis zu Henriks Entlassung. Er bekommt den ganzen Irrsinn nur am Rande mit. Am 21. Dezember hole ich Henrik für einen Tag nach Hause, da ich wie jedes Jahr Freunde zu unserer traditionellen Punsch & Speck Feier eingeladen habe, wenn auch diesmal in etwas kleinerem Rahmen. Organisatorisch ist das zwar alles ein Irrsinn, aber ich wollte ihm und mir das Gefühl geben, dass unser Leben, wenn schon nicht normal, dann immerhin mit allen Wentzel-Traditionen weitergeht. Es wird ein schöner, aber kein ausgelassener Abend. Uns allen sitzt das Schicksal noch in den Knochen. Als uns ein Freund fragt, wie wir dieses Jahr Weihnachten verbringen würden, antwortet Henrik: »Ich gehe seit sechsundfünfzig Jahren zu diesem Gottesdienst, und das werde ich auch dieses Jahr tun. Daran wird mich auch meine Unheil stiftende Ehefrau nicht hindern.«
Zum Glück hat mein persönliches Nutellaglas auch diesmal die rettende Idee: den »Rolliservice«. Dort kann

ich ein Scalamobil leihen, bis die Versicherung endlich alles bewilligt. Außerdem beruhigt sie mich, dass jede Versicherung immer mehrere Kooperationspartner habe, ich könne die bewilligten Hilfsmittel also genauso gut bei einem anderen Sanitätsgeschäft bestellen. Das tue ich auch – und erhalte Bett samt Toilettenstuhl am Tag vor der Entlassung. Dafür teilt mir der Leihservice mit, dass an dem geliehenen Treppenlift aus versicherungstechnischen Gründen nur Rollstühle angebracht werden dürfen, die denselben Eigentümer haben wie der Treppenlift. Wir müssten den Rollstuhl also mit dazumieten und die Kosten dafür selbst tragen. Im Falle einer Kostenübernahme der Versicherung müssten wir jedoch einen Lift aus dem Lagerbestand des Hauptpartners der Versicherung nehmen – allerdings nur, wenn wir auch einen Rollstuhl aus deren Lagerbestand nehmen … Ehe ich den Verstand verliere, rufe ich die Pflegeagentur zurück, bei der ich bereits vor vier Wochen eine Pflegerin ab dem 23. Dezember gebucht habe. Sie hatte per Mail um Rückruf gebeten.

»Hallo? Barbara Wentzel hier.«

»Gut, dass sie anrufen. Elzbieta ist weg.«

»Wie weg?«

»Verschwunden.«

»Wie verschwunden?«

»Weg.«

Ich versuche, einen klaren Gedanken zu fassen.

»Aber ich habe sie doch noch letzte Woche getroffen.«

»Ja.«

»Und sie hat den Pflegevertrag unterschrieben.«

»Ja.«

»Und jetzt?«

»Weg.«

Das darf alles nicht wahr sein. Ich hatte Elzbieta bei uns zu Hause getroffen, ihr die Wohnung gezeigt, den gesamten Haushalt erklärt, einen Tagesablauf zusammengestellt, sie vorab für ein Kennenlernen zu Henrik ins Krankenhaus geschickt (»Zahlen extra, sonst nicht kommen.«), und er hatte sie für gut befunden. Alles geritzt, eingetütet, abgehakt.

»Tut mir leid, Frau Wentzel. Es gibt immer wieder schwarze Schafe unter den Pflegern. Daran werden Sie sich gewöhnen müssen.«

Mir fehlen die Worte.

»Hallo, sind Sie noch da?«, fragt die Stimme, als keine Antwort kommt.

»Was mache ich denn jetzt?«, frage ich zurück.

»Wir versuchen, Ersatz aufzutreiben. Aber zwischen den Feiertagen jemanden zu finden, wird schwierig. Vor Januar wird das wahrscheinlich nichts.«

Stille. Dann: »Frohe Weihnachten.«

»Ja. Frohe Weihnachten.«

Dann folgt ein langes Tuten.

Als ich Henrik am 23. Dezember zusammen mit den Kindern aus der Rehaklinik abhole, haben wir keinen Pfleger und keinen Treppenlift, dafür aber einen geliehenen Leichtgewicht-Rollstuhl, der hoffentlich Henriks siebzig Kilo trägt, ein Pflegebett und eine fahrende Toilette. Die Pflegeversicherung hat mir zudem eine Pflegehilfe für ein provisorisches Minutenkontingent morgens und abends zugesagt. Nach drei Stunden Telefonieren finde ich einen Dienst, der kurzfristig über die Feiertage noch Kapazitäten hat. Maxi und Luki schaffen es gemeinsam irgendwie, Henrik die Stufen nach oben zu tragen. Sie stöhnen, Henrik flucht und Klara und ich müssen lachen. Wir sind alle aufgeregt, glücklich, ein bisschen unbeholfen und ich fürchte, auch wenn es keiner zugeben würde, gleichzeitig auch irgendwie enttäuscht. Jeder von uns hat sich die Rückkehr in die eigenen vier Wände anders vorgestellt. Solange Henrik in der Klinik war, konnte man alles als vorübergehende Phase wegschieben. Jetzt soll der Ausnahmezustand Normalität werden. Aber zum Glück bleibt nicht viel Zeit zum Nachdenken. Ich zeige Henrik sein neues Zimmer, unser umgewandeltes ehemaliges Schlafzimmer, das ich am Vorabend mit Daisy zusammen dekoriert habe. Wir haben Möbel gerückt, Lampen umgestellt, Bilder aufgehängt, Fotos aufgestellt und versucht, es so heimelig und wenig wie möglich nach Pflegezimmer aussehen zu lassen. Doch Henrik nimmt scheinbar nur das neue Pflegebett und die Haltegriffe in Bad und Flur wahr. »Willst du unsere schöne Wohnung in eine Rehaklinik verwandeln?«, fährt er mich an. Luki versucht zu beschwichtigen und schiebt ihn ins sanitäts-artikelfreie Esszimmer. Ich bereite erst mal das Mittagessen vor. Dazu komme ich allerdings kaum, da unentwegt das Telefon klingelt. Alle wollen wissen, wie es Henrik zu Hause geht. Henrik hat in der Zwischenzeit auf dem Esstisch ein Feuerzeug entdeckt und damit die Tischdecke angezündet. »Papi!«, ruft Klara und löscht geistesgegenwärtig, während Henrik schimpft: »Man wird sich doch wohl noch in der eigenen Wohnung eine Zigarette anzünden dürfen.«

Der ganze Tag gleicht einem Eierlauf auf der Achterbahn. Als Henrik um 19 Uhr mithilfe des Pflegers schließlich im Bett liegt, bin ich so erschöpft, dass ich auf dem

Sofa einschlafe. Im Nachhinein war das die beste Idee überhaupt, denn es sollte der einzige Schlaf bleiben, den ich in dieser Nacht bekommen würde. Die Schwestern hatten mich zwar vorgewarnt, dass Henriks Tag-Nacht-Rhythmus infolge der Hirnschädigung erhebliche Störungen aufweise, aber ich konnte (oder wollte) mir nicht vorstellen, was das im Detail bedeutet. Ab 23 Uhr ruft Henrik im Zwei-Stunden-Rhythmus nach mir. »Barbara! Ich will fernsehen.«, »Barbara! Ist die Tageszeitung schon gekommen?« – »Nein, Henrik, die kommt nie um ein Uhr nachts.« Um drei Uhr möchte er rauchen, um fünf Uhr das Pflegebett umtauschen (»Völliger Schrott, dein Modell Livorno.«) und um sieben Uhr den ADAC anrufen. Ich weiß nicht, warum. Und ich weiß noch weniger, wie ich das die nächsten Wochen durchstehen soll. Oder Monate. Oder noch länger? Und noch dazu ohne Klaras enormer Hilfe, denn die ist nur übers Wochenende in Hamburg.

Um sieben klingelt der Pflegedienst, schimpft mich, dass ich die Einlagen nicht gewechselt hätte, und ich verschweige, dass Henrik die Hälfte des Inkontinenzmaterials in einem Wutanfall nachts um halb zwei zerpflückt hat. Um neun Uhr steht der Goldschatz der Pflegeberatung auf der Matte, um uns alle auf den Gutachtertermin einzustimmen. Ich bin ein wandelnder Zombie. »Wichtig ist«, erklärt sie uns, »dass Sie Ihren Zustand auf keinen Fall besser darstellen, als er ist. Sagen Sie ehrlich und realistisch, wobei Sie Hilfe benötigen. Keine falsche Scham, Herr Wentzel, verstehen Sie?« Henrik nickt widerwillig wie ein Schuljunge. Mit einer Stoppuhr bewaffnet geht sie gemeinsam mit uns in der Wohnung Henriks Tagesablauf durch. Zähneputzen, Rasieren, Körperpflege, Essen klein schneiden, alles wird realistisch bemessen, aufgelistet und addiert. Am Ende stehen vierhundertfünfzig Pflegeminuten auf ihrem Protokoll. »Sehr schön«, sagt sie und lächelt zufrieden. »Das sollte für Pflegestufe 3 reichen.« Höchststufe, schwerstpflegebedürftig. Im Pflegesystem bedeutet das, dass man bei der Grundpflege täglich rund um die Uhr, auch nachts, hilfebedürftig ist und zusätzlich mehrfach in der Woche Hilfe bei der hauswirtschaftlichen Versorgung bedarf. Die Therapeuten und Schwestern der Rehaklinik waren bei ihrer Einschätzung zu dem gleichen Ergebnis gekommen. »Ich bin bereit«, sagt Henrik. Und ich kurz davor, dieser Frau um den Hals zu fallen. Ich bin so dankbar, dass sie da ist.

Der Gutachter ist ein freundlicher, aber lustloser älterer Herr. Vermutlich ein pensionierter Arzt, der sich seine Rente mit solchen Gutachten nebenbei aufbessert. Er unterhält sich zwanzig Minuten mit Henrik im Esszimmer. Henrik erklärt ihm, dass er bald wieder Radfahren würde und im nächsten Winter wieder Ski fahren (»Maria Alm, kennen Sie das? Herrlich.«) Dass er selbst koche, da seine Frau eine grauenhafte Köchin sei, und dass die Hausverwaltung die Wohnung in ein Krankenhaus umzuwandeln gedenke, wogegen er als ausgebildeter Volljurist vorgehen würde. »Schlafen Sie gut?« »Ich kann nicht klagen.« Ich ergänze, dass er nachts viermal wach wird, doch der Gutachter nickt nur und sagt »das wird schon noch«. Dann inspiziert er die Wohnung. Zählt die Schritte vom Badezimmer zum Schlafzimmer, von der Küche zum Wohnzimmer. »Brauchen Sie Hilfe beim An- und Ausziehen?« »Ja«, antworte ich. »Ein bisschen«, sagt Henrik. »Beim Essen?« »Nein, ich kann wohl mit Messer und Gabel umgehen.« Ich protestiere. »Man muss es ihm klein schneiden, er kann ja nur die rechte Hand benutzen.« Der Gutachter ignoriert mich. »Zähneputzen?« »Kann ich.« Wieder schreite ich ein: »Wenn man danebensteht, ihm Zahnpasta auf die Bürste gibt und nachputzt.« Henrik blickt mich mit böse funkelnden Augen an. Ich erniedrige ihn. Ich weiß es und fühle mich miserabel. Aber was soll ich tun? Die Pflegeberaterin nickt mir aufmunternd zu. Schließlich entscheide ich, Henriks Auftritt nicht weiter zu untergraben, und bitte den Gutachter zum Schluss um ein Gespräch unter vier Augen, um Henriks Aussagen zurechtzurücken. Der Gutachter lässt mich jedoch abblitzen. Er mache diesen Job seit Jahren, er könne das alles sehr wohl einordnen, ich solle mir keine Sorgen machen. Immerhin verspricht er beim Abschied, den Eilantrag mit der größten Eile zu bearbeiten und sagt uns mit Blick auf die Stufen im Flur, dass ein Treppenlift sicher eine gute Idee sei – schon alleine um der Gefahr der sozialen Isolation entgegenzuwirken.

Henrik ist nach dem Termin in Hochstimmung, die Pflegeberaterin ist einigermaßen verzweifelt und ich so müde, dass ich gar nichts mehr fühlen kann. »Hoffen wir das Beste«, sagt der Goldschatz und wünscht uns allen frohe Weihnachten.

Mit Lukis und Maxis Hilfe bugsieren wir Henrik am Nachmittag erst ins Auto und dann in die Kirche zum Weihnachtsgottesdienst. Die Messe ist nicht anders als jedes Jahr, aber bei uns ist nichts mehr wie jedes Jahr, und so ist es kein Wunder, dass sich mitten in der Predigt bei Henrik etwas löst. Er sitzt in seinem Rollstuhl, und die Tränen tropfen in kleinen Rinnsalen unaufhörlich auf seinen Mantel. Erst lautlos, dann schluchzt er regelrecht, und das die ganzen sechzig Minuten hindurch bis zum

»Stille Nacht« des Gemeindechors. Wir trösten ihn abwechselnd, halten seine Hand, Sitznachbarn reichen Taschentücher und schauen mitleidig, und ich versuche, nicht auch noch anzufangen. »Schatzi«, sage ich leise und versuche zu ihm durchzudringen. Doch Henrik ist nicht ansprechbar.

Im Nachhinein würde ich die Zeit gern zurückdrehen. Wenn ich heute noch mal in der Notaufnahme liegen würde, würde ich den Ärzten sagen: »Lasst den Hahn mal zu, oder macht ihn lieber ganz zu, das hat keinen großen Wert.« Ich kann bis heute keine adäquate Lebensqualität entdecken und weiß auch nicht, wo die in naher Zukunft herkommen soll. Ich sitze zwar hier, aber ich habe mein Leben verloren. So ist das.

Zu Hause wartet die Bescherung und wir versuchen, uns alle so weit wie möglich zusammenzureißen. Ich mache noch schnell die Mousse au Chocolat fertig, die ich wie jedes Jahr zum Weihnachtsessen zu Annemarie und Roland mitbringe. Dieses Jahr gesellen sich noch meine Eltern aus Wien und unser Freund Pierre mit seinen Kindern dazu, es wird also eine große, nette Runde. Die Stimmung an diesen Weihnachtsabenden, die wir jedes Jahr gleich feiern, ist immer warm und schön, aber dieses Jahr fühlt sie sich noch wärmer und inniger an. Wir sind alle noch ein bisschen enger zusammengerückt, als Familie, als Freunde. Und mittendrin sitzt Henrik mit seinem schiefen Lächeln und scheint die Runde, den Wein und die Aufmerksamkeit zu genießen. Manchmal wirkt er abwesend, doch nach dem Hauptgang schlägt er mit der rechten Hand einen Löffel gegen sein Weinglas.

»Ich möchte etwas sagen«, unterbricht er uns. Und dann fängt er an: von seinen verstorbenen Eltern, von diesem furchtbaren Jahr, von seinem viel zu früh verstorbenen Freund Andi, von seinem eigenen Schicksalsschlag, von seinem einst schönen Leben, das ihm nun entglitten ist. Es wird eine herzzerreißende, traurige, verzweifelte Rede, die nicht nur ihn erneut zum Weinen bringt, sondern auch alle anderen fünfzehn Personen am Tisch. Seine Worte sind geschliffen und scharf, ich erinnere mich an kein Einziges mehr davon, nur den Tränenschleier, der alles überdeckt. Irgendwann unterbricht Roland ihn und sagt, wir sollten doch nun Weihnachten genießen. Er zumindest sei dankbar und froh, Henrik hier überhaupt lebend neben sich zu haben. Und weil ohnehin schon jeder aufgelöst ist und sich irgendwie nackt fühlt, eröffnet Pierre, der sich seit einem Jahr in einer konstanten Trennungs-Versöhnungs-Wechselphase von seiner Frau befindet, dann auch noch, dass die Trennung wohl doch endgültig sei. Nach zwanzig Jahren Ehe. Rums. Die Tränen weichen einer erhitzten Diskussion, und trotz all der Hysterie dieses Abends endet er doch noch mit vielen Umarmungen, viel Wein und guten, ehrlichen Gesprächen. Henrik knöpft sich Pierre vor und redet ihm ins Gewissen, eine so tolle Frau wie Corinna nicht aufgeben zu dürfen. Pierre wisse gar nicht, was er an ihr habe. Im Gegensatz zu dem Miststück an seiner Seite könne Henrik von so einer liebevollen Frau nur träumen.

Trotz allem Unglück fühle ich mich an diesem Abend gesegnet. Freunde zu haben, mit denen man weinen, lachen, sein Innerstes nach außen stülpen kann – wer hat das schon?

Der nächste Tag verläuft verhältnismäßig ruhig – abgesehen davon, dass Henrik zweimal den Herd andreht, nachts die Feuerwehr rufen will und den morgendlichen Pfleger nötigt, die Nummer der Hausverwaltung zu wählen, der er dann eine Androhung juristischer Konsequenzen auf den Anrufbeantworter spricht, falls sie dieses Haus wie beabsichtigt in ein Krankenhaus verwandeln würden.

Wider Erwarten finde ich sogar noch vor Neujahr Henriks Gutachten im Briefkasten. Mit Herzklopfen öffne ich den Brief, als Henrik im Wohnzimmer fernsieht. Ich will ihm die Einzelheiten ersparen.

Es sind dreizehn Seiten, ich überfliege sie im Schnelldurchlauf auf der Suche nach den entscheidenden Stellen. Bewilligt werden Physiotherapie, Ergotherapie und Logopädie. Gut. Wohnsituation: Wohnung im EG, Treppenstufen 3 + 3 + 2 + 1, enges Bad mit Badewanne. Folgende Hilfsmittel werden befürwortet: ein Standard-Pflegebett, ein Standard-Toilettenstuhl, ein Duschhocker (statt Badewannendrehstuhl). Wo ist der Rollstuhl? Ah, ganz unten: »Ein Rollstuhl zur selbstständigen Fortbewegung ist nach Erachten des Gutachters nicht nötig.« Wie bitte? Ebenso wenig eine Treppensteighilfe, »da es sich hierbei um private Bedürfnisse handelt«. Hatte er nicht von sozialer Isolation gesprochen? Ich überfliege die »psychomentalen Fähigkeiten«. Tag-Nacht-Rhythmus: »unauffällig«. Du lieber Himmel. Verkennen von gefährlichen Situationen: »nein«. Unsachgemäßer Umgang mit gefährlichen Gegenständen: »nein«. Hatte ich ihm nicht von dem kleinen Zimmerbrand erzählt? »Verbal aggressives Verhalten in Verkennung der Situation«: »nein«. Es folgt eine Auflistung des Pflegebedarfs in Minuten:

Waschen: 6 Minuten für obere und untere Körperhälfte, 4 Minuten für Hände und Gesicht.
Duschen: 15 Minuten
Zahnpflege: 6 Minuten
Kämmen: 4 Minuten
Rasieren: 5 Minuten
Darm- und Blasenentleerung (Richten der Bekleidung, Wechsel des Inkontinenzmaterials): 52 Minuten
Mundgerechte Zubereitung der Ernährung: 8 Minuten
Nahrungsaufnahme: 15 Minuten
An- und Auskleiden: 20 Minuten
Gehen (Schieben des Rollstuhls): 6 Minuten
Stehen (Transfer): 8 Minuten
Zeitlicher Pflegeaufwand der Ehefrau: 28 Minuten
(Wie kommt er darauf?)

Für jede der angegebenen Tätigkeiten braucht Henrik mindestens doppelt so lang – mit Hilfe. Summa summarum wird der Pflegebedarf für Tag und Nacht mit einhundertachtzig Minuten am Tag veranschlagt, also drei Stunden. Wie stellen die sich das vor? Soll er die restlichen einundzwanzig Stunden vor sich hin vegetieren? Er kann weder ohne Hilfe aufstehen, noch sich umlegen, noch gehen, noch essen, noch sich anziehen, noch in den Rollstuhl kommen, ganz zu schweigen vom Treppensteigen zum privaten Vergnügen. Wie soll er ohne Rollstuhl und Treppenlift zu den Therapiestunden kommen? Wie zu Arztterminen?

Henrik erhält Pflegestufe 2. Vorbehaltlich einer halbjährlichen Überprüfung mit erneuter Begutachtung. Genauso gut hätte mir der Gutachter auch einmal mit der Bettpfanne ins Gesicht schlagen können. Ich rufe die Pflegeberatung an. Der Goldschatz ist im Urlaub, die Vertretung beruhigt mich: Es gebe immer die Möglichkeit, Einspruch einzulegen.

Was ist das für ein System, in dem wir leben? Leben kann man gut, nur schwer krank sein darf man nicht. Als hätten wir mit dem Schicksal nicht schon genug zu kämpfen. Aber bitte sehr, liebe Pflegeversicherung. Wenn ihr kämpfen wollt, dann kämpfe ich. Ich werde nur ein paar härtere Bandagen brauchen.

Die Sache mit den Pflegern oder warum am Ende doch alle Wege nach Polen führen

Zuerst kommt Bogo. Wir nennen ihn so, weil sich keiner von uns seinen Namen merken kann. Laut Kurzprofil der Pflegeagentur kommt er aus Krakau, ist fünfundfünfzig, gebildet, hat zwei Jahre Berufserfahrung in der ambulanten Seniorenpflege und gute Deutschkenntnisse. Ich bin fest davon überzeugt, Bogo müsse der Himmel geschickt haben. Welcher irdische Pfleger springt sonst zwischen Weihnachten und Neujahr ein?

Am 26. Dezember wird das Himmelsgeschenk ins Haus geliefert. Sein Sohn, ein Mercedes-Gebrauchtwagenhändler, der in Hamburg lebt, hat uns zugesichert, ihn um 14 Uhr abzuliefern. Bogo würde ihn bei der Gelegenheit vorher besuchen. Ich kann unser Glück kaum fassen, denn Bogo bedeutet, dass wir doch noch mit den Kindern in unser Ferienhaus fahren und alle zusammen die letzten Tage des Jahres an der Schlei ausklingen lassen können. Mit gepackten Koffern und voll beladenem Auto warten wir drei Stunden. Unter der angegebenen Kontakttelefonnummer sagt eine polnische Computerstimme etwas, das ich nicht verstehen kann. Die Kinder fangen an zu maulen, ich zu schwitzen, und die tiefgefrorene Gans im Auto auch, als es endlich klingelt. Vor der Tür stehen zwei Männer mit einem abgewetzten Lederkoffer und einem funkelnagelneuen Mercedes. Der eine ist groß, schlank, Mitte vierzig, also eindeutig zu jung, der andere klein, dick, eher Ende sechzig, also eindeutig zu alt. Wer oder wo ist Bogo? »Das ist meine Papi«, stellt der Junge den Alten vor und ein freundliches, unfassbar rundes Mondgesicht lächelt uns an. »Der Opa soll Papi pflegen?«, ruft Maxi, und Henrik blökt aus dem Flur: »Ich hatte doch eine Frau bestellt.« Ich lege meine Hand beruhigend auf Henriks Schulter. Er sieht mich ernst an und sagt im Finanzvorstandston:

»Ich werde mich bei meiner Personalabteilung beschweren.«

»Das bin ich, Schatzi.«

»Dann sind Sie gefeuert.«

Ich gebe Bogo die Hand. Er erwidert meinen Händedruck herzlich. Zwei warme, schweißnasse Hände halten mich fest umklammert.

»Wollen wir?«

»Gern, junge Frau.«

»Und Sie sind sicher, dass Sie fünfundfünfzig sind?«

»Cel uświęca środki.«

»?«

»Ist polnisch. Ist Zweck ist heilig.«

Was soll's – wir haben eh keine Wahl, und das Schlitzohr ist mir irgendwie sympathisch. Auf meine Höflichkeitsfrage, ob er etwas trinken wolle, strahlt mich Bogo an: »Bier. Dankeschehn.« Henrik findet das eine wunderbare Idee und gesellt sich zu ihm. »Prost, gnädiger Herr«, sagt Bogo zu ihm, und Henrik gefällt sein neuer Titel sichtlich. Eine weitere Stunde später können wir endlich aufbrechen. Bogo erweist sich auf der Fahrt als wunderbarer Hobbyhistoriker, er findet mit Henrik in seinem brüchigen, aber verständlichen Deutsch sofort eine gemeinsame Ebene. Bis zum Nord-Ostsee-Kanal sind die beiden bereits vom Krakauer Aufstand bis zur Verschiebung der Ostfront galoppiert. Henrik hat Bogo trotz dessen offensichtlicher Defizite (kein Busen, keine Modelmaße, Ü50) als ebenbürtigen Gesprächspartner akzeptiert. Stolz blicke ich auf den Beifahrersitz. Henrik, mein alter Henrik, da ist er wieder. Die linke Körper- und die rechte Gehirnhälfte mögen defekt sein, der Mund schief und die Beine ungehorsam, doch sein Wissen, seine Bildung, seine Lust, sich intellektuell auseinanderzusetzen, sind voll da. Unfassbar, dieser Mann. Ich fahre das Fenster hinunter, atme erleichtert die kalte, feuchte Winterluft ein und merke, wie sich ein Knoten in der Magengrube löst. Alles wird gut werden, auch mit einem Pfleger, der seine Kartei ein bisschen frisiert hat.

Kurz vor Eckernförde fängt Bogo an zu röcheln. Er tupft sich die schweißbedeckte Stirn mit einem Stofftaschentuch ab, das er aus dem Ärmel seines weinroten Strickpullovers zaubert. Sein rundes, freundliches Gesicht hat inzwischen dieselbe Farbe angenommen. Ich drehe die Heizung runter und öffne sein Fenster. Es hilft nichts, die letzten zwanzig Kilometer röchelt Darth Vader neben Maxi auf dem Rücksitz. »Elefant hier drin«, stöhnt er und hält sich die Brust. In Gunneby angekommen, hieve ich ihn mit Maxi zusammen sofort die Treppe nach oben ins Bett im frisch renovierten Gästezimmer und ziehe ihm den durchgeschwitzten Pullover aus. Klara und Luki, die bereits vor uns angekommen sind, beobachten irritiert das Spektakel. »Und wo ist jetzt der Pfleger?«, fragt Klara. Luki zuckt mit den Schultern. Und Henrik poltert aus dem Auto: »Kann mir mal jemand hier raushelfen, ihr Taugenichtse?«

Wie sich herausstellt, hat Bogo bereits seit Jahren ein Herzleiden. Der diensthabende Landarzt verordnet ihm viel Ruhe und drückt mir die Karte des örtlichen Notfall-Pflegediensts in die Hand, ich würde ihn ja jetzt, wie komisch, doppelt brauchen. So kommt es, dass wir den zweiten Weihnachtstag mit zwei Pflegefällen und einem ambulanten Notfallpfleger feiern, der uns morgens und abends besucht. Wir machen Raclette und Bogo, der sich glücklicherweise relativ schnell erholt, hat einen Heidenspaß beim Pfännchenbeladen. Dazwischen erzählt er von Krakau und seiner schwer kranken Frau, die seine Tochter zusammen mit dem Schwiegersohn gepflegt hätten, bis sie letztes Jahr verstorben ist. »Ich dachte, Sie hätten sie gepflegt?«, frage ich leicht irritiert. Seine Antwort: »Ich immer dabei und schauen.« So kommt man auch auf zwei Jahre Berufserfahrung. Ich lerne, dass man von Mitarbeiterkarteien der Pflegeagenturen nicht mehr erwarten darf als von Online-Dating-Profilen, und dass Altersangaben immer relativ sind. »Im Kopf ich fünfundfünfzig«, sagt Bogo und zwinkert Henrik verschwörerisch zu. »Ich fünfundzwanzig«, antwortet Henrik, »aber nur rechts.«

Es wird ein herrlicher Abend. Alle Feiertags- und Doppelbelastungszuschläge des Pflegediensts mit eingerechnet, hätten wir uns vermutlich ebenso gut alle in einem barrierefreien Luxushotel einbuchen können, aber wir lachen und erzählen viel, und Bogo ist ein wundervoller, liebenswerter Gast. Henrik blüht richtig auf, vor allem, als Bogo ihm verspricht, mit ihm mal eine Runde Porsche zu fahren. Sein Sohn könne ihm da schon eine Schüssel besorgen, der habe Kontakte. Trotzdem bitte ich Bogo, nachdem ich ihn vier Tage in unserem Gästebett umsorgt und ihm Tee und Essen gekocht habe, seinen Koffer zu packen. Ich brauche nun mal einen Pfleger und keinen weiteren Pflegefall, einer würde mir voll und ganz reichen. Bogo zeigt Verständnis und ruft seinen Sohn an. Wir vereinbaren, ihn mit zurück nach Hamburg zu nehmen, sein Sohn will ihn dann bei uns zu Hause abholen. Bogo verabschiedet sich von Henrik innig und brüderlich, Henrik spricht danach zwei Tage nicht mit mir, weil ich ihm die Porsche-Tour vermasselt habe. Zum Abschied drücke ich Bogo einen Umschlag mit den Reisekosten in die Hand. Die Agentur hat mich instruiert, mit ihm direkt abzurechnen, da er selbstständig sei. Er guckt in den Umschlag, nimmt den 50-Euro-Schein heraus und sagt: »Nicht korrekt. Ich vier Tage hier, das nicht vier Tage Lohn.« Ein Scherz? Nein, das freundliche Mondgesicht hat sich komplett verdunkelt. Mir fehlen die Worte. Der Mercedes-Händler baut sich vor mir auf.

»Probleme?«

»Ich habe überhaupt kein Problem, aber Ihr Vater offensichtlich ein ganz gewaltiges.«

»Die Deutschen haben immer Probleme, wenn's ums Bezahlen geht.«

»Ich habe Ihren Vater vier Tage lang gepflegt, und das wirklich gern, aber wenn überhaupt, müssten Sie mir etwas zahlen.«

»Ich Sie nicht gebucht«, verteidigt sich Bogo.

Wir einigen uns schließlich auf 150 Euro – für vier Tage Nichtstun, Vollpension mit Pflegedienst und eine offene Arztrechnung, denn natürlich ist Bogo nicht versichert.

Am nächsten Tag kündige ich den Vertrag mit der Pflegevermittlung, die Jahresvermittlungsgebühr wird natürlich nicht erstattet, vermutlich leben sie von Anfängern wie mir.

Wer eine Rund-um-die-Uhr-Pflege in den eigenen vier Wänden sucht, landet früher oder später immer in Polen. Das liegt daran, dass die wenigsten deutschen Pflegedienste eine 24-Stunden-Betreuung anbieten (»Also Frau Wentzel, wie stellen Sie sich das denn vor? Würden Sie etwa kochen, Wäsche waschen, putzen, Bettpfannen leeren, Windeln wechseln – und das auch nachts, dreißig Tage am Stück in einem fremden Zuhause?«) Und wenn Sie es tun, dann zu astronomischen Preisen.

Erfüllt ein seriöser, deutscher Pflegedienst alle Auflagen, die Politik und Krankenkassen an ihn stellen, muss er jeden Pflegefall mit 2,5 Arbeitskräften kalkulieren, um bei einer 38,5-Stunden-Woche eine lückenlose Betreuung garantieren zu können. Hinzu kommen die Aufwendungen für Qualitätsstandards und Dokumentationspflichten der Pflegekassen, Prüfungen des Medizinischen Diensts der Krankenversicherung, Hygienevorschriften, Impfpflichten, Vorsorgeuntersuchungen und Weiterbildungsangebote für Angestellte, Beiträge für Berufsgenossenschaften, und nicht zu vergessen eine Schwerbehindertenabgabe (sofern nicht ausreichend Behinderte für die Pflege behinderter Menschen beschäftigt werden!) – all das sind gut gedachte Maßnahmen, doch sie machen einen deutschen Pflegedienst für Normalverdiener unbezahlbar. Die Stiftung Warentest hat errechnet, dass eine deutsche Rund-um-die Uhr-Pflege circa 10 000 Euro pro Monat kostet. Kein Wunder, dass die meisten die Abkürzung über Osteuropa nehmen.

Natürlich kann man auch Umwege gehen, das Internet bietet da ein paar hübsche Wanderwege, wenn man »24-Stunden-Pflege« googelt. Ich fühle mich nicht richtig wohl bei dem Gedanken, meinen Mann in die Hände einer Agentur zu geben, die sich »Toll-betreuung.de« oder »McCare« nennt. Gibt es die auch mit Drive-Through-Wasch-Service und McMuffin Sausage TS zum Frühstück? Auch die Agentur »Pflegeschnäppchen« überzeugt mich nicht – trotz werbewirksamer »Mitgliedschaft im VPPE, dem Verband Pflege- und Personenbetreuung in Europa« (unter dem Kürzel finde ich aber nur den Verein pensionierter Polizeibeschäftigter Erlangen e. V.).

Unser Weg führt uns schließlich zu Ludmila. Sie kommt über eine deutsche Vermittlungsfirma, die mit einer polnischen Agentur mit dem vertrauenerweckenden Namen »Diamant 24« zusammenarbeitet. Die Pflegerinnen sind bei dieser Agentur fest angestellt und werden für ihren Einsatz in Deutschland für zwei bis drei Monate »entsendet«. Mit offizieller Verleiherlaubnis der Bundesagentur für Arbeit, Bescheinigung A1 vom polnischen Sozialversicherungsträger und anderen Extras, die sehr seriös klingen. Ludmila kommt mit dem Sindbad-Bus aus Korczowa, einer kleinen Stadt an der ukrainischen Grenze. Das Busunternehmen macht mit den Unmengen an »Care-Migrantinnen«, wie sie im Fachjargon heißen, das Geschäft seines Lebens. Die Busse halten in fast jeder polnischen Kleinstadt und karren die Pflegerinnen zu ihren Deutschland-Einsätzen von Hameln bis Unterkirchheim.

Ludmila steht wie verabredet Samstagnachmittag vor unserer Tür. Ich bin ihr jetzt schon dankbar. Allein fürs pünktliche Erscheinen. Nach zwei Wochen 24-Stunden-

Pflege weiß ich, was zu leisten sein wird. Ludmila trägt einen engen, schwarzen Kunstlederrock mit passender Bolerojacke, Pumps und einen blond gesträhnten Bubikopf. Unserem Nachbarn, der seit Henriks Schlaganfall immer besonders freundlich grüßt, verschlägt es bei ihrem Anblick glatt die Sprache. »Hallo, ich bin Ludmila, Sie haben mich bestellt«, sagt sie und zupft ihren Rock zurecht, der bei jedem Schritt wieder ein kleines bisschen nach oben rutscht. Sie sagt es in keiner Weise aufreizend, und trotzdem zweifele ich kurz, ob ich bei der richtigen Art von Agentur gelandet bin. Da erblickt sie Henrik im Rollstuhl im Wohnzimmer, stöckelt schnurstracks auf ihn zu, legt ihm die Hand auf den Arm und versichert mit fester Stimme: »Jetzt ich werde mich kümmern. Wir werden gute Zeit haben. Mögen Sie Sauerkrauteintopf?« Die Zweifel sind weggefegt. »Wo kann ich umziehen?«, fragt Ludmila. Ich zeige ihr ihr Zimmer, fünf Minuten später kommt sie in einem fliederfarbenen Joggingensemble aus Nickistoff mit der Aufschrift »Good Girl« heraus. »Fertig für Arbeit«, sagt sie und legt los. Sie inspiziert die Vorräte in der Küche, Henriks Tagesplan und das Skalamobil, unseren neuen Treppenlift. Packt die Zutaten für den Sauerkrauteintopf aus, die sie mitgebracht hat (»meine Geschenk«) und redet und redet, schnell und ohne Atempause wie ein Maschinengewehr. Innerhalb von zwei Stunden erfahre ich so gut wie alles aus Ludmilas 47-jähriger Lebensgeschichte. Von ihrem Mann, der einmal sehr attraktiv und erfolgreich gewesen, aber heute arbeitslos und depressiv sei, von ihrer Tochter, die von einem Medizinstudium träume, sich aber um den Vater kümmern müsse, damit er sich nicht umbringe, denn die Antidepressiva seien zu teuer; von ihrer Mutter, die dement und alleine sei, weil ihre Tochter wildfremde Menschen in Deutschland pflegt statt ihre eigene Mamusia … Ich sitze am Küchentisch und heule. Und Ludmila heult. Weil das schlechte Gewissen, ihre Familie in Polen alleine zu lassen, schwerer wiegt als jeder Cent, den sie hier verdient. Weil sie weiß, dass sie keine andere Wahl hat. Weil sie in Deutschland das Dreifache von dem verdient, was sie in Polen erhalten würde, das hat mir die Agentur »im Vertrauen« erzählt. »Das Geld«, schluchzt Ludmila und schnäuzt laut trompetend ins Taschentuch, »zu wenig für Leben, zu viel für Sterben«. »Moment mal«, sage ich. Ich zahle der Agentur 2400 Euro im Monat plus Vermittlungsgebühr plus Reisekosten – das ist mehr als eine Verkäuferin hier im Durchschnitt verdient. Zwischen Sauerkraut und einer leer geschnäuzten Küchenrolle erfahre ich jedoch, dass Ludmila von der Agentur unanständige 135 Euro Lohn pro Monat erhält, zusätzlich rund 1000 Euro, die ihr in Form von Tagesspesen ausbezahlt werden. Mit diesem Trick kann die polnische Agentur alle Sozialabgaben umgehen. Seit diesem Tag mag ich kein Sauerkraut mehr essen, die Wut hat es wieder nach oben steigen lassen.

Die Medien nennen sie »24-Stunden-Polinnen«. Ich finde das einen furchtbaren Begriff, aber Fakt ist: Ich bin auf sie angewiesen – und mit mir noch weitere hundertfünfzigtausend Familien in Deutschland, so hoch schätzen Experten die Zahl der Pflegemigrantinnen. Diese sind größtenteils Opfer der staatlichen Transformation Polens. Die meisten sind zwischen vierzig und Mitte fünfzig, haben keine oder eine schlechte Ausbildung, denn in den Achtzigerjahren waren die Bildungschancen für Frauen in Polen nicht gerade rosig. Viele heirateten früh und bekamen Kinder, auf dem polnischen Arbeitsmarkt haben sie heute keine Chance. Bricht das Einkommen des Mannes weg, bleibt vielen nur der Weg ins Ausland. Zwei Monate in Deutschland durcharbeiten und einen Monat sich zu Hause als Rabenmutter oder -tochter beschimpfen lassen, das ist der Deal.

Den großen Reibach bei diesem schmutzigen Geschäft, das ich mitfinanziere, machen die Vermittlungsagenturen, die wie Pilze aus dem Boden schießen. Sie verdienen an der doppelten Notlage: auf der einen Seite des »Care-Vorhangs« (diesen Ausdruck gibt es wirklich) stehen verzweifelte Angehörige wie ich, auf der anderen nicht weniger verzweifelte arbeitssuchende Frauen, die ihre Familie ernähren müssen. Wer hier verzweifelter ist, weiß ich nicht. Es ist der Zug der Erbärmlichen, und wir fahren alle mit.

Ich habe im Laufe der Zeit noch zweimal die Agentur gewechselt. Inzwischen schickt uns eine kleine Ein-Frau-Firma für 2800 Euro monatlich im Vier- bis Sechs-Wochen-Rhythmus selbstständige, legale Pfleger. Im Angebot waren bisher: eine Agnieszka, die von Tag eins bis Tag drei hysterisch durchheulte (an Tag vier setzte ich sie zurück in den Sindbad-Bus), weil ihr Mann zu Hause Alkoholiker oder Henrik garstig zu ihr war oder beides; eine große, hagere Ewa, von der Henrik sehr angetan war. Sie redete ihm sechs Wochen lang ein, ich sei eine von bösen Mächten besessene Hexe, die er nicht nur ausräuchern, sondern auch schleunigst verlassen müsse. (Großzügigerweise bot sie sich ihm gleich als neue Ehepartnerin an.) Eine wunderbare Iveta, sehr katholisch, verweigerte sonntags die Arbeit und baute sich im Pflegerzimmer einen kleinen Altar auf. Und wir hatten Zbigniew (»Ich Zigi, du Basia, ist einfacher.«), studierter Volkswirt, aber leider schon mittags voll wie eine Haubitze – die letzte Wodkaflasche habe ich kürzlich hinter Henriks Kleiderschrank gefunden.

Fragt man Henrik, würde er am liebsten ausschließlich von Iveta gepflegt werden. Sie ist in Deutschland aufgewachsen, ihr Großvater war mal sehr vermögend und hatte in Deutschland ein Unternehmen.

Die kann deutsch, das gibt mindestens drei Punkte Vorschuss. Ich bin zwar momentan etwas außer Gefecht, vor allem auf der linken Seite, aber eine Unterhaltung auf intellektuell halbwegs ansprechendem Niveau, das geht auch mit rechts. Ohne Sprachkenntnisse wird hier überhaupt keine mehr antreten. Die Letzte konnte überhaupt kein Deutsch, ich weiß nicht, ob sie überhaupt irgendeiner Sprache mächtig war. Selbst mit dem internationalsten Wort, das man auch in Neuguinea zur Gesprächsaufnahme anwenden kann, konnte sie nichts anfangen. TE-LE-FON, ich hab' ihr mehrmals erklärt, dass ich den Hörer brauche, weil ich einen wichtigen Anruf beim Präsidenten des deutschen Reederverbands tätigen muss, aber das hat sie nicht kapiert. Mit solchen Mitarbeitern kann ich nicht arbeiten. Meine Personalabteilung leistet katastrophale Arbeit – schlampig und völlig intransparent.

Die Personalabteilung bin natürlich ich. In Henriks Welt bin ich seine Angestellte und er der Boss. Er war gefühlt sein ganzes Leben lang Boss und ist es gewohnt, die Fäden zusammenzuhalten. Vermutlich lässt sich das nicht mehr abschalten. Jedes Mal, wenn ich ihm einen neuen Pfleger oder eine Pflegerin vorstelle, schicke ich drei Sekunden lang ein kleines Stoßgebet gen Himmel – so lange dauert laut Henrik sein »Einstellungstest«. Reines Bauchgefühl, sagt er, das hätte ihn bisher bei keinem neuen Mitarbeiter getäuscht.

Ich sehe ganz schnell und intuitiv, ob einer was taugt oder nicht. Ein guter Pfleger ist gut organisiert und nicht lästig. Sympathie ist extrem hilfreich, ein gewisses Maß an Körperpflege ebenfalls. Die Vielzahl an ungewaschenen Jogginghosen, denen ich in den letzten Monaten begegnet bin, ist erschreckend. Manche Bewerber lehne ich bereits im Vorwege ab und lasse die Personalabteilung wissen: »Gefällt mir nicht, werde ich mir nicht anschauen. Punkt.« Manche versuchen auch, sich als mein Chef zu etablieren – keine gute Idee. Wer sich anmaßt zu entscheiden, wann und wo ich hinfahre, ob und was ich esse, fernsehe, rauche etc., hat schon verloren. Ich habe mal einen neuen Computer bestellt. Meine Frau hatte das im Budget aber nicht freigegeben und die Pflegerin beauftragt, die Bestellung zu stornieren, was diese anstandslos gemacht hat. Da habe ich die Hauptzuständige fristlos rausgeschmissen. Wer Bestellungen ohne Rücksprache mit mir absagt, der hat hier nichts verloren. Ausgeschlossen. Der schlimmste Fehler eines Pflegers ist jedoch Dummheit. Ich halte dumme Menschen für geradezu gefährlich. Ein ganz kritischer Punkt. Wenn ich hier morgens ZDF-Fernsehgarten sehen muss, ist Schluss mit lustig. Oder wenn eine Brisant oder die ZDF-drehscheibe für anspruchsvolles Bildungsfernsehen hält. Die große, schlanke Ewa, die ist klasse. Hochattraktiv, denkt mit und arbeitet für zwei. Aber Barbara mobbt enorm gegen sie, vermutlich ist sie eifersüchtig.

Ludmilla, seine momentane Pflegerin, hat er zum Glück sofort durchgewunken. Sie ist patent, humorvoll, zupackend und tatsächlich die erste, die nicht in Jogginghosen und verschwitzte T-Shirts schlüpft, sobald sie über unsere Türschwelle geht, sondern Jeans und Bluse anbehält. Hätte Ludmillas Bank ihr zur Finanzierung ihrer Wohnung keine Hypothek in Schweizer Franken aufgeschwatzt, eine durchaus gängige Praxis polnischer Banken nach der Wende, hätten wir sie vermutlich nie kennengelernt. Denn nach der Aufwertung des Franken hat sich ihre Schuldensumme in Zloty leider nahezu verdoppelt – und ihr altes Sekretärinnengehalt reichte nicht mehr, um die Zinsen zu bedienen.

Ob nun Ludmila, Agnieszka, Ewa oder Zigi meine Perlenkette, die Armbanduhr und die EC-Karte geklaut haben, die in den letzten Monaten verschwunden sind, weiß ich nicht, und vielleicht will ich es auch gar nicht wissen. Insgesamt fünfzehn verschiedene Pfleger in eineinhalb Jahren, dieser Schnitt ist erbärmlich genug. Fünfzehn Schicksale, die von Alkohol, Krankheiten, Firmenpleiten und anderen Tragödien handeln, die ich am liebsten gar nicht so genau kennen will, weil mir Henriks beziehungsweise unser Schicksal doch schon reicht. Und gleichzeitig schäme ich mich bis unters Dach. Weil ihr Leben noch viel härter sein muss, als mir meines erscheint. Weil ich ihnen unendlich dankbar bin. Dafür, dass sie diesen Job machen, der an die Grenzen der körperlichen und psychischen Belastbarkeit geht. Dafür, dass sie es Henrik ersparen, in ein Seniorenpflegeheim mit grauem Linoleumboden zu müssen, umgeben von Menschen, die dreißig bis vierzig Jahre älter sind als er. Ich wäre aufgeschmissen ohne diese Polen. So ist das. Dziękuje.

Dicke Schiffe

Es klingelt. Der neue Gutachter ist eine Frau. »Oh, Sauerkraut«, sagt sie, als sie unsere Wohnung betritt. »Willkommen in meinem kulinarischen Leben«, ruft Henrik vom anderen Ende des Flurs. Damit ist die Begrüßung für ihn beendet. »Der Hörsinn scheint ja bestens zu funktionieren«, lacht die Frau, nun mir zugewandt, und reicht mir die Hand. »Freut mich, Sie kennenzulernen, Frau Wentzel.« Nachdem ich gegen die Pflegestufe Einspruch eingelegt habe, hat die Versicherung ein neues medizinisches Gutachten in die Wege geleitet. Diesmal bin ich besser gerüstet. Meine Lieblingsfrau der Pflegeberatung ist zur Unterstützung noch einmal gekommen. Wir sind bereit für den Kampf. Dabei wirkt die Gutachterin eigentlich viel zu nett zum Kämpfen. In der Küche wirft Basha, die neue Pflegerin, dicke Fleischlappen in den Sauerkrauttopf.

»Wie ich sehe, werden Sie gut versorgt, Herr Wentzel«, sagt die Gutachterin.

»Das ist alles eine Frage der Perspektive. Aber ich würde sagen, keine polnische Fachkraft kocht so schlecht …«

»… wie seine Frau«, falle ich ihm ins Wort.

Die Gutachterin, scheinbar eine sensible Frau, wechselt das Thema.

»Können Sie Fleisch selbstständig auf dem Teller schneiden oder brauchen Sie dabei Hilfe, Herr Wentzel?«

»Natürlich kann ich das.«

Basha verschluckt sich am eigenen Sauerkraut, und ich entkomme gerade noch der Schnappatmung, da die Gutachterin um Besteck und einen Teller bittet.

»Könnten Sie mir das freundlicherweise einmal zeigen, Herr Wentzel?«

»Kein Problem«, sagt Henrik.

Ich schiebe ihn in die Küche und hole eilig Besteck und Teller aus dem Schrank.

»Nicht fertig«, sagt Basha entschuldigend mit einem halb rohen, tropfenden Fleischlappen auf der Gabel. Der Sauerkrautsaft tropft quer über Henriks Poloshirt, bis das Kotelett unsanft auf dem Teller landet. Henrik nimmt die Gabel in die rechte Hand, sticht einmal ins Fleisch, legt die Gabel wieder ab und wechselt mit der gleichen Hand zum Messer. Damit sägt er einigermaßen erfolglos auf dem rutschenden Kotelett herum und wechselt wieder zur Gabel. Die linke Hand ruht regungslos in seinem Schoß. Meine Gefühle taumeln zwischen Scham und Triumph.

»Sind Sie sicher, dass Sie das können?«, fragt die Gutachterin.

»Ja, das klappt schon«, sagt Henrik ohne den geringsten Zweifel und wechselt wieder einhändig vom Messer zur Gabel.

Basha erträgt das Schauspiel nicht mehr und schneidet ihm das Fleisch in kleine Bissen.

»Soll ich jetzt etwa rohen Schweinenacken essen?«, blafft er sie an. »Demnächst wohl einen Hundeknochen?«

Bashas Unterlippe bebt. »Henrik manchmal böse, sehr

böse«, sagt sie zur Gutachterin, dann geht sie weinend aus dem Zimmer. Henrik sieht ihr teilnahmslos nach, dann sagt er:

»Ich kann zeitweise etwas unangenehm werden, wenn die Dinge nicht so laufen, wie sie sollen.«

»Und wann ist das zum Beispiel?«, fragt die Gutachterin.

»Zum Beispiel, wenn meine Frau sich ermächtigt, mir mein Handy wegzunehmen.«

Die Gutachterin sieht mich fragend an.

»Er ruft gern mal die Polizei, die Feuerwehr oder den ADAC an«, erkläre ich.

»Oder Geschäftspartner«, fügt Henrik hinzu.

»Noch schlimmer«, sage ich.

Die Gutachterin versteht nun gar nichts mehr und bittet um Aufklärung.

»Ich bin gerade dabei, ein Unternehmen zu gründen«, holt Henrik aus.

»Aha. Und was für ein Unternehmen, wenn ich fragen darf?«

»Eine eigene Schifffahrtsgesellschaft. Containerschiffe.«

»Oh, das ist ja nicht gerade eine kleine Sache. Bei dicken Schiffen sind ja, soweit ich weiß, immer gleich Millionen im Spiel.«

»Da haben Sie recht. Und weil ich gerade nicht flüssig bin, brauche ich Investoren. Deswegen muss ich dringend ein paar Anrufe tätigen.«

Von Henriks neuen Plänen habe ich aus zwei unterschiedlichen Quellen erfahren. Die erste war Frau Mohn, seine Bankberaterin, die ihn seit einer gefühlten Ewigkeit betreut. In Anbetracht der enormen Summe wollte sie mich sicherheitshalber zum vereinbarten Kundengespräch mit dazubitten, sagte sie mir am Telefon, und zudem wollte sie nachfragen, ob der Kredit nur auf Henriks oder auch meinen Namen laufen solle. »Welcher Kredit?«, fragte ich. »Na, Sie sind lustig. Für die Geschäftsgründung Ihres Mannes natürlich. Herzlichen Glückwunsch, übrigens. Freut mich zu hören, dass es ihm wieder besser geht.«

Die zweite Quelle war ein alter Schulfreund von Henrik, der ebenfalls in der Schifffahrt tätig ist. Er war über Henriks Zustand besser informiert und warnte mich am Telefon vorsichtig vor, dass Henrik gerade im Begriff sei, im Bekanntenkreis für Beteiligungen an einer neuen Reederei zu werben, die sich »irgendwo im sechsstelligen Bereich« bewegten.

Als ich Henrik darauf ansprach, erklärte er mir nüchtern, dass der Zeitpunkt für eine Gründung jetzt ideal sei und er nicht gedenke, den Rest seines Lebens ausschließlich mit volksverdummender Logopädie und Ergotherapie zu verbringen.

Wer mich kennt, weiß, dass ich durchziehe, was ich mir einmal in den Kopf gesetzt habe. Die Schifffahrt erholt sich gerade wieder, der Zeitpunkt ist perfekt. Die, die jetzt im Geschäft sind, werden in den nächsten Jahren gutes Geld verdienen. Und da will ich wieder mitmischen. Bei der Schifffahrt dreht sich alles um das Vorhersehen von Marktbalancen und Imbalancen. Und da bin ich, glaube ich, ganz gut drin. Der Markt ist seit einigen Jahren geprägt von einem Nachlassen der Neubauaktivitäten und einem Überhang an kleineren Containerschiffen. Ich habe jetzt über ein paar alte Kontakte eine gut aufgestellte Reederei mit zehn, zwölf Containerschiffen am Wickel, die haben ein interessantes, eigenständiges Fahrtgebiet und fahren nachweislich seit zwölf Jahren erfolgreich. Da würde ich gerne reingehen. Als Partner. Die brauchen einen wie mich, der gute Ideen hat. Und die wissen, was ich kann. Das hat mir auch der Präsident des Schifffahrtsverbandes bestätigt. Dem habe ich mal seinen Laden gerettet, ohne mich hätte er die Krise nicht überlebt. Der hat übrigens auch ein ergänzendes Geschäftsfeld, da könnte man zusammen was auf die Beine stellen. Ich werde mich nächste Woche mit ihm treffen.

Henriks Drang, wieder zu arbeiten, wieder im Leben zu stehen, ist so groß, dass es ihn eigentlich fast zerreißen müsste. Er will Geschäfte tätigen, egal welche. Dieser Drang ist mindestens genauso groß wie sein Bewegungsdrang, endlich wieder laufen zu gehen, aufs Rennrad, die Skier, sein Motorrad oder sonst irgendwas zu steigen, das ihm Geschwindigkeit verleiht. Es bricht mir das Herz, wenn Henrik von seinen Marathon- oder Rennstreckenplänen erzählt, und sein einziges Bewegungsventil das einhändige Nesteln am Tischtuch oder herumliegenden Gegenständen ist. Ich habe immer noch die Hoffnung, dass er dazu eines Tages wieder in der Lage sein wird, in seiner Welt ist er das jetzt schon.

Die Gutachterin, die eigentlich bereits aufgestanden war, um die Wohnung zu inspizieren, setzt sich wieder hin.

»Ist das nicht ein ganz schönes Risiko, das Sie da in Ihrer jetzigen Situation eingehen?«, fragt sie ihn.

»Ich bin relativ furchtlos, was so etwas anbelangt. Mein Kopf ist mir wichtiger als der Rollstuhl. Und ich habe die volle Unterstützung meiner Kollegen und Freunde. Die haben alle meine Pläne für gut befunden, von denen habe ich grünes Licht bekommen.«

»Und wie planen Sie, das Geld dafür aufzutreiben?«

»Wenn Sie gerade ein paar Millionen übrig haben, kann ich Ihnen eine gute Anlage empfehlen.«

»Oh, ich fürchte, da sind Sie bei mir an der falschen Adresse.«

»Letzte Woche war ich bei einem Bankentreffen, die Jahreseinladung einer Anwaltskanzlei, die in der Schifffahrt arbeitet«, fährt Henrik fort. »Die halbe Branche war eingeladen. Ich hatte zugesagt, aber ich kriegte mein Auto nicht in die Gänge. Um 17 Uhr rief dann ein anderer Banker an und fragte, wo ich denn bleibe.«

Henrik ist nun vollends in seine Welt abgetaucht. Was soll ich tun? Ihn rausholen? Wieder bloßstellen? Es laufen lassen? Vielleicht dient es dem Gutachten? Gibt es für ein Häkchen bei »Verkennen der Realität« und »fehlende Krankheitseinsicht« eine Pflegestufe mehr? Ich entscheide mich für laufen lassen.

»Und wie sind Sie dann hingekommen?«

»Mit dem anderen Auto, dem Mercedes.«

»Sie sind selbst gefahren?«

»Ja.«

»Das geht?«

»Das geht. Ich bin schon nachts aus dem Krankenhaus weggefahren. Ich hatte mein Auto dort vorsorglich vollgetankt abgestellt und bin dann losgefahren und habe stangenweise Zigaretten eingekauft. Zum Schrecken aller Schwestern und Ehefrauen.«

Die Gutachterin lacht schallend. Ich finde die Situation so unerträglich, dass ich beschließe, zu Basha zu gehen und sie zu bitten, bei der Feststellung der Minutenwerte mitzuhelfen. Glücklicherweise scheint sie sich wieder beruhigt zu haben. Sie skypt mit einer Freundin in der Ukraine. Die Gutachterin läuft bereits die Wohnung ab. Zählt Schritte vom Wohnzimmer ins Bad, von der Küche ins Schlafzimmer. Geduldig lässt sie sich von Basha und mir die Handhabung des Scalamobils zeigen, das ich inzwischen auf eigene Kosten gemietet habe, registriert mein schmerzverzerrtes Gesicht beim Umheben und empfiehlt mir eine Schulung für pflegende Angehörige (»Rückenschonendes Arbeiten«), die die Krankenversicherung übernehme. Dann kommen wir zum Hauptakt, dem Minutenbingo. Rollstuhlschieben vom Wohnzimmer ins Bad, Zähneputzen, Kämmen, Rasieren. Sie vergleicht die Zeiten mit den Minutenwerten ihres Vorgängers, ich hake ein, wo ich kann, jede Minute ist kostbar. Ich schiele auf ihre Notizen. Fürs Duschen erhalten wir sechs Minuten mehr, fürs Waschen fünf. Beim Zähneputzen gewinnt Henrik vier Minuten, für Darm- und Blasenentleerung gibt es sieben Minuten Aufschlag, für die mundgerechte Nahrungszubereitung nur zwei. Teller drehen und danebensitzen zähle nicht, sagt die Gutachterin. Es ist ein bisschen wie Monopoly spielen mit Kindern: Wann immer einem etwas nicht passt, wird plötzlich eine neue Regel aus dem Ärmel geschüttelt. »Henrik isst sonst immer nur die rechte Seite des Tellers leer«, insistiere ich, kassiere aber nur ein freundliches Schulterzucken. Unterm Strich gewinnen wir, soweit ich das überblicke, dreiundfünfzig Pflegeminuten, das müsste eigentlich für Pflegestufe III reichen. Aber ich verbiete mir, mich zu freuen, ehe die schriftliche Bestätigung da ist.

Die Gutachterin bleibt zwei volle Stunden bei uns, sie ist deutlich gründlicher als der erste Besuch, sieht sich alles genau an, stellt gute und detaillierte Fragen und vor allem: Sie hört zu. Von Basha lässt sie sich über Henriks Nächte, den Hilfebedarf und über seine Wutausbrüche aufklären. Zuletzt hatte Henrik einen solchen am Vortag im Drogeriemarkt gehabt, als Basha sich weigerte, ihm eine neue Lesebrille zu kaufen. Er hatte zuvor bereits vier gekauft und zu Hause lagen noch sechs weitere im Wohnzimmer. »Ich lese jeden Tag das *Abendblatt*«, verteidigt sich Henrik, »notieren Sie das.« Und das macht sie auch, die Gutachterin. Und ich verschweige lieber, dass Henrik aufgrund des Neglects und des eingeschränkten Sichtfelds noch gar nicht Zeitung lesen kann.

Als sie geht, habe ich ein gutes Gefühl. Alles lief besser als beim ersten Mal. Meine Hochstimmung hält genau eine Woche an, dann kommt per Post das neue Pflegegutachten. Befürwortet und genehmigt werden: eine Drehscheibe, um Henrik besser vom Bett in den Rollstuhl und umgekehrt setzen zu können, ein Badewannendrehstuhl, das Scalamobil, eine Rückenschulung für Angehörige und ein Adaptivrollstuhl für 2907,50 Euro, der in tariflicher Höhe von 1040 Euro erstattet wird. Der Versicherte schaffe es im Gespräch gut, eine Fassade aufrechtzuerhalten, die es möglich mache, über einige Defizite hinwegzutäuschen, schreibt sie. Gute Frau. Gut erkannt. Ich überfliege die Minutenwerte und blättere weiter bis zum Fazit: »Es haben sich keine Voraussetzung für eine Änderung der Pflegestufe ergeben.« Ich muss es noch mal lesen. Diesmal mit dem Nachsatz: »Die Zusage erfolgt jetzt jedoch ohne zeitliche Begrenzung.« Herzlichen Dank. Ich sacke so unsanft auf dem Küchenstuhl zusammen, dass die Sauerkrautdosen, die Basha auf Vorrat unterm Tisch gestapelt hat, mit lautem Getöse umfallen und durch die Küche rollen. Sie eilt in die Küche und sieht mich fragend an. »Henrik?«, fragt sie. Ich schüttle den Kopf und zeige ihr das Gutachten. »Von Versicherung?«, fragt Basha. Ich nicke. Sie sieht es gar nicht an, sie versteht auch so. »Frau von Versicherung kein Herz«, sagt sie. Nein, die Frau war schon okay, es sind die Regeln in diesem verfluchten Pflegebingo. Als ich mich beruhigt habe, mache ich mir die Mühe, alle Minutenwerte zu vergleichen. Neben allen Aufbesserungen wurden Henrik leider auch ein paar Minuten wieder abgezogen: beim Kämmen, Rasieren und An- und Auskleiden. Warum, weiß der Himmel. Das frustrierende Ergebnis ist: Henrik hat die Pflegestufe III um genau sieben Minuten verpasst. Ein weiterer Einspruch, erklärt mir die Pflegeberatung, sei zwar möglich, aber nur mit Anwalt und auf eigene Kosten, und zudem mit geringen Erfolgsaussichten. Ob ich mich dafür nicht vielleicht über die unbefristete Zusage freuen könne, fragt sie mich. Die sei nämlich äußerst selten und eine große Erleichterung. Andernfalls müsste Henrik alle sechs Monate das gleiche erniedrigende Prozedere über sich ergehen lassen. Ich verspreche, mich zu freuen, bedanke mich für all ihre Mühen und lege auf.

Unter den vielen Sinnsprüchen, die man so geschickt bekommt, wenn etwas Schlimmes passiert, war auch das berühmte Gelassenheitsgebet: *Gott, gib mir die Gelassenheit, Dinge hinzunehmen, die ich nicht ändern kann, den Mut, Dinge zu ändern, die ich ändern kann, und die Weisheit, das eine vom anderen zu unterscheiden.* Es braucht nicht viel Weisheit, um zu erkennen, dass sich ein weiterer Kampf wohl kaum lohnt. Wenn Henrik also weiter zu

Hause gepflegt werden soll, werde ich das hauptsächlich mit meinem Gehalt und unseren Rücklagen stemmen müssen. Dafür immerhin mit Treppenlift und richtiger Rückenhaltung. Zeit zum Grübeln bleibt ohnehin kaum, denn das nächste große Ereignis steht unmittelbar bevor: Henriks maßgefertigte Titanplatte aus der Schweiz ist eingetroffen und zum Einsetzen bereit. Den Ärzten zufolge handelt es sich lediglich um einen Boxenstopp. Am Dienstag, 18. Februar, wird operiert.

Die Schwestern und Ärzte begrüßen Henrik sehr herzlich – wie man Stammgäste eben begrüßt. Ich kenne inzwischen jedes Bild und die Reihenfolge der Türschilder auf der Neurologie auswendig. Die Operation verläuft gut, Henrik scheint sich vorschriftsgemäß zu erholen – bis Tag drei nach dem Eingriff. Freitagabend schlägt der behandelnde Arzt Alarm. Die Computertomografie hätte ergeben, dass die Platte leider nicht dort sitze, wo sie hingehöre, sondern sich scheinbar gelöst hätte. Pfusch am Bau, denke ich und sage: »Wie kann so was passieren?« Vermutlich wäre Gehirnwasser nicht abgelaufen und dadurch der Druck zu hoch, vermutet der Arzt, was wiederum Verschiebungen ausgelöst haben könnte. Genaues könne er mir noch nicht sagen – nur, dass er beschlossen hätte, Montag noch mal zu operieren. »Um die Sache geradezurücken.« Er versichert mir, dass Henrik morgens um sieben der Erste sei, der auf dem Tisch liege. Herzlichen Dank.

Das folgende Wochenende bin ich damit beschäftigt, stündliche Ablenkungsbesuche für Henrik zu organisieren, da er verständlicherweise Panik schiebt. Nebenbei versuche ich irgendwo, irgendwie zwischen Freitagabend und Montagfrüh eine Zweitmeinung einzuholen. Mir erscheint das Ganze höchst seltsam. Plötzliche Schwellung, verrutschte Platte, jedenfalls ist mein Vertrauen in die Ärzte in einen dunklen Keller gerutscht. Zu Unrecht, beruhigen mich schließlich drei Neurochirurgen aus München, Wien und London unabhängig voneinander. Unsere unglaublichen Freunde haben sie aus einem noch unglaublicheren Netzwerk hervorgekramt und mich mit ihnen kurzgeschlossen. Henriks behandelnder Arzt sei einer der besten Neurochirurgen im deutschsprachigen Raum, erfahre ich, und das Problem ein durchaus bekanntes.

Am Sonntagabend beschließe ich am Abendbrottisch mit den Kindern zwei Dinge. Erstens: Wir *müssen* den Ärzten vertrauen, also Augen zu und durch die nächste Operation. Zweitens: Ich brauche eine Pause. Ich krieche auf dem Zahnfleisch und auch die Kinder haben ein paar Tage Abstand vom ständigen Ausnahmezustand dringend nötig. Also sage ich unter großem Jubel in der Küche den eigentlich abgeblasenen Familienskiurlaub kurzfristig wieder zu. Wir sind so aufgedreht vor Vorfreude, dass jeder durcheinanderruft, worauf er sich am meisten freut – den Kaiserschmarrn auf der Steinbockalm, die Kasnocken auf der Thoraualm oder das Schnitzel beim Sepp. Dann wird es plötzlich still, und ich weiß, dass jeder von uns das Gleiche denkt, nämlich das, was Henrik jetzt rufen würde: den Apfelstrudel auf der Griesbachhütte. Und eigentlich wäre er derjenige von uns, der am allermeisten Urlaub gebrauchen könnte. Aber keiner von uns spricht es aus. Vielleicht aus Angst, diesen kleinen Moment der Vorfreude kaputtzumachen, aus Angst, den Urlaub kaputtzumachen. Oder vielleicht auch, weil es gar nicht nötig ist. Weil wir ohnehin wissen, was wir alle fühlen. Und so geht schließlich jeder von uns mit einem kleinen Kloß im Hals und einem kleinen Lächeln ins Bett.

Montagfrüh erhalte ich einen Anruf aus der Klinik. Die Operation sei ein Erfolg, die Titanplatte sitze an Ort und Stelle, ich könne meinen Mann in ein paar Stunden besuchen, man würde mich anrufen, sobald er wach sei, voraussichtlich in zwei, drei Stunden. Als Henrik nach drei Stunden jedoch nicht die geringsten Anzeichen macht aufzuwachen, wird er sofort auf die Intensivstation verlegt. Anscheinend, klärt mich der diensthabende Arzt am Telefon auf, habe er während der OP einen epileptischen Anfall erlitten, der aufgrund der Narkose unbemerkt geblieben sei. Er läge nach wie vor im Koma, keiner wisse, wie lange, aber ich dürfe ihn sehen, wenn auch nur kurz. Ich bin inzwischen mit den Nerven so am Ende, dass ich das alleine nicht schaffe. Also bitte ich unseren Freund Pierre, mich ins Krankenhaus zu begleiten. In grünen Kitteln, Gummihandschuhen und Mundschutz warten wir an der Gegensprechanlage der Intensivstation auf Einlass. Als wir schließlich vor Henrik stehen, der fahl und reglos zwischen Schläuchen und Apparaten liegt, reden wir nicht viel. Jeder ist in seinen Gedanken gefangen. Ich muss mich irgendwo festhalten. Meine Knie sind aus Gummi. Ich kann nicht mehr. Ich bin so dankbar, dass Pierre da ist. Und ich weiß, was ihn dieser Freundschaftsdienst kostet. Erst Jahre später wird er mir erzählen, dass ihm in dem Moment nur ein einziger Gedanke durch den Kopf ging: Ob das nun der Tag sei, an dem er Abschied von seinem Freund nehmen müsse.

Doch Henrik bäumt sich ein weiteres Mal auf. Am späten Abend teilt mir der Arzt am Telefon mit, dass er »Regungen zeige«. Am nächsten Tag ist er wach, Ende

117

der Woche darf er wieder nach Hause. Und zwei Wochen später sitze ich mit den Kindern im Zug nach Österreich.

Im Nachhinein kann ich Skiurlaub für schwierige Lebensphasen übrigens sehr empfehlen. Tagsüber ist man total damit beschäftigt, seine körperlichen Grenzen auszutesten, dazu bläst einem ständig der Wind um die Ohren und alle Gedanken aus dem Hirn, und abends ist man so platt, dass nicht mal mehr Kraft zum Grübeln bleibt. Allenfalls, um noch herzlich über eine E-Mail zu lachen, die mir eine Freundin, Teil der eilig aufgestellten Hausbesuchsmannschaft, in den Urlaub schickt.

»Liebe Barbara,
schön, dass ihr nun doch noch gefahren seid. Wohin eigentlich? Egal, ich nehme an, du wärst auch auf der Geschlossenen glücklich, sofern sichergestellt wäre, dass von außen keiner reinkommt, oder? Ich hab mich für Donnerstag, 16 Uhr eingetragen. Habe Henner gerade ein Törtchen aus Monsterbrownie und Mascarpone eingefroren, das wird ihn für 15 Minuten beschäftigen. Gibt es irgendwas zu beachten? Spricht die Polin genug deutsch, um die Medikamente richtig zu geben? Na ja, macht nichts, wirken eh alle nur bedingt. Wenn er irgendwann weniger braucht, könnte ich mit dem Gras, das ich noch aus Holland habe (falls die Kinder es nicht weggeraucht haben) Muffins backen, die wir dann alle essen. Die sollen ja Ängste nehmen. Sei umarmt.«

Seid auch umarmt, ihr wunderbaren Freunde. Ohne euch würde ich das alles nicht schaffen.

Feste feiern, wie sie fallen

Seit Henrik aus der Reha zurück ist, ist unser Zuhause kein Zuhause mehr. Es ist eine Irrenanstalt. Wenn ich nach Feierabend vor der Haustür stehe, weiß ich selten, was mich dahinter erwartet. Sicher ist nur: Es ist Ärger – welcher Art auch immer. Gestern zum Beispiel flogen mir, kaum hatte ich die Tür geöffnet, Henriks Jacke sowie ein Portemonnaie entgegen. Maxi hatte Henrik beides mit interessanter Weitwurftechnik über unseren ellenlangen Flur entgegengepfeffert, und ich kam ihm unglücklicherweise genau in diesem Moment in die Quere. Maxi war geladen, randvoll, ich konnte es an seinem angespannten Kiefer sehen. Es bedeutete Alarmstufe rot, Explosionsgefahr.

»Was ist denn hier los?«, fragte ich.

»Was hier los ist? Unser feiner Herr Sohn weigert sich, mit seinem Vater zu Saturn zu gehen.«

»Mami, ich bin den ganzen Nachmittag für Papi durch die Wohnung gelaufen, hab ihm Zigaretten geholt, seine Brille gesucht, Kaffee gebracht, den Computer eingeschaltet, und jetzt muss ich zum Hockey, ich bin eh schon zu spät zum Training.«

»Und ich brauche einen neuen Computer. Einen Apple.«

»Papi, zum hundertsten Mal. Dein Computer ist nigelnagelneu und funktioniert super. Du musst nur erst den Browser öffnen.«

»Ich will überhaupt nichts öffnen. Das Ding ist völlig veraltet und hinüber. Ich will jetzt zu Saturn.«

»Dann geh mit Ewa.«

»Ewa ist für so etwas absolut untauglich, sie weiß nicht mal, wo Saturn ist. Am Ende schickt sie mich in den Orbit.«

»Mir auch recht.«

»Solange ich hier das Geld verdient habe, hast du immer schön die Hand aufgehalten. Hauptsache, du hast dein iPhone. Und jetzt gehst du gefälligst mit mir einen Apple Computer kaufen, sonst …«

»Sonst was?«

»Sonst werde ich hier sofort alles einstellen. Alles.«

Mitten im Schusswechsel betrat Ewa den Schauplatz. Ich bin nicht besonders gut auf sie zu sprechen, weil sie hinter meinem Rücken Henrik bearbeitet, mich zu verlassen (Henrik hat es mir selbst erzählt). Aber sie ist fleißig und gut, und da die gebuchte litauische Pflegerin nach vier Tagen das Handtuch geworfen und mir eröffnet hat, ich solle mich gefälligst selbst von meinem Mann beschimpfen lassen, war ich froh, dass Ewa eingesprungen ist. Mit einem langen, völlig verbogenen Küchenmesser in der Hand trat sie wortlos in den Flur. Ich habe es sofort am Griff erkannt: Es war unser bestes Kochmesser beziehungsweise das einzige, das eine scharfe Klinge hatte. Sie sagte nichts, starrte uns nur an. Maxi hielt instinktiv seinen Hockeyschläger schlagbereit.

»Um Himmels willen, Ewa, wen wollen Sie denn damit erdolchen?«, fragte ich.

»Unkraut«, antwortete sie und ging unbeeindruckt zurück in den Garten, wo sie die japanische Klinge mit Kraft und Präzision in die Erde jagte. Mit einer Mischung aus Angst und Faszination schaute ich ihr zu, bis die Tür ins Schloss fiel und Maxi unter Henriks Gebrüll aus dem Haus stürmte.

Henrik ist mit einer Wucht zurückgekehrt, die stärker als jede Naturgewalt ist. Seine Aggression, seine Wut, seine unkontrollierten Ausbrüche, seine Launen und wüsten Beschimpfungen werden nicht nur immer schlimmer, sondern bestimmen inzwischen unser ganzes Familienleben. Zwar hatten mich die Ärzte, vor allem die Neurologen, eingehend auf die »seelischen und psychosozialen Folgen eines ischämischen Hirninfarkts« vorbereitet, und ich kannte Henriks Wutlawinen ja bereits aus der Reha. Dennoch hatte ich gehofft, dass die Rückkehr nach Hause positive Auswirkungen auf seine Psyche haben würde.

Die sogenannte Poststroke-Depression kann verschiedene Ausprägungen haben. Manche Patienten leiden unter Angststörungen, verminderter Gemütskontrolle, Mut- und Freudlosigkeit bis hin zur völligen Teilnahmslosigkeit. Andere können sich nur schwer konzentrieren, orientieren und sich Dinge merken. Wieder andere entwickeln soziale Störungen, reagieren überempfindlich, werden vorwurfsvoll, reizbar und bösartig. Bei Henrik macht sich von allem ein bisschen bemerkbar. Daran ändern auch die schweren Psychopharmaka nichts, die ihm der Neurologe zusätzlich zu seinem Medikamentencocktail aus Blutverdünnern, Magensäureregulierern, Herz- und Schilddrüsenmitteln verschrieben hat. Zwar ist Henrik in vielen Dingen der Alte geblieben. Sein

Humor, sein Sarkasmus, seine Eloquenz und Schlagfertigkeit, die schelmische Art – all die Eigenschaften, in die ich mich vor mehr als zwanzig Jahren verliebt habe, sind nach wie vor da. Er hatte immer gern die Dinge unter Kontrolle. Und wann immer es brenzlig wurde, war er unglaublich stark und klar. Ich glaube, wir haben eine ziemlich gleichberechtigte Ehe geführt. Wir haben uns beide um die Kinder gekümmert, beide gearbeitet und große Entscheidungen zusammen gefällt. Ich kann verstehen, wie sehr ein Alpha-Tier wie er darunter leidet, dass nun das meiste ohne ihn entschieden wird.

Seit dem Schlaganfall hat Henrik noch zwei weitere, mir bis dahin unbekannte Facetten dazugewonnen: eine chronische, durchweg negative Sichtweise, mit der er die Welt und alles um sich herum betrachtet und eine ungeahnte Aggressivität, die daraus resultiert. Er schlägt um sich – nicht physisch, dazu ist er nicht in der Lage, sondern verbal. Am meisten müssen die Pfleger einstecken. Sie sind nahezu wehrlose Opfer, weil sie dafür bezahlt werden, ihn auszuhalten. Gleich danach kommen Lukas und Maxi; ich bekomme meinen Teil ab, wenn ich abends von der Arbeit nach Hause komme. Klara ist in Budapest glücklicherweise aus der Schusslinie. »Was machst du eigentlich zu deinem Fünfzigsten?«, fragt sie mich am Telefon, als ich ihr von der neuesten Schlacht und Ewas Kochmesser-Auftritt erzähle. Mir bleibt bei Klaras Frage fast das Herz stehen, denn das hatte ich tatsächlich vollkommen vergessen. Henrik und ich hatten lange vor dem Schlaganfall schon mal Pläne für meinen 50. Geburtstag gesponnen. Es sollte ein großes Fest werden, ein nordisches Remake unserer Hochzeit in der Provence. Statt im südfranzösischen Haus meiner Eltern sollte sie in unserem Ferienhaus in Gunneby steigen, ein dreitägiges Fest mit Erdbeerbowle, Lagerfeuer, DJ, Tanzboden auf den Wiesen, einem Haufen Freunde, Familie, Nachbarn, Kindern, Hunden, bunten Lampions in den Bäumen und was man sonst noch alles fürs Bilderbuch braucht.

»Mami?«, fragt Klara, »bist du noch da?«

»Ich war in Gedanken«, antworte ich schnell, »aber nach Feiern ist mir gerade überhaupt nicht zumute. Und die ganze Organisation, das schaffe ich nicht.«

»Aber Mami, ich könnte doch …«

»Klarali, lass gut sein. Du hast schon genug für deine Prüfungen zu lernen.«

In meinem Magen verkrampft sich alles, wenn ich an diesen Geburtstag denke. Nichts wird so sein, wie wir es uns vorgestellt haben. Henrik wird im Rollstuhl sitzen, statt wie sonst immer wild zu tanzen. Alles ist plötzlich so anders geworden. Es ist, als hätte jemand unser Leben in ein großes Einmachglas gesteckt, einmal kräftig durchgeschüttelt und auf den Kopf gestellt. Und das, was dabei herauskommt, ist alles andere als ein großes romantisches Sommerfest.

Nach Henriks letzter OP sagte uns der Arzt vorsichtig, aber bestimmt, dass sich die Hoffnung, Henrik könne jemals wieder laufen, irgendwo nahe der Nulllinie befinde, Wunder natürlich ausgenommen. Henrik hat die Prognose an seiner stoßfesten Ich-bin-überhaupt-nicht-krank-Wand abprallen lassen. Die sollten ihn erst mal kennenlernen, die Ärzte, was er einmal anfange, bringe er auch zu Ende und so weiter – immerhin kamen diesmal keine Blondinen zum Einsatz. Für mich, Großmeisterin des Verdrängens, war diese Aussage ein Schlag ins Gesicht, wenn auch ein ehrlicher.

Trotz allen ernüchternden Prognosen ist es momentan nicht einmal Henrik, der mir am meisten Sorgen macht – es sind die Kinder. Der Schlaganfall liegt nun über ein Jahr zurück, aber mir ist neulich erst klar geworden, dass ich nie mit ihnen wirklich darüber gesprochen habe, wie es ihnen beziehungsweise jedem Einzelnen von ihnen damit geht. Natürlich sind wir füreinander da, mehr denn je, aber vor lauter Organisieren und im Chaos Schwimmen hat sich nie die Gelegenheit dazu ergeben. Ich fürchte sogar, ich habe unterbewusst alles dafür getan, um eine solche zu verhindern. Weil ich es vielleicht nicht ertragen hätte, ihre ehrlichen Gedanken zu hören. Ich erlaube mir ja selbst kaum meine eigenen. Mein bisheriges Gefühl war aber auch, dass erst mal jeder für sich selbst, auf seine Weise mit unserem neuen Leben klarkommen musste. Eine Theologin hat mir mal gesagt: Eine Veränderung wie unsere erfordere echte Trauerarbeit – nicht nur von dem Betroffenen, sondern von allen Familienmitgliedern. Weil sich jeder Einzelne vom alten Leben, wie es einmal war, verabschieden muss, um sich im neuen zurechtfinden zu können.

Wo stehen die Kinder? Haben sie die Trauerarbeit schon hinter sich? Sind sie noch mittendrin? Ich weiß es nicht. Ich weiß nur: Ich habe ein schlechtes Gewissen. Werde ich ihnen gerecht? Müsste ich nicht gerade jetzt noch viel mehr Mutter sein als sonst? Habe ich überhaupt noch Kraftreserven dafür?

Zwischen all diesen Gedanken beschließe ich, nicht zu feiern und mich lieber zu verkriechen, möge er noch so rund sein, der Geburtstag. Mir fehlt einfach die Energie dafür. Stattdessen schenke ich mir und den Kindern im Sommer eine Reise nach Kuba. Das scheint mir weit genug weg vom Alltag, um mit ihnen einmal alles von außen betrachten zu können und über die Zukunft zu reden. Überhaupt zu reden. Wie es weitergehen soll mit Luki nach dem Abi, mit Klara in Budapest und mit denen, die in Hamburg übrig bleiben: Maxi, mir, Henrik und den Pflegern.

Ich fand das eine sehr gute Lösung – bis jetzt, wo sich der dämliche Tag in rasenden Schritten nähert. »Willst du wirklich ÜBERHAUPT nicht feiern?«, löchert mich Luki fast täglich. Und Maxi hat für die Unterschlagung einer Party sowieso nicht das geringste Verständnis. Zu allem Überfluss muss ich vor dem Geburtstag auch noch beruflich nach New York. Vor meiner Abreise ruft mich Klara in der Mittagspause aus Budapest an. Blöderweise muss sie genau an meinem Geburtstag die Zulassungsprüfung für ihr künftiges Medizinstudium ablegen und kann nicht nach Hamburg kommen. Ich solle mir das gut überlegen, ermahnt sie mich – allein zu Hause mit Luki, der vermutlich schwer verkatert von der Party eines Freundes kommen würde, und Maxi, der nach dem Hockeyturnier am Wochenende je nach Ausgang in guter oder sehr mieser Laune sein würde. »Mami, das ist doch grauenhaft! Dein Fünfzigster!« Ich habe Bauchschmerzen. Tatsächlich gehen mir seit ein paar Tagen die gleichen Gedanken durch den Kopf. Die Vorstellung, diesen Tag mit einem Mann zu verbringen, der gerade ausschließlich um sich selbst kreist (und maximal noch um seine Fernbedienung), und zwei Söhnen, die altersbedingt um alles Mögliche kreisen, außer um ihre Mutter, ist zugegebenermaßen nicht gerade prickelnd. Eigentlich wäre es eine fantastische Gelegenheit gewesen, sich mit einer kleinen Feier bei den Freunden für ihre Unterstützung zu bedanken, denke ich, aber zu spät. »Es ist noch nicht zu spät, Mami«, sagt Klara, als hätte sie meine Gedanken erraten. »Ich überleg's mir, okay?«

Als ich nach Hause komme, begrüßt mich Henrik mit einem seltsamen Gesichtsausdruck. Ist das ein Grinsen? »Zwanzig Schritte«, sagt er bedeutungsschwanger. Und natürlich weiß ich sofort, was er meint. »An der Stange«, fügt die neue Pflegerin hinzu. Aber ich höre es nicht mehr, weil ich so laut »Schatzi« rufen und Henrik um den Hals fallen muss, dass ich sogar die Bässe, die aus Maxis Zimmer wummern, übertöne. Es gibt sie also doch, die Wunder.

Beflügelt von den guten Neuigkeiten setze ich mich sofort an den Computer. Henrik guckt im Wohnzimmer bei ohrenbetäubender Lautstärke seine BBC-Wildtier-dokumentation weiter. Ich tippe mit leichten, fliegenden Fingern: »Feste feiern, wie sie fallen.« Das ist es. Dieser Satz hat bereits meine Jugend geprägt, und scheinbar bleibt er mir treu. Der Geburtstag ist in zehn Tagen, ein Montag noch dazu. Wer kann so kurzfristig kommen? Und wo bekomme ich so schnell Essen, Musik, Gläser und was weiß ich nicht alles her? Und das alles, während ich in New York bin? Egal. Ich tippe weiter: »Ihr Lieben … wie viele von euch wissen, war es ziemlich anders geplant. Aber wer hört denn schon auf meine Planung für *es*.« Parallel durchforste ich den E-Mail-Verteiler. Ich will sie alle einladen. Alle, die uns so unglaublich geholfen haben. Annemarie und Roland, Anke und Jochen, Daisy und Thomas, Nataly und Christian, Christoph und Yasmin natürlich, Matthias und Christiane, Birgit, Ulrike, Corinna, Pierre, Michi, Tarané und Frank, Kiki und Uli, Pizzi und Pepe, Anne und Bunny, Susanne und Eduard,

Hase und Patrick, Claudia und Kai, Betsy und HG, Isa und Kay, Marita und Axel, Dirk und Christine, Mirjam und Lothar … die Liste wird immer länger. Am Ende stehen knapp hundertfünfzehn Namen im Adressfeld. Wo war ich stehengeblieben? »Nun fällt *es* auf einen Montag im Mai«, schreibe ich weiter, »und ohne euch will ich *es* eigentlich gar nicht verbringen …«

Als ich auf *Senden* drücke, macht sich ein breites Lächeln in meinem Gesicht breit. »Was ist denn mit dir los?«, fragt Maxi im Vorbeigehen. »Eine Party ist los. Wir feiern, und zwar richtig.« Zu den weiteren Wundern, die uns in diesen Tagen widerfahren, zähle ich nicht nur den DJ, der so kurzfristig zusagt und eine Musikanlage samt völlig absurder Discobeleuchtung organisiert, sondern auch die Antworten, die innerhalb kürzester Zeit eintrudeln. Über hundert Zusagen. Wir werden ein Mikrofon brauchen. Und ich eine Rede.

Am Vorabend meines Geburtstags sitze ich vor einem leeren Blatt Papier. Wo anfangen? Bei meiner unendlichen Dankbarkeit, wie packt man die in Worte? Und sonst? Ich muss an die zwei großen Wünsche denken, die ich mit achtzehn ans Leben hatte: Als Einzelkind wollte ich erstens vier Kinder haben und zweitens die Welt retten. Nun, ich bin unendlich dankbar für unsere drei. Das muss rein. Und dass aus mir am Ende doch keine Mutter Teresa und auch kein Mahatma Gandhi wurde – denn ungefähr in der Größenordnung schwebte mir eine Weltrettung damals vor –, macht im Rückblick auf das vergangene Jahr sogar auch Sinn: Scheinbar liegt meine Aufgabe nicht in der großen, weiten Welt, sondern in meiner kleinen – unserer Familie. Und dann fallen mir noch zwei Sätze ein, die mich seit fünfzig Jahren begleiten: »Erstens kommt es anders und zweitens als man denkt« und »Geht nicht gibt es nicht«. Der letzte könnte auch von Henrik sein. Er hat ihn ja vor Kurzem bewiesen.

Als ich schließlich am Montagabend mit einem Glas Sekt in der Hand vor vielen unserer Freunde meine Rede halte, ahne ich nicht, dass gleich hinterher Luki ans Glas klopfen wird – verkatert, denn Klara sollte recht behalten. Ich weiß nicht, ob es am Restalkohol liegt, der ihn durch seine Rede trägt, oder ob es der warmen, besonderen Stimmung geschuldet ist, die den ganzen Abend unsere Wohnung erfüllt, aber Fakt ist: Luki ruiniert an diesem Abend jedes zweite Damen-Make-up. Denn er hält die liebevollste, rührendste, herzzerreißendste Rede, die je ein Sohn auf seine Mutter gehalten hat.

Und als wäre alles nicht schon schön genug gewesen, hat meine Mutter auch noch heimlich drei alte Jugendfreundinnen aus Wien und Paris eingeschleust. Henrik erhebt später auch noch sein Glas, er lässt es sich nicht nehmen, was mich einerseits rührt, andererseits mit Panik erfüllt. Was passiert wohl diesmal in seinem Kopf? Ich hoffe nur, er fängt nicht an, mal wieder über mich zu schimpfen. Wie immer spricht er aus dem Stegreif. Er spricht unterhaltsam und witzig, die meisten Witze gehen auf meine Kosten. Dann erklärt er feierlich, dass meine Versuche, ihn zu vergiften, um ihn loszuwerden und mich an seinem Erbe zu bereichern, auch mit fünfzig noch nicht geglückt seien, und dann schwenkt er den Fokus rasch auf sich – sein Schicksal, seine Fortschritte, die Gemeinheiten des Lebens. Aber es wird alles weich und herzlich aufgefangen in diesem Wattebett aus Zuneigung, Herzlichkeit und Freundschaft. Und irgendwann, mitten im Gemenge aus Sekt und Tanzen schnappe ich mir sogar Henriks Rollstuhl, düse damit auf die Tanzfläche und unter großem Gejohle und Geklatsche bringen Henrik und ich den verfluchten Adaptivrollstuhl zum Pirouettendrehen.

Ich weiß an diesem Abend nicht, wohin mit meinen Gefühlen, es sind zu viele. War das Leben auch schon vor Henriks Schlaganfall so intensiv? Waren die Freundschaften so innig? Die Stimmung, die Gespräche so ehrlich? Ich glaube nicht. Die Ausschläge nach unten bedingen scheinbar immer auch die nach oben. Vielleicht ist das ein Versuch des Ausgleichs. Ich möchte diesen Abend so gern festhalten, wenn ich nur wüsste wie. Ich werde ihn als großen, warmen Rausch erinnern, der durch unsere Wohnung und – so esoterisch das auch klingen mag – meinen Körper gesaust ist. Denn tatsächlich ist etwas Seltsames passiert: Statt Energie zu verbrauchen, wie ich anfänglich befürchtet hatte, habe ich an diesem Tag mehr Kraft getankt als jede Ayurveda-Kur bieten könnte. Und wenn es eine Lehre aus diesem Fünfzigsten gibt, dann diese: Sich verkriechen ist auch keine Lösung, und wenn, die falsche.

Das Timing ist jedenfalls perfekt, denn nur eine Woche später stellen die Ärzte bei Henriks Routineuntersuchung im Krankenhaus fest, dass eine Klammer, mit der die Titanplatte in Henriks Schädel festgetackert wurde, aufgesprungen ist und sich infolgedessen die Platte abermals verschoben hat. »Wir müssen noch einmal operieren«, erklärt der Chefarzt. Ich glaube, ich höre nicht richtig. Aber es ist kein Scherz, nicht einmal ein schlechter. Am 14. Juni wird Henrik zum sechsten Mal operiert. Wahrscheinlich sollten wir einfach aufhören zu zählen. Der Arzt ist übrigens derselbe, dem ich bei der ersten OP angedroht habe, mit mir tanzen zu müssen, sollte mein Mann bis zu Lukis Abiball nicht wieder fit sein. Wir vermeiden beide tunlichst, es anzusprechen, zumal er den Termin für den Ball nur allzu gut selbst kennt – sein Sohn ist nämlich ein Freund von Luki und im selben Jahrgang: es ist der 29. Juni. Henrik hat also genau zwei Wochen, um sich zu erholen. »Schaffe ich«, sagt er, und ich glaube es ihm sogar.

Das Durchhaltevermögen lernt man bei der Bundeswehr. Ich war bei der Flugabwehr, das war zwar nicht besonders spannend, aber es war eine Einheit, in der ein Verrückter pausenlos Bestleistungen abverlangte. Und der hat bei mir ganz richtig eingeschätzt, dass beim Kanonier Wentzel sehr viel mehr drin ist, als er hier zeigt. Diese Zeit hat mich enorm geprägt. Sie hat meine Schmerzgrenze und meine Einschätzung gegenüber allem, was da heißt: »Es geht nicht mehr« ziemlich verschoben. Ich vermute, das hilft mir jetzt. Auch wenn mir solche Vereine der Gehorsamkeit und Gleichschaltung grundsätzlich suspekt sind. Deswegen bin ich auch nie einer schlagenden Studentenverbindung beigetreten – trotz heftiger Werbeversuche der Thuringia Jena. Für einen Freigeist wie mich war das aber nichts. Aus heutiger Sicht muss ich jedoch sagen: Besser so ein Laden als eine Ehefrau wie Barbara.

Nur eine Woche nach dem Eingriff ist Henrik bereits wieder so fit, um mit Luki einen Smoking für den Abiball kaufen zu gehen. Henrik ist der Meinung, dass sein Ältester zu seinem ersten, wichtigen Ball einen maßkonfektionierten Smoking brauche. Kaum sind wir im Geschäft – Henrik war hier Stammkunde, als er täglich Anzug

130

trug – verändert sich sein Gesichtsausdruck. Fachmännisch begutachtet er die Stoffe, fachsimpelt mit dem Verkäufer und entscheidet sich schnell und entschlossen für eine Stoffrolle. »Was für ein Gabardine ist das? 120er oder 180er?«, fragt er den Verkäufer. Der eilt beflissen herbei und klärt auf, dass es sich um ein Mischgewebe handle, man das Revers sowie den Galon der Hose aber entweder aus Seide oder Rips einarbeiten könne.

»Mischgewebe kommt nicht infrage. Ich habe seit Beginn meiner beruflichen Karriere immer nur reine Schurwolle getragen.«

»Papi«, hakt Luki genervt ein, »könnte ich mir meinen Smoking vielleicht selbst aussuchen?«

»Vielleicht suchen wir erst mal den Smoking aus, ehe wir zur Stoffauswahl kommen?«, schlägt der Verkäufer vor.

»Gute Idee«, sage ich und gehe mit Luki zu den Kleiderstangen.

Henrik lässt sich in der Zwischenzeit graue Nadelstreifen-Flanellstoffe zeigen.

»Wozu das denn?«, frage ich ihn.

»Ich habe keine ordentlichen Winteranzüge. Und spätestens im Herbst werde ich welche brauchen.«

»Schatzi, das, was du im Moment am wenigsten brauchst, sind neue Anzüge.«

»Da täuschst du dich leider gewaltig, da ich schon nächste Woche den Präsidenten des Schifffahrtverbandes treffen werde, und ich gedenke spätestens im September, Oktober die Geschäfte der neuen Reederei zu starten.«

»Klar. Und dafür brauchst du neue Anzüge.«

»Ich kann doch nicht als Geschäftsführer in meinen alten Anzügen herumlaufen.«

Der Verkäufer hat inzwischen einen Assistenten herbeigebeten, der Henriks Maße aufnehmen soll. Es geht alles so schnell und Henrik ist so sehr in seinem Element, dass ich es nicht übers Herz bringe, ihn zu stoppen. Außerdem fällt mir ein, dass neben den Abi-Feierlichkeiten auch noch die Konfirmation seines Patenkindes ansteht. Und dass Henriks alte Anzüge ihm um die Beine schlottern werden, so dünn wie er geworden ist. Am Ende verlassen wir alle drei schweißgebadet, aber zufrieden das Geschäft.

Sein erster Auftritt im neuen Zwirn soll die Abiturzeremonie an der Schule sein. Aus heiterem Himmel weigert Henrik sich allerdings kurz vor der Abfahrt mitzukommen.

»Ich gehe nicht«, sagt er bestimmt.

»Du musst mit«, antworte ich. »Dein Sohn erhält sein Abiturzeugnis!«

»Ich bleibe hier.«

»Warum?«

»Weil ich das Spiel Deutschland gegen Ghana sehen will. Die Vorberichterstattung fängt bereits um 20 Uhr an.«

»Aber Schatzi!«

»Schatz sieht Fußball. Ihr könnt ja gehen.«

Ein Blickkontakt zu Maxi und Luki genügt, dann verladen wir ihn unter lautem Protest einfach ins Auto. Henrik zetert und schimpft den ganzen Weg zum Gymnasium, selbst auf dem Weg durch die Aula zum Saal hört er nicht auf. Zum Glück entdeckt er in der Aula einen Fernseher, auf dem das WM-Spiel übertragen wird. Immer noch schimpfend schiebe ich ihn in den Saal, die Ansprachen erträgt er mit beleidigtem Gesicht. Kaum ist der offizielle Teil beendet, macht er es sich im Vorraum mit einem Glas Wein und Zigaretten vor dem Fernseher gemütlich. Da Henrik lange Jahre Elternvertreter war, kennt ihn so ziemlich jeder und er hat in kürzester Zeit beste Gesellschaft. Ungefähr die Hälfte der Gäste weiß von seinem Schlaganfall, manche gehen so locker und souverän damit um, wie ich dazu nie in der Lage gewesen wäre, andere drehen sich peinlich berührt von ihm ab und begrüßen stattdessen mich mit mitleidigem Blick. Meine Freundin Harriett, Krankenschwester und ebenfalls Abiturienten-Mutter, steht mir zum Glück an diesem Abend bei, kümmert sich rührend um Henrik und umschifft mit uns alle unangenehmen Situationen. Henrik raucht, unterhält sich, lässt sich von wechselnden Gesprächspartnern Weingläser bringen, bestimmt mehr als mit seinen Medikamenten kompatibel sind, und scheint sich bestens zu amüsieren. Ich weiß nicht, wie es ihm wirklich geht. Und Luki? Wie mag es für ihn sein, seinen Vater das erste Mal im Rollstuhl zu präsentieren? Schon wieder fällt mir auf, dass wir nie darüber gesprochen haben. Und zu meinem Erschrecken bin ich auch ganz froh darüber, denn den Gedanken, er könnte sich eventuell dafür schämen, will ich gar nicht erst aufkommen lassen. Ich fürchte, mein psychologisches Talent für die Kinder liegt auf einer Skala von eins bis zehn bei minus zehn.

Als wir ein paar Tage später mit unserem Sohn im Smoking über den roten Teppich der Hamburger Trabrennbahn schreiten beziehungsweise rollen, wo der Abiball stattfindet, sind all diese Gedanken wie weggeblasen. Luki ist so aufgeregt und mit seinen Kumpels beschäftigt, dass wir ihn kaum sehen, Henrik so stolz und aufgekratzt, dass er sogar vergisst, mich zu beschimpfen, und ich so glücklich, dass ich sogar dem Arzt einmal zuzwinkern kann, als ich ihm später mit Henrik im Rollstuhl auf der Tanzfläche begegne. Wenn wir bis hierhin gekommen sind, schaffen wir auch den Rest des Wegs. Solange wir zwischendrin die Feste feiern – wie auch immer sie fallen.

Wenn du keine Entscheidung triffst, trifft die Entscheidung dich

Irgendwann Anfang September empfängt mich Lukas mit einem sonderbaren Blick in der Tür. Etwas stimmt nicht, das sehe ich sofort. »So geht das nicht weiter, Mami«, sagt er streng zu mir. Ich verstehe nur Bahnhof. Muss jetzt auch noch mein Sohn in Rätseln sprechen? Er hält mir einen Brief unter die Nase. »Ernst-Moritz-Arndt-Universität Greifswald« lese ich auf dem Absender. »Und?«, frage ich. »Haben sie dich angenommen?« Er nickt. Ich reiße ihm aufgeregt das Papier aus der Hand. »Zusage für einen Studienplatz im Studienbereich Rechtswissenschaften« lese ich in dicken, schwarzen Buchstaben. »Das ist ja wunderbar!«, rufe ich und will ihn umarmen. Doch Luki steht da wie versteinert. Statt sich zu freuen, sieht er mich ernst über den Rand seiner Brille an. Lustigerweise erinnert er mich so, wie er mich gerade ansieht, an Henrik. Der Problemlöser-Blick. Henrik hat ihn immer aufgesetzt, wenn wichtige Entscheidungen anstanden, die die Familie betrafen. Es war eine Mischung aus Beschützerinstinkt, Chefsessel, Sorge, Liebe und grenzenloser Loyalität, die dann in seinen Augen lag. Es gibt nicht viele Menschen, denen man im Leben begegnet, auf die man sich immer und bedingungslos verlas-

135

sen kann. Er fehlt mir, dieser Blick. Der alte Henrik fehlt mir.

»Du musst dich von ihm trennen.« Lukas holt mich unsanft aus meinen Gedanken. »Du kannst nicht länger mit Papi zusammenwohnen. Es geht einfach nicht mehr. Irgendwann klappst du zusammen.«

Es ist seltsam, wenn einem der eigene Sohn mit gerade mal achtzehn Jahren sagt, was man zu tun hat. Noch dazu, wenn er einem nahelegt, seinen eigenen Vater zu verlassen. Ich muss mich setzen, das ist harter Tobak. »Ich kann euch doch hier nicht allein lassen. Ihr werdet noch alle verrückt, wenn ihr hier weiter unter einem Dach wohnt«, redet Lukas weiter auf mich ein, »die Frage ist nur, ob zuerst du oder Maxi.«

Ich verdränge Gedanken daran, wie es weitergehen soll, gern, und ich bin auch ziemlich gut darin, sie möglichst weit wegzuschieben. Ich mache einfach immer weiter. Irgendwie wird es schon gehen, denke ich. Was Luki da ausspricht, habe ich nicht im Traum gedacht, nicht mal ansatzweise. Nicht, weil ich so edelmütig bin, sondern, weil es für mich selbstverständlich ist, dass mein Mann hier bei mir, hier bei uns zu Hause ist und gepflegt wird. Wir waren immer füreinander da und er würde dasselbe für mich tun, das weiß ich.

»Mami«, höre ich Luki weiterreden. »Du läufst und läufst wie ein Duracell-Hase geradewegs auf eine Wand zu, und du kneifst die Augen zu und hoffst, dass schon alles gut gehen wird.«

»Weil es gut gehen muss, Luki. Ich habe keine andere Lösung.«

»Es muss eine andere Lösung geben.«

»Ich schicke ihn in kein Heim. Niemals.«

»Das will ich doch auch nicht.«

»Was dann?«

»Das weiß ich auch noch nicht. Aber wenn du mit Papi hier so zusammenwohnen bleibst, gehe ich nicht nach Greifswald.«

»Bist du verrückt?«

»Ich meine es ernst. Dann lasse ich das Studium sausen und bleibe bei euch. Ich werde nicht von Greifswald aus zusehen, wie du hier irgendwann zusammenklappst.«

Leider hat Lukas mit seinen Sorgen nicht ganz unrecht. Ich weiß es, will es aber nicht zugeben. Als wären ein Vollzeitjob, die Organisation der Pfleger und der ständige Ärger mit der Versicherung nicht schon genug, ist das energieraubendste momentan der Alltag zu Hause. Die Stimmung ist furchtbar. Wenn Henrik nicht gerade durch die Wohnung brüllt, fauchen entweder Luki oder Maxi zurück – oder eine Pflegerin heult, weil Henrik sie mal wieder in den Wahnsinn getrieben hat. Was mich anbelangt, so kann ich ihm ohnehin nichts recht machen. Über allem, was ich organisiere, besorge oder zubereite, liegt seiner Meinung nach Unheil: Das Essen ist zu fad, die Pfleger zu dumm, die ausgewählten Therapeuten inkompetent, die Kontenführung katastrophal. Jeder Ton, den ich anschlage, ist falsch: zu mitleidig (die Todsünde schlechthin), zu herzlos, zu bemutternd, zu empathielos, zu bevormundend.

Meistens höre ich Henrik schon im Hausflur bellen. »Maxi! Bring mir meine Zigaretten!« oder »Lukas, wo ist meine Fernbedienung? Wer hat das Ding geklaut? Diebe seid ihr, hinterhältige Diebe.« Jeden Abend, wenn ich nach einem Acht- bis Zehnstundentag im Büro den Schlüssel ins Schloss stecke, habe ich ein mulmiges Gefühl. In welcher Stimmung ist Henrik heute? Wen beschimpft er gerade wieder? Welche Laus ist ihm heute über die Leber gelaufen? Dienstage sind immer besonders schlimm, da kommt die Logopädin.

Wenn diese Frau noch mal zu mir kommt, kann ich für nichts garantieren. Einhändige Erdolchung im Affekt nicht ausgeschlossen. Diese Therapie ist an Dämlichkeit kaum zu überbieten, man muss sich auf das intellektuelle Niveau eines Fünfjährigen begeben, um sich unterhalten zu können. Wenn diese Therapeutin sich einmal auch nur annähernd mit meinem Lebenslauf befasst hätte, wüsste sie, dass sie mit mir nicht wie mit einem Kleinkind sprechen muss. Da herrscht in der Ausbildung scheinbar ein enormes Defizit.

Es gibt Tage, an denen ich heilfroh bin, länger im Büro bleiben oder zu einem Geschäftsessen gehen zu müssen, denn dann ist Henrik schon im Bett, wenn ich nach Hause komme. Und dann wieder überkommt mich das schlechte Gewissen. Es krallt sich wie eine Krähe auf meiner Schulter fest und schimpft: Du beklagst dich beim Schicksal? Du? Du läufst doch hier rum und kannst dich frei bewegen. Du könntest sogar Rennrad oder Moto Guzzi fahren, wenn du wolltest. Was gibt's denn da zu jammern?

Es gibt aber auch Tage, da werde ich im Büro verrückt vor Sorge. Vielleicht macht er am Ende doch Schluss mit allem? Er hat es ein paar Mal schon angedroht, immer bebend vor Zorn. Hunde, die bellen, beißen nicht, heißt es. Ist es nur ein Wutausbruch, der wieder verfliegt? Oder ist er des Kampfes tatsächlich müde? Doch nicht Henrik! Ich weiß, dass ich Geduld mit ihm haben muss, und ich weiß, dass er momentan nicht er selbst ist. Wäre Henriks linke Gehirnhälfte zerstört worden, hätte er heute vermutlich mit Sprachstörungen, der sogenannten Aphasie, zu kämpfen. Aphasiker müssen das Sprechen oft komplett neu erlernen, Monica Lierhaus ist das wohl bekannteste Beispiel. Statt Henriks Sprachzentrum (das läuft auf Hochtouren) hat es aber sein emotionales Zentrum erwischt. Kann man das auch komplett neu erlernen? Wird er irgendwann bemerken, wie sehr er die Menschen, die ihm am nächsten stehen, verletzt? Zu Gästen und Freunden kann er charmant, witzig und liebenswert sein. Auch zu Klara ist er meist zuckersüß, wenn sie ihn besucht. Es scheint einen direkten Zusammenhang zwischen Zeit, Nähe, gezeigter Zuneigung und Laune bei ihm zu geben. Je weiter entfernt die andere Person ist, umso liebenswürdiger und umgänglicher ist er. Die, die er täglich zu Hause um sich hat, stehen jedoch unter Dauerbeschuss. Die Folge davon ist, dass sich jeder in seinen Schützengraben zurückzieht – Maxi und Luki in ihre Zimmer oder zu Freunden außer Haus, ich ins Büro, die Pfleger in die Küche oder den Garten – während Henrik, der Diktator, in Wohn- und Esszimmer allein mit seiner Riesenglotze regiert, die wir extra für ihn angeschafft haben.

Neben dem XXL-Flachbildschirm haben inzwischen ein paar weitere Neuanschaffungen den Weg in unser Zuhause gefunden: eine Ballettstange im Flur, an der Henrik täglich seine Gehübungen macht, ein neuer Basis-Rollstuhl (das Modell, das Henrik vorschwebte, der Porsche unter den Rollstühlen, sollte leider 8800 Euro kosten). Außerdem sind wir stolze Besitzer des drehbaren Badewannensitzes Bano und der Drehhilfe Drive Vitaturn.

Soweit es geht, versuchen wir alle zusammen einen

halbwegs normalen, geregelten Tagesablauf hinzukriegen. Wie früher, nur anders. Wenn ich morgens zur Arbeit und die Kinder zur Schule gehen, bleibt Henrik mit den Pflegern zu Hause, geht mit ihnen zu verschiedenen Therapie- und Arztterminen und macht seine Übungen. Ich arbeite bis 18, 19 Uhr, danach essen wir gemeinsam, gegen 20 oder 21 Uhr bringen wir Henrik ins Bett. Klingt eigentlich ganz gut, theoretisch. Die Praxis sieht leider anders aus. Im Büro prasseln während Meetings und Telefonkonferenzen im Durchschnitt zehn bis zwölf SMS der Pfleger auf mich ein, etwa:

Liebe Frau, so schlimm wie mit ihre Mann war noch nie. Man kann nicht aushalten. Immer schmeißt mich weg. Überall. (Iveta)

Nachts mache ich nicht. Bezahlung keine Nachtarbeit inklusive. (Magdalena) (Heißt übersetzt: Wenn Henrik nachts brüllt, beibt sie einfach liegen.)

Auto zu groß und gefährlich. Mache viele Fehler bei fahren. Bitte organisieren Taxi für bringen Mann nach Therapie. (Ludmilla)

Liebe Frau, Ihr Mann schwierig. Ich geben keinen Kaffee mehr, ist bisschen besser. (Iveta)

Mann will kaufen, viel kaufen. Sagt Geld ist auf Karte und diktiert was ich machen muss. Sagt ich nichts zu sagen. (Grazyna)

Liebe Frau, ich mich fühlen sehr schlecht. Ihr Mann wie Hitler. Haben Beruhigungstabletten oder Tropfen? Ich Freitag nach Hause. (Agnieszka)

Physiotherapeut sagt braucht Rezepte sonst nicht arbeiten aber nichts auf Tisch. Wo? (Anja)

KOMMEN BITTE! Er ist unerträglich! (Iveta)

Liebe Frau, ich kein Geld, kein Benzin, keine Essen. Bitte kommen. (Mariusz)

Abends beim Essen trifft mich meistens Henriks erste Schimpfkanonade.

»Gibt es hier in diesem Haus vielleicht auch irgendwo Soße zu diesem trockenen Fraß?«

»Es gibt heute Fisch und Salat.«

»Du könntest mir auch gleich Katzenfutter servieren.«

»Das ist frischer Seeteufel, du isst in letzter Zeit eh viel zu fettig.«

»Wenn ich erst mal wieder auf meinem Rennrad sitze, sind die Kilos ganz schnell wieder runter.«

»Aber bis dahin würde es nicht schaden, wenn du etwas gesünder isst. Ich sollte mit der Pflegerin sprechen.«

»Nein, das lass mal lieber sein.«

Meine Frau ist eine miserable Köchin. Ich habe in den letzten Monaten beträchtliche Teile der polnischen Landesküche kennengelernt. Und ich muss sagen: Das ist gar nicht mal so schlecht. Nur vor dem Anteil an Sauerkraut habe ich persönlich Angst. Ich möchte gerne einen Käsekuchen, den man innendrin auffüllt mit Sauerkraut bis zum Rand, und Schlagsahne obendrauf. Habe ich bisher aber nicht gekriegt.

»Ich weiß, dass du mich vergiften willst.«

»Wie bitte?«

»Dann hast du deine Ruhe vor mir. Du beklagst dich doch ständig, dass du zu viel Arbeit hast. Womöglich hast du schon nach Pflegeheimen recherchiert.«

»Henrik, du weißt, dass das nicht stimmt.«

»Ich wüsste wirklich gern, wo dein Problem liegt. Du hast mit mir doch überhaupt keine Arbeit. Das machen alles die Pfleger.«

»So einfach ist das also.«

»Natürlich. Noch dazu nehmen sie dir einen enormen Teil der Hausarbeit ab. In den letzten Monaten hast du jedenfalls keine einzige Unterhose von mir gewaschen, kein Hemd gebügelt, kein Essen gekocht, rein gar nichts.«

In solchen Momenten vergeht mir ebenfalls der Appetit. Die Kämpfe mit der Versicherung, der Pflegeagentur, die Abrechnungen mit den Pflegern, den zuständigen Behörden, das Organisieren und Koordinieren der jeweiligen Therapietermine, Arztbesuche, der Pfleger, der Besuche von Freunden – all das ist bereits ein Halbtagsjob, den ich abends und am Wochenende neben meinem Vollzeitjob erledige, aber es ist zwecklos, ihm das zu erklären. Ich versuche, ihm dieses Leben bei uns zu Hause zu ermöglichen – für ihn, für uns, ich weiß es manchmal selbst nicht mehr so genau. Ich schwanke täglich zwischen zwei Gefühlswelten. Die eine sagt: »Ich kann nicht mehr, die andere: Du könntest immer noch ein bisschen mehr für Henrik tun.« Doch unabhängig von meinen Bemühungen ist Henrik in seiner Welt davon überzeugt, dass ich ein faules, eigennütziges Wesen bin, das ihn entweder umbringen oder in ein Heim abschieben will. Seine Einstellung kann sich zwar auch wieder ändern – je nach medikamentöser Einstellung und momentaner Gemütsverfassung, aber seit ein paar Wochen hat er diese fixe Idee.

Barbara will ihre Ruhe vor mir haben. Das entspricht ihrem Charakter. Sie verausgabt sich nicht für mich, hat sie nie getan, würde sie niemals tun, für niemanden. Am nächsten Tag kommen dann diese Typen in weißen Anzügen, fesseln mich und transportieren mich ab, ich weiß es. Aber da werde ich ihr einen Strich durch die Rechnung machen. Ich bin ja nicht blöd. Juristischer Fakt ist: Es gibt ein standesamtliches Versprechen. Bis dass der Tod euch scheidet. Und es gibt eine gesetzliche Verpflichtung aus dem zivilrechtlichen Eheversprechen heraus, die besagt, dass sie sich zu kümmern hat. Ich bin unterhaltsberechtigt einschließlich Pflegeleistung. Nach dem Familienrecht, das für hier in Deutschland ansässige Verheiratete gilt, muss der Ehepartner für den anderen aufkommen – ohne irgendeinen Regress nehmen zu können. Sie kriegt mich in kein Heim, eher verklage ich sie.

Maxi schaltet bei diesen Unterhaltungen meistens auf Durchzug. Er ist dann gedanklich irgendwo anders, vermutlich bei irgendeinem Hockeyspiel oder einer Party. Er wirkt ohnehin immer öfter abwesend, das macht mir Sorgen. Manchmal schafft er es aber auch, Henrik den Wind aus den Segeln zu nehmen.

»Im Kühlschrank ist noch Ludmillas Essen von gestern, Papi, möchtest du lieber das?«

»Was war das noch mal?«

»Irgendwas Undefinierbares mit Sauerkraut.«

»Käsekuchen mit Sauerkraut? Wunderbar. Haben wir Schlagsahne im Haus?«

Maxi prustet los, und Henrik lacht mit. Das Gewitter scheint vorbei. Und ich kann wieder einmal nicht sagen, was ich von Henriks Kommentaren ernst nehmen soll und was nicht. Nimmt er uns alle auf die Schippe? Will er tatsächlich Sauerkrautsahnekuchen oder glaubt er am Ende wirklich, dass ich ihn vergiften will?

Meistens komme ich nicht dazu, lange nachzudenken, denn dann muss ich Luki besänftigen. Er kann Henriks neue Tischmanieren nur schwer ertragen. Wenn die Hälfte des Gesichts gelähmt ist, fällt beim Essen nun mal leider auch die Hälfte wieder runter. Dazu kommen unschöne Begleiterscheinungen wie Schmatzen, Schlürfen, Sabbern und andere undefinierbare Körpergeräusche. Ich werde die gemeinsamen Mahlzeiten aufteilen müssen. Erst Henrik und die Pfleger, dann die Kinder und ich. So bekommen wir auch einen geregelteren Tagesablauf für Henrik hin, und je besser und gleichmäßiger der Rhythmus, umso besser ist Henriks Laune.

Von allen drei Kindern fällt Lukas die ganze Sache mit Henrik am schwersten. Er will nicht wahrhaben, was mit seinem Vater passiert ist. Es macht ihn wütend und hilflos, seinen Zustand mit ansehen zu müssen. Natürlich weiß er, dass sein Vater nichts für das Gesabber kann, aber wenn man sich den ganzen Nachmittag angebrüllt hat, ist es schwer, Mitgefühl zu entwickeln. Zumal Mitgefühl das Letzte ist, was Henrik möchte. An guten Tagen kann Luki aus den Mundwinkeln hängende und tropfende Salatblätter ignorieren, an schlechten knallt er irgendwann das Besteck auf den Teller, steht auf und geht.

Lukas hat seit dem Zeitpunkt des Schlaganfalls intuitiv die Rolle des »Mannes im Haus« übernommen. Er war von uns allen immer der Gefassteste. Der, der sofort Verantwortung übernahm, für seinen Bruder, und jetzt sogar für mich. Zu viel Verantwortung für einen Teenager. Manchmal – wie in diesem Moment zum Beispiel – sehe ich ihn an und frage mich: »Wo ist seine Leichtigkeit geblieben? Der Leichtsinn, der Blödsinn, den man nun mal anstellt, wenn man siebzehn ist.« Ein Blutgerinnsel hat aus einem unbeschwerten Teenager von einer Minute auf die andere einen Erwachsenen gemacht. Als hätte man ihn in eine Zeitmaschine gesteckt.

»Lukas, du MUSST nach Greifswald gehen«, sage ich und nehme ihm den Zulassungsbescheid aus der Hand. »Das hier, das ist deine Zukunft. Egal was hier zu Hause bei uns los ist – du musst dein Leben leben.« »Und du musst deines leben«, antwortet er.

Ist das mein Sohn, mit dem ich gerade spreche? Wir sitzen in der Küche und haben beide Tränen in den Augen. Weil es so unglaublich ist, was wir hier gerade besprechen. Weil es so unendlich traurig ist, und weil ich weiß, dass er recht hat. Ich kann so nicht ewig weitermachen, ich habe nicht die Kraft dafür und Maxi auch nicht. Wir haben im Urlaub das erste Mal darüber gesprochen. Nach meinem 50. Geburtstag bin ich mit den Kindern zusammen nach Kuba geflogen. Mein größter Wunsch für mein zweites Jahrhundert war, dass alle drei zusammen mit mir einmal durchatmen, dass wir zur Besinnung kommen von all dem Irrsinn und uns mal sammeln und Klarheit schaffen können. Mit Luki wird nach Klara in Kürze das zweite Kind aus dem Haus gehen, Maxi und ich werden bald allein in Hamburg mit Henrik sein. Auf Kuba, nach unserer Flucht aus der mückenverseuchten Schweinebucht, fiel der Gedanke zum ersten Mal: Wozu brauchen wir zu dritt eine sündhaft teure 270-Quadratmeter-Mietwohnung mit Stuck und Jugendstil, die nicht einmal barrierefrei ist? Ohne Henriks Einkommen würde ich die teure Miete ohnehin auf Dauer nicht bezahlen können. Tatsächlich habe ich vor ein paar Wochen erst eine Kostenaufstellung gemacht, um Klarheit über unsere finanzielle Situation zu bekommen. Rechnet man mein Einkommen und Henriks Renten- und Pflegegeld gegen unsere monatlichen Fix- und Lebenshaltungskosten, kommt am Ende ein ziemlich ernüchterndes Ergebnis heraus. 1176,60 Euro Rente plus 530 Euro Pflegegeld – das ist, was ihm nach siebenundzwanzig Berufsjahren und einem Hirninfarkt gesetzlich zusteht. Das deckt nicht annähernd die horrenden Kosten, die ich für die private Vollzeitpflege, die Fahrtkosten der Pfleger und Henriks private Krankenversicherung jeden Monat zahle. Die Miete, das Essen, die Telefonverträge etc. sind dabei aber noch nicht eingerechnet. Unterm Strich gebe ich seit Henriks Rückkehr aus der Reha jeden Monat über die Hälfte mehr aus, als ich verdiene. Wie soll das ein Normalverdiener stemmen?

Nun sind wir in der glücklichen Lage, ein finanzielles Polster zu haben, aber es ist nicht so dick, dass es uns das ganze Leben mit dem gewohnten Standard inklusive dreier Berufsausbildungen der Kinder über Wasser halten könnte. Die größten Summen gehen für die Miete und die 24-Stunden-Pflege drauf. An der Pflege zu sparen geht nicht, an der Miete aber schon.

Auf Kuba war es nur ein Gedankenspiel: die Wohnung auflösen und sich verkleinern, wer weiß, vielleicht findet man sogar zwei kleine Wohnungen in einem Haus, eine für Maxi und mich und eine für Henrik und die Pfleger. Eine kleine räumliche Trennung, die uns allen guttun würde. Es war ein schöner Gedanke. Er fühlte sich gut und richtig an – mit einem Mojito in der Hand, den Füßen im Sand und der Sonne im Nacken. Ich weiß noch, wie eine Last von meinen verkrampften Schultern ins Meer fiel und mich eine Welle der Erleichterung durchlief. Aber hier, allein mit Luki in der Küche, bekam ich kalte Füße. Henrik hängt an dieser Wohnung, sie ist unser Familienheim, seit achtzehn Jahren. Und sie wird uns über kurz oder lang in den Ruin treiben, so viel steht fest. Meine Gedanken überschlagen sich.

Wenn Henrik noch eine Weile in Gunneby bleibt, könnte ich hier in aller Ruhe eine Lösung suchen, denke ich und höre Lukas sagen: »Papi könnte doch fürs Erste einfach noch ein bisschen in Gunneby bleiben.« Ich lege meinen Arm um Luki, was nicht ganz einfach ist, weil er mich um einen guten Kopf überragt. Es ist ein schönes Gefühl, nicht allein zu sein. Auch wenn er mir die schwerste Entscheidung, die ich bisher in meinem Leben treffen musste, nicht abnehmen kann.

Bevor wir nach Kuba aufgebrochen sind, habe ich Henrik mit seiner Lieblingspflegerin Iveta und im Wechsel mit meinen Eltern und Henriks Bruder in unserem Ferienhaus in Gunneby an der Ostsee einquartiert. Henrik liebt dieses Haus und er war sofort damit einverstanden, den Sommer an der Schlei zu verbringen. Nicht nur der Urlaub, auch die Wochen danach waren Balsam für uns alle. Kein täglicher Streit, keine Schimpftiraden, keine

Beleidigungen. Das Minenfeld Wohnzimmer war wieder betretbar, abends kochte ich mit Maxi etwas oder wir guckten auf dem Sofa einen bekloppten Film. Freitagabend machte ich den Großeinkauf und fuhr damit (und wechselnder Kinderbesetzung) – zu Henrik nach Gunneby. Auf dem Weg hielt ich meist noch bei Gut Stubbe, um frisches Obst und Gemüse zu kaufen und gute Genesungswünsche für »den Chef« mitzunehmen.

Henrik ist etwas ruhiger geworden auf dem Land, und weniger streitsüchtig. Die ruhige Umgebung, die Weite oder vielleicht auch die Schafe unserer Nachbarn haben scheinbar eine positive Auswirkung auf ihn, das hat mir Iveta bestätigt. Allerdings hat er seit Neuestem angefangen, mit den Schafen zu blöken – täuschend echt. Ein Tierimitator könnte keinen besseren Job machen. Maxi und Klara haben versucht, ihn beim Blöken zu schlagen, aber ohne Chance. Er blökt wirklich mit Inbrunst, sehr ernsthaft und mit Chefblick. Wir haben schon ganze Nachmittage mit den Schafen verbracht und dabei Tränen gelacht. Henrik bleibt todernst und behauptet, er unterhalte sich mit den Schafen, da die Schlei intellektuell und kulturell ja nicht viel zu bieten habe. Dazu hätte ihm auch seine Psychotante geraten. »Welche Psychotante?«, fragte ich, doch er gab mir keine Antwort.

Jedenfalls habe ich das Gefühl, dass es uns allen guttut, wenn Henrik im Ferienhaus ist und wir getrennt wohnen. Oder bilde ich mir das nur ein, um mir die Entscheidung schönzureden?

Nein, man kann es nicht schönreden. Aus einer großen Wohnung zwei kleine zu machen heißt: Trennung. Nichts anderes. Ich lasse meinen pflegebedürftigen Mann sitzen. Ich zersprenge die Familie. Egoistisch und schamlos. Bin ich das wirklich? Egoistisch und schamlos? O mein Gott, ich weiß es nicht. Ich weiß gar nichts mehr. Ich weiß nur: Luki hat recht. Ich muss an Maxi denken. Und an meine Kraftreserven. Ich muss mich retten, wenn ich Henrik retten will. Im Flugzeug erzählen sie einem doch auch immer, dass man erst sich selbst und dann den Kindern die Sauerstoffmasken überziehen soll. Henrik noch ein paar Monate länger in Gunneby zu lassen, das ist meine Sauerstoffmaske. Bis dahin könnte ich mich nach geeigneten Wohnungen umsehen. Und Henrik würde an der Schlei genug Sauerstoff haben: Ruhe, einen geregelten Tagesablauf, seine Pfleger, Essen mit Soße, keine Kämpfe mit Luki und Maxi – und keine mit mir. Zumindest von Montag bis Freitag.

Ein Wink des Schicksals

Freitagabend, Stau auf der A7. Ich stecke mit zwölf Rewe-Tüten (Wocheneinkauf für Henrik), dem neuen Pfleger (Miro) und einem 40-Kilo-Koffer (»Vorsicht, Frau, sind Gewichte für Training drin«) im Auto über dem Nord-Ostsee-Kanal fest. Der Nachteil an Henriks neuem Landsitz ist, dass ich die Pfleger bei jedem Wechsel persönlich hinbringen muss. Mit öffentlichen Verkehrsmitteln kommt man in der Pampa nicht weit. Miro ist eigentlich Bauarbeiter, erzählt er, während wir uns Stoßstange an Stoßstange über die Rader Hochbrücke schieben. Doch wegen schlechter Auftragslage hat er vor zwei Jahren eine Umschulung zum Pfleger gemacht. Irgendwas muss ihm auf einer Baustelle mal auf die Nase geknallt sein, jedenfalls ist sie völlig verdellt und sieht ziemlich mitgenommen aus. Dazu hat er schief stehende Zähne als hätte der Nordwind einmal quer durch sein Gebiss geweht. Ich habe mich ein bisschen erschrocken, als er mir am Hauptbahnhof zuwinkte, aber er scheint ganz in Ordnung zu sein. Das Beste an ihm ist: Er redet nicht viel, und das kommt mir nach einem Arbeitstag mit sechs Nonstop-Meetings sehr entgegen. Ich bin leer geredet und in Gedanken sowieso ganz woanders, denn heute Mittag hat Maxis Nachhilfelehrerin angerufen.

Neben einigen Terminabsprachen hat sie mir in einem Nebensatz mitgeteilt, dass sie aus ihrer Wohnung ausziehen würde. Ich kenne diese Wohnung. Sie ist bezaubernd. Drei Zimmer, gemütlich, unterm Dach, gut geschnitten, kleiner Balkon, perfekt für Maxi und mich. Sie könne erst zum Quartalsende kündigen, müsse aber schon vorher raus. Ob ich nicht irgendeinen potenziellen Nachmieter kennen würde, fragte sie mich. Seitdem rattert es in meinem Kopf. Ist das ein Wink des Schicksals? Soll es so sein? Oder ist es der vergiftete Apfel aus dem Paradies?

»Wie viele Jahre?«, fragt Miro.

»Woher soll ich das wissen?«, antworte ich etwas unwirsch.

»Ihre Mann.«

»Oh, Entschuldigung.«

»Sie nicht sehen alt aus.«

»Danke.«

»Alte Mann heiraten immer junge Frau, ist so.«

»Wie bitte?«

»Und dann wenn zu alt, ist nicht gut.«

»Was reden Sie da?«

»Ihre Mann.«

»Was ist mit meinem Mann?«

»Warum heiraten alte Mann?«

»Na ja, als ich ihn geheiratet habe, war er jung.«

»Ich nicht verstehe.«

»Ich habe ihn mit sechsunddreißig geheiratet, jetzt ist er sechsundfünfzig.«

»Oh, ist jung für Pflege. Dann Leben nicht fair.«

»Nein, das ist es nicht.«

Wir schweigen wieder, immer noch auf der Rader Hochbrücke. Wenn das so weitergeht, brauchen wir noch drei Stunden bis Gunneby. Der Käse in den Rewe-Tüten fängt in der Heizungsluft langsam an, seinen Eigengeruch auszubreiten und mein Hirn zu vernebeln. Ich hätte nicht den Brie de Meaux nehmen sollen. Was für eine absurde Unterhaltung. Was für ein absurdes Leben, das wir seit eineinhalb Jahren führen. Miro lächelt durch den Käsedunst, er scheint langsam aufzutauen. Bisher habe er nur demente 90-Jährige gepflegt, erzählt er. Henrik sei sein jüngster Patient, er freue sich auf ihn. Freu dich nicht zu früh, denke ich und sage: »Er ist nicht ganz einfach, müssen Sie wissen.« Und Miro grinst und sagt: »Ich auch nicht.« Guter Mann, ich mag ihn jetzt schon. Wir fahren Schritttempo, Eisregen hat sich zum Käsenebel gesellt. Ich stelle das Gebläse auf die höchste Stufe, ich will mich nicht unterhalten, ich muss nachdenken.

Was mache ich mit Henrik? Er kann ja nicht alleine in der Dürerstraße bleiben. Und auch nicht ewig in Gunneby. Dabei – und das ist das Absurdeste überhaupt – Henrik hat seit sechs Monaten nicht ein einziges Mal gefragt, wann es wieder zurück nach Hamburg geht. Der Sommer an der Schlei war mild und lang, sodass er viel Besuch von Freunden und Bekannten hatte. Dann kam der Herbst, es wurde allmählich einsamer, aber Henrik hat immer noch nicht nach Hamburg gefragt. Inzwischen haben wir Anfang Dezember, und er denkt irgendwie immer noch, dass er nur den Sommer über in Gunneby verbringt. Sein Wahrnehmungsgefühl ist durch die zerstörten Hirnareale beschädigt worden, das betrifft auch den Orientierungssinn – den räumlichen und den zeitlichen. Zeitabstände sind seitdem bei ihm sehr subjektiv.

Manchmal überkommt mich ein schlechtes Gewissen, wenn ich Sonntagabends wieder im Auto nach Hamburg sitze und ihn mit seinen Pflegern in Gunneby zurücklasse, aber es schreit nicht lauter als die Vorteile, die die räumliche Trennung mit sich bringt. Henrik ist so viel ruhiger und umgänglicher, seit er auf dem Land ist, und unsere Sommer- und Herbstwochenenden könnte man fast sogar als harmonisch bezeichnen. Ich kann unter der Woche wieder in normalerem Umfang meiner Arbeit nachgehen, und das tut mir gut, denn ich mag meinen Job. Er ist zurzeit die einzige Konstante in diesem verrückten Leben. Und abgesehen davon können wir es uns einfach nicht erlauben, auf ein weiteres Einkommen zu verzichten.

Nächstes Wochenende werde ich Henrik mit nach Hamburg holen, damit wir den Advent und die Weihnachtsvorbereitungen zusammen verbringen können. Er liebt Weihnachten, dieses Fest entspricht allen seinen Grundbedürfnissen: Harmonie, Familie, Tradition und Feiern. Unsere Wohnung, die die Hälfte meines Gehalts auffrisst, ist noch kein bisschen in Weihnachtsstimmung. Sie fühlt sich von Woche zu Woche riesiger an. Maxi und ich kommunizieren inzwischen meistens per WhatsApp vom vorderen Wohnungsteil zum hinteren miteinander. Wir haben schon ein paarmal herumgesponnen, wie es wäre, umzuziehen. In irgendwas kleineres, Gemütliches. Aus dem Familienheim, in dem wir achtzehn gute Jahre verbracht haben, ist ein Ballast geworden, der sich nicht mehr richtig anfühlt. Ich weiß, dass unser Familienleben nie wieder so sein wird wie früher, und jeder Tag in dieser Wohnung erinnert mich daran. Jedes Mal, wenn ich das Bad betrete, sehe ich Henrik in der Badewanne vor mir. Es ist, als wäre es Zeit, ein neues Kapitel aufzuschlagen, um das alte, so wie es war, in Erinnerung behalten zu können. Vermutlich wären Henrik und ich auch ohne Schlaganfall spätestens in zwei, drei Jahren ausgezogen und hätten uns verkleinert, warum also nicht jetzt schon?

Wenn ich diesen Monat bei der Hausverwaltung kündige, komme ich zum Quartalsende aus dem Vertrag, schießt es mir durch den Kopf. Alles würde passen. Es muss Schicksal sein. Ich bin furchtbar aufgeregt, als wir endlich in Gunneby ankommen. Henrik schläft bereits, ich werde morgen mit ihm über die Wohnung sprechen, ich weiß nur noch nicht wie.

Als ich am nächsten Morgen aufwache, sitzt Henrik bereits mit Miro am Küchentisch, sie unterhalten sich über die Zukunft des polnischen Baugewerbes, es läuft. Frontalangriff, denke ich spontan in meinem Schlafanzug und setze auf das Überraschungsmoment.

»Henrik, ich würde gern aus der Dürerstraße ausziehen.«

»Wie bitte?«

»Die Wohnung ist viel zu groß für uns. Klara und Luki sind schon ausgezogen, und in drei Jahren hat auch Maxi sein Abitur. Wir brauchen keine zweihundertsiebzig Quadratmeter mehr.«

»Kommt überhaupt nicht infrage, die Dürerstraße steht nicht zur Disposition. Das ist ein Juwel. Eine Wohnung mit Garten mitten in der Stadt, die gebe ich nicht auf, das kannst du dir abschminken.«

»Aber die Mietkosten fressen uns auf, es geht nicht mehr.«

»Für eine Wohnung dieser Größe, Lage und Ausstattung ist das durchaus angemessen.«

»Wir können uns das mit einem Gehalt aber nicht mehr leisten, Schatzi.«

»Dann nimm meine Rente.«

»Von deiner Rente kann ich nicht mal die Pflege bezahlen.«

»Dann nimm mein Pflegegeld. Die Versicherung kommt schließlich für alles auf.«

»Aber nicht für eine private 24-Stunden-Pflege, das habe ich dir doch schon so oft erklärt.«

»Völliger Humbug.«

»Henrik, du erhältst 530 Euro Pflegegeld, das ist der Höchstsatz. Die Vollzeitpflege zahlen wir aus eigener Tasche.«

»Mathematik war noch nie deine Stärke.«

Barbara kapiert das nicht, der Finanzer im Haus bin immer noch ich. In ihrem Beruf, im Mediamarketing, sind die für Logik zuständigen Areale in ihrem Gehirn vermutlich völlig verkümmert. Mir dreht sich der Magen um, wenn ich daran denke, dass wir nun unsere Familienexistenz auf einer Mediablase aufbauen. Ich halte Leute aus dieser Branche für halb gebildete Idioten, mehr nicht. Aber vermutlich ist meine Frau dort ganz gut aufgehoben. Sie bewegt sich seit Jahren auf einem Gebiet des kompletten intellektuellen Stillstands. Sie interessiert sich nicht für Politik oder Wirtschaft, liest keine Zeitung, sieht keine Informationssendungen im Fernsehen, fängt nichts Neues mehr an, kein Hobby, keinen Sport, gar nichts. Sie ist völlig stehen geblieben. Das Gute für sie ist nur: Sie hat das noch nicht begriffen.

»Henrik, wir haben zwei Kinder, die studieren, die leben auch nicht von Luft und Wasser. Wir haben ein Ferienhaus, das jeden Monat Kosten produziert und eine riesige Mietwohnung, die halb leer steht. Und wir haben eine teure Privatpflegelösung, die wir uns glücklicherweise leisten können. Aber irgendwo müssen wir reduzieren, wir können nicht ewig so weitermachen, als hätten wir zwei volle Gehälter.«

»Ich gedenke ja auch nicht ewig im Rollstuhl zu sitzen und von polnischen Fachkräften durch die Gegend geschaukelt zu werden.«

»Aber keiner weiß, wie lange es noch dauert.«

»Nächstes Jahr bin ich wieder auf den Beinen. Ich habe Miro schon gebeten, mein Rennrad auf Vordermann bringen.«

Henrik ist überzeugt davon, in der nächsten Saison wieder ein Radrennen zu bestreiten, auch wenn er momentan gerade mal zwanzig Schritte mit Unterstützung an der Ballettstange schafft. Genau genommen ist das schon ein Wahnsinn, denn im Krankenhaus hatte das nach seinem Hirnschlag keiner für möglich gehalten. Kein Arzt, kein Therapeut wollte bisher eine Prognose wagen. Dass Henrik jemals überhaupt aus dem Rollstuhl kommen wird, grenzt allerdings fast an ein Wunder. Vielleicht schafft er mit seinem Willen, der alle Grenzen der Realität sprengt, tatsächlich viel mehr, als wir alle denken. Als er mit fünfundvierzig beschlossen hat, Rennrad zu fahren, haben ihm seine Rennradfreunde damals alle einen Vogel gezeigt – und dann ist er ihnen bei den Cyclassics mit einem 34-er Schnitt davongefahren.

Ich bin so dankbar für diesen Willen und gleichzeitig verfluche ich ihn. Denn ich bin diejenige, die ihm irgendwie beibringen muss, dass wir keinen Neoprenanzug kaufen werden, und dass er dieses Jahr leider noch nicht im Starterfeld der Triathleten in der Alster schwimmen wird.

Ich bin ständig diejenige, die ihn auf den Boden der Tatsachen holen und ihm Enttäuschungen überbringen muss. Aber was ist die Alternative? Ihm einen vermaledeiten Neoprenanzug zu kaufen und ihn in voller Gummimontur an der Alster abzusetzen?

Ich wünsche mir nichts mehr, als dass er eines Tages tatsächlich wieder voll einsatzfähig sein wird, aber ich muss schließlich für den Worst Case planen. Alles andere wäre verantwortungsloser Wahnsinn. Und der Worst Case bedeutet, dass wir noch eine Vollzeit-Pflegekraft bezahlen, wenn ich in Rente oder gar selbst ein Pflegefall bin. Obwohl, im Doppelpack wird es vielleicht billiger.

Ich starte einen neuen Anlauf:

»Henrik. Wir geben seit einem Jahr jeden Monat deutlich mehr Geld aus als reinkommt. Mir wachsen die Ausgaben und die Geldsorgen allmählich über den Kopf.«

»Ich verstehe nicht, wie man die ganze Zeit jammern kann, wenn es einem so gut geht. Meines Wissens nach stehen wir nicht vor einer Privatinsolvenz.«

»Zum Glück nicht, aber unsere Reserven sind nicht endlos.«

»Dann verkaufen wir eben das Haus oder eine Wohnung.«

»Das ist unsere Altersvorsorge, und die ist momentan wichtiger als je zuvor.«

»Die Dürerstraße ist gesetzt. Ich werde dort niemals ausziehen.«

»Ich will dort aber nicht mehr wohnen. Und Maxi auch nicht.«

»Das ist euer Problem, nicht meins.«

Es hat keinen Sinn. Er würde eine Kündigung niemals

unterschreiben. Doch da wir beide im Mietvertrag stehen, müssen auch wir beide zusammen kündigen. Zwar könnte ich die Wohnung auch mithilfe meines Betreuerausweises kündigen, aber dann müsste ich die Vermieter über Henriks Zustand und unsere neuen Lebensverhältnisse mit nur einem Einkommen informieren, und das möchte ich nicht. Und irgendwie möchte ich, dass wir beide diesen Wisch unterschreiben, damit alles seine Ordnung hat. Als würde mir damit Absolution erteilt. Ich weiß, dass das absurd ist, aber so ist es nun mal.

»Kaffee?« Miro hat den Ernst der Lage erkannt und drückt mir einen Becher Kaffee in die Hand. »Hilft«, sagt er und legt seine schiefen Zähne frei. »Danke«, sage ich. Immerhin wird Henrik die nächsten acht Wochen in guten Händen sein.

Als ich Sonntagabend zurück nach Hamburg komme, sitzt Maxi mit ein paar Freunden in der Küche und plündert die kläglichen Essensreste unserer Speisekammer. Ich hatte es am Freitag nicht mehr geschafft, auch noch diesen Kühlschrank aufzufüllen und ihm 50 Euro auf den Tisch gelegt. Keine Ahnung, wofür er sie ausgegeben hat, Essen scheint es jedenfalls nicht gewesen zu sein. Maxi verbringt zu seiner großen Freude immer mehr Wochenenden sturmfrei zu Hause, mehr als einmal im Monat kriege ich ihn nicht mehr nach Gunneby. Ein Hockeyspiel, eine Verabredung, eine wichtige Party, irgendeine Ausrede findet sich immer. Wenn Henrik noch länger im Ferienhaus wohnen bleibt, verwildert Maxi vermutlich komplett.

Als seine Freunde weg sind, setze ich mich zu ihm aufs Bett. »Was hältst du davon, wenn wir beide in die Wohnung deiner Nachhilfelehrerin ziehen?«, frage ich vorsichtig. »Sie ist nicht groß, mit Schrägen, aber ganz gemütlich.« »Das wäre ziemlich cool.« Seine Augen leuchten. Er ist sofort begeistert von dem Plan umzuziehen und sieht genauso aufgeregt aus wie ich. Irgendwie scheint es keinen von uns mehr in dieser Wohnung zu halten – außer Henrik. Als könnte er meine Gedanken lesen, fragt Maxi:

»Und was machen wir mit Papi?«

Ich zucke mit den Schultern.

»Ich weiß es noch nicht.«

»Trennt ihr euch?«

»Nein, natürlich nicht. Ich lasse Papi doch nicht alleine. Wir leben nur in zwei getrennten Wohnungen, so wie jetzt auch.«

»Mami?«

»Ja?«

»Weißt du, ich find's besser so, nur wir beide … ich meine … ohne Papi. Ist das schlimm?«

»Nein, Maxi, das ist nicht schlimm.«

Der Wasserpegel in seinen Augen steigt. Er wischt sich mit dem Ärmel schnell übers Gesicht. In meinem Hals sitzt ein dicker Kloß, das schlechte Gewissen. Ich streiche Maxi eine Haarsträhne aus dem Gesicht. Ich würde ihm gern seinen Kloß abnehmen, aber vermutlich geht das nicht. Jeder muss mit seinem eigenen fertigwerden. Vielleicht muss ich mich auch damit abfinden, bis ans Ende meines Lebens mit diesem Kloß zu leben. Das schlechte Gewissen ist immer da. Weil ich immer noch mehr für Henrik tun könnte. Weil ich laufen, arbeiten und mit den Kindern nach Kuba fahren kann und er nicht. Weil es ihn erwischt hat, nicht mich. Natürlich ist es schlimm. Es ist schlimm, dass keiner von uns mit Henrik unter einem Dach leben möchte. Es ist so schlimm, dass man es nicht auszusprechen wagt. Aber sich den ganzen Tag die Köpfe einzuhauen, ist noch schlimmer.

Unsere Familie ist dabei, auseinanderzubrechen. Ist es meine Schuld? Hat Henrik recht mit seinen ständigen Vorwürfen? Klar, ich muss auch zum Wohl der Kinder entscheiden, aber wir wissen doch alle, dass Kinder egoistisch sind. Sie gehen den Weg des geringsten Widerstands. Ich auch?

Trennst du dich von ihm ... Maxis Frage geht mir nicht aus dem Kopf. Henrik und ich waren immer ein Team. Wir haben so viel zusammen durchgestanden. Unsere Ehe hat in den letzten Jahren zwar gekriselt, schon vor dem Schlaganfall. Eigentlich seitdem er die Reederei verlassen und beschlossen hat, sich selbstständig zu machen. Da ist etwas ins Wanken geraten, es war Henriks erster beruflicher Knick. Über eine Trennung haben wir aber beide nie nachgedacht. Wir haben in zwanzig Jahren Ehe weitaus schlimmere Hürden gemeistert. Wir haben uns dieses Versprechen gegeben, in guten wie in schlechten Zeiten, bis dass der Tod euch scheidet, und wir meinten es beide ernst damit. Auch wenn wir im 21. Jahrhundert leben und eine Scheidung natürlich immer möglich ist.

Es ist ein komischer Gedanke, aber mir wird gerade zum ersten Mal bewusst, dass es diese Option für mich nicht mehr gibt. Scheidung. Sie ist am 3. April 2013 in unserer Badewanne verloren gegangen. Selbst wenn ich es wollte – ich könnte mich gar nicht von Henrik trennen. Von einem kranken Mann kann man sich nicht trennen, man darf es nicht, ich kann es nicht.

Kann jemand bitte diese Gedanken abstellen?

»Ich werde Papi eine kleine Wohnung in unserer Nähe suchen, dann ist er nicht so weit weg und die Fahrerei am

Wochenende hat ein Ende«, sage ich schnell. »Klingt gut«, sagt Maxi und nickt. Ich reiche ihm ein Taschentuch. »Wir müssen allerdings Papi dazu kriegen, diese Wohnung hier mit mir zu kündigen. Das wird noch ein hartes Stück Arbeit«, erkläre ich. Maxi schnäuzt sein Elefantenschnäuzen. »Wir könnten ihn hypnotisieren«, sagt er und sieht mich wie die Schlange Kaa durch seine nassen Augen an. »Superidee.« Wir prusten beide los, ein bisschen hysterisch, aber es hilft. Es hilft immer. Zum Glück hat das Lachen keiner von uns verlernt, denke ich, selbst Henrik nicht. »Uns wird schon was einfallen«, sagt Maxi. »Lass uns umziehen, Mami!« Dann steht er auf und geht fröhlich wippend in die Küche.

Ich wünschte, ich hätte auch diese Gabe, so schnell umschalten zu können. Aber ich merke, dass der Anruf der Nachhilfelehrerin und die Aussicht auf Veränderung neue Energien freigesetzt hat. Die Aufbruchstimmung wirkt Wunder. Und plötzlich weiß ich, dass ich die Sache mit der Dürerstraße durchziehen werde, irgendwie.

Am nächsten Wochenende hole ich Henrik wie geplant nach Hamburg. Ich habe ein Kündigungsschreiben aufgesetzt, es liegt auf dem Esstisch, zusammen mit ein paar anderen Papieren der Krankenversicherung und der Bank, die Henrik qua Chefsache unterschreiben muss. Dazu habe ich eine übersichtliche Excel-Tabelle mit allen Ausgaben und Einnahmen der letzten zwölf Monate gelegt, sie hat mich drei Abende gekostet. Ich werde ihm schwarz auf weiß beweisen, dass uns die hohe Miete in den Ruin treibt. Ich muss Henrik mit seinen eigenen Waffen schlagen – mit der Sprache der Zahlen. Das ist meine einzige Chance.

Die Wohnung ist bereits halbwegs weihnachtlich, Miro hat mir gerade im Schneeregen geholfen, draußen ein paar Tannenzweige abzuknipsen. Durchgefroren und weihnachtlich gestimmt setze ich mich zu Henrik ins Wohnzimmer. Ich habe Kaffee gemacht und Weihnachtsplätzchen ausgepackt. Unsere Freundin Susanne hat sie extra für Henrik vorbeigebracht. Er möge sie doch so gern, sagte sie. »Siehst du, sie denken alle an dich«, sage ich zu Henrik und setze mich an den Esstisch. Wir wollten eigentlich die Gästeliste für die Speck- und Punschparty zusammenstellen. Doch Henrik ist nicht ansprechbar. Er sitzt vor dem Fernseher und guckt irgendeine belanglose Reisereportage über New Mexico.

»Schatzi, mach doch mal bitte den Fernseher aus«, rufe ich ihm zu, aber er reagiert nicht. »Hallo?!« Nichts. »Es gibt Kaffee und Plätzchen von Susanne.« Nada. Er stiert gebannt auf den Fernseher. Maxi kommt mit einem Zettel herein und sagt: »Das ist von der Schule wegen der Klassenfahrt, ihr müsst das beide unterschreiben.« Ich unterschreibe und sage ihm: »Leg es einfach zu dem Stapel da, Papi muss noch mehr Post unterschreiben.« Mit einem vielsagenden Blick deute ich auf den Papierstapel mit dem Kündigungsschreiben, das obenauf liegt. Aber Geduld ist nicht die Stärke eines 14-Jährigen. Maxi will seinen Zettel *jetzt* unterschrieben haben. »Papi!« Papi ist in New Mexico. »HALLO! HOLA!« Maxi schüttelt genervt den Kopf und macht in meine Richtung den Schlange-Kaa-Blick. Dann hält er kurz inne. Und da passiert es. Maxi schaltet den Fernseher aus und rollt Henriks Rollstuhl an den Esstisch. Noch ehe sein Vater protestieren kann, drückt er ihm einen Stift in die Hand und schiebt ihm einen Zettel rüber. »Hier, unterschreiben

bitte, da unter Mamis Unterschrift.« Henrik unterschreibt.
Es ist das Kündigungsschreiben.

Mein Herz klopft bis unters Dach. Maxi grinst, als
hätte er gerade ein Hockeytor geschossen. Es ging alles so
schnell, dass ich gar nicht fassen kann, was da gerade passiert ist. Und ich fürchte, Maxi auch nicht. Da ist sie, Henriks Unterschrift. Krakelig, aber leserlich. Hiermit kündigen wir, Henrik und Barbara Wentzel, das Mietverhältnis
fristgerecht zum 31. März 2015. Maxi nimmt den Zettel
und geht Richtung Tür. Henrik blickt irritiert von ihm zu
mir, dann sagt er: »Was war das?« Und ich antworte
wahrheitsgemäß: »Die Kündigung.«

Dann bringe ich sie um

Müsste ich Henriks Wutausbruch auf einer Skala von eins bis zehn einordnen, bekäme er ein knappe vier, mehr nicht. Er murmelte irgendetwas von einem billigen Komplott, mit dem wir sowieso nicht durchkämen, ließ mir über Maxi ausrichten, dass ich von seinen Anwälten hören würde, dann sah er weiter fern.

In der kommenden Woche verabrede ich ein Abendessen mit Henriks engsten Freunden, alles Juristen. Ich nenne sie meinen Herrenrat, denn im letzten Jahr hat sich eine Gewaltenteilung ergeben, für die ich ihnen sehr dankbar bin: Christoph hilft mir bei Finanz- und Versicherungsangelegenheiten, Matthias hat den juristischen Part übernommen (»Hast du dir eigentlich mal überlegt, was mit Henrik passiert, wenn dir etwas zustößt? Du brauchst eine Vorsorgevollmacht!«), und Jochen fungiert als Henriks Gewissen. Wann immer ich eine Entscheidung treffen muss, ist er derjenige, der in Henriks Schuhe schlüpft und ihn vehement verteidigt. Anfangs hat mir das ziemlich zu schaffen gemacht, denn natürlich trifft er immer einen wunden Punkt. Mittlerweile weiß ich es zu schätzen. Von allen dreien ist es immer Jochen, der mich am meisten herausfordert – aber immer konstruktiv und nie vorwurfsvoll. Als ich den dreien bei einem Abendessen von den Umzugsplänen und der räumlichen Trennung berichte, habe ich vor seiner Reaktion am meisten Respekt. Doch wider Erwarten zeigen alle drei großes Verständnis. Sie kennen die Kämpfe, die sich bei uns zu Hause abspielen. So verbunden sich jeder von ihnen Henrik fühlt, so wissen sie doch, dass der momentane Zustand für uns alle als Familie auf Dauer nicht haltbar ist – außer für Henrik vielleicht. Wenn diese Familie in irgendeiner Form als Ganzes überleben soll, muss ich sie trennen, das weiß ich jetzt.

Als ich ihnen Bilder von der Wohnung zeige, die ich für Henrik ausgesucht habe, sieht Jochen mich skeptisch an. »Das wird Henrik nicht gefallen«, murmelt er. »Gar nicht gefallen.« Ja, ich weiß: Es ist kein Stuck an den Wänden, und es gibt keine Jugendstiltüren, aber es sind drei großzügige Zimmer, hell, gut geschnitten, großer Flur, großes Bad, bezahlbar, mit geringen Umbauarbeiten barrierefrei zu gestalten und nicht weit von der Dürerstraße entfernt. Als wir auseinandergehen, macht Jochen folgendes Angebot: Er und seine Frau Anke gehen ebenfalls auf die Suche. Sollten sie nichts Besseres finden, kann ich auf seine Unterstützung zählen.

Jochen hält Wort. Nachdem weder Anke noch er etwas Passables und Bezahlbares im Hamburger Westen finden konnten, spricht er mit Henrik. Er erklärt ihm sachlich die Notwendigkeit und zählt ihm die Vorteile der neuen Wohnung für alle Beteiligten auf. Er hätte es sich sparen können. Als Henrik die Wohnung betritt, tobt er.

»In diesen Sozialbau ziehe ich auf keinen Fall ein!«

Der Sozialbau ist ein klassisches, gepflegtes Backstein-Mehrfamilienhaus in Hamburg-Bahrenfeld.

»In dieses spießige Beamtenloch kannst du gerne einziehen. Mich bringst du nur über meine Leiche hier rein.«

Der Noch-Mieter steht nach Luft schnappend im Flur. Henriks Gesichtsfarbe hält ihn jedoch davon ab, sich in die Diskussion einzumischen.

»Nun sieh sie dir doch erst mal richtig an«, bitte ich Henrik und nicke dem Mann dankbar zu. »Wir ändern einiges an der Küche und bauen ein komplett neues Bad ein.«

»Vorher sprenge ich das gesamte Haus in die Luft.«

»Von der Terrassentür aus hat man einen schönen Blick ins Grüne, und draußen könnten wir eine elektrische Hebebühne anbringen, dann sparst du dir das Geruckel mit dem Scalamobil am Eingang.«

»Das Geruckel spare ich mir so oder so, weil ich keinen Fuß in dieses kleingeistige Loch setzen werde.«

Ich habe Barbara längst durchschaut. Sie sieht nach dem Hirnschlag nur eine Gefahr und denkt sich: »Wenn der Alte wieder ganz gesund wird und seine Stellung wieder einnimmt, stehe ich wieder unter seiner Fuchtel. Um das zu verhindern, hat sie beschlossen, mich fertigzumachen, nach allen Regeln der Kunst. Zuerst hat sie mir und meinen Kindern das Familienheim genommen und mich obdachlos gemacht, und jetzt bietet sie mir als Ausweg diese Hartz-IV-Bude an. Lächerlich. Da kann ich nicht mal einen Bruchteil meiner Möbel aufstellen, geschweige denn das Silber auflegen. So bin ich nicht gewohnt zu leben. Die Kinder hat sie bereits völlig manipuliert, unsere Freunde ebenso. Die brauchen gar nicht mehr bei mir aufzutauchen. Nicht mal vor meinen engsten Freunden macht sie halt. Die befürworten diesen unseligen Umzug jetzt auch noch. Die

Wohnqualität wird für mich in diesem Beamtenloch auf ein Zehntel heruntersacken. Das werde ich nicht hinnehmen. Ich werde juristische Schritte gegen sie einleiten.

»Papi würde, egal bei welcher Wohnung, ausrasten«, versucht Klara mich zu trösten, vermutlich hat sie recht. Viel Zeit zum Zögern bleibt ohnehin nicht, denn die Umbaumaßnahmen müssen bis Herbst fertig sein, wenn sich die Gunneby-Saison dem Ende entgegenneigt. Und wenn ich eine Sache von Henrik gelernt habe, dann dass ich durchziehen muss, was ich angefangen habe. Sonst finden wir nie Ruhe.

Neben der Planung für Henriks neue Wohnung renoviere ich parallel meine künftige Dachgeschosswohnung, bereite Maxis und meinen Umzug vor und bestelle ein Entrümpelungsunternehmen mit dem vielversprechenden Namen »Die Erlediger«, um über achtzehn Jahre angesammelten Kram aus zweihundertsiebzig Quadratmetern plus noch mal so viel Dachboden- und Kellerraum zu entfernen. Die folgenden vier Wochenenden verbringe ich auf dem Dachboden und im Keller. Beide sind randvoll mit Bücherkartons, Babysachen, Kinderspielzeug, Puppenhäusern, Klamotten, Geschirr, Topfsets, Skiausrüstungen, zu kleinen Schlittschuhen, fragwürdigen Kunstwerken, Möbelstücken und anderen Staubfängern aus einer anderen Zeit. Im Wohn- und Arbeitszimmer finden sich mindestens noch mal so viele Bücher wie in den Kisten, allein damit könnte man eine weitere Dreizimmerwohnung füllen. Meine Mutter reist netterweise extra aus Wien an, um mir beim Aussortieren der Bücher zu helfen – und um hinterher festzustellen, dass wir versehentlich den Ausschuss statt die Kisten mit den guten

Büchern behalten haben. Wie können fünf Menschen nur so viel Kram anhäufen? Wozu brauchen wir den ganzen Mist? Und warum haben wir das alles aufgehoben? Aus Sentimentalität? Als Reliquien vergangener Zeiten? Als könnte man sie damit festhalten oder zurückdrehen. Als könnte Henrik wieder so gesund werden wie damals, als er unter Fluchen Klaras Kasperltheater zusammengeschraubt hat. Oder mit seinen zwei eigenwilligen Art-Deco-Lampen in der Hand freudestrahlend vor der Tür stand, um mir mitzuteilen, dass er diese traumhaften, wertvollen Junggesellen-Stücke mit in die Ehe einbringen werde. Mir erscheint dieser ganze Besitz plötzlich unfassbar absurd. Ich muss an die japanische Entrümpelungsspezialistin denken, die mit ihrem Wegwerfratgeber *Magic Cleaning* die Bestsellerlisten stürmt. Marie Kondos Methode ist einfach: »Behalte nur das, was für tokimeku sorgt« wie es auf Japanisch heißt – was das Herz hüpfen lässt. Ich sehe mich auf der Müllhalde verstaubter Sportgeräte, Kinderklamotten und glorifizierten Altpapiers um – nichts hüpft. Kein tokimeku. Ich empfinde das alles ausschließlich als Ballast, den ich schnellstmöglich loswerden will. Die Japanerin verspricht nach einer gezielten Entrümpelung ein radikal anderes, glücklicheres Leben. Also los. Es muss leichter werden. Ich bin, fürchte ich, in diesen Wochen in einem nicht ganz zurechnungsfähigen Rauschzustand. Die Möbel und Erinnerungsstücke, die Henrik oder mir wichtig sind und in keine unserer künftigen Wohnungen passen, verteile ich mit Sergej, dem Chefentrümpeler, in den jeweiligen Kellern. Alles, was wir nicht mehr bräuchten, erklärt Sergej, werde er mit einem großen LKW nach Russland bringen und dort an hilfsbedürftige Familien verteilen. Als schließlich Müllsack um Müllsack den Dachboden verlässt, fühle ich mich tatsächlich ein kleines bisschen leichter.

Im Gegensatz zu Henrik, der zu jedem Gegenstand eine sentimentale Beziehung aufbaut, habe ich noch nie besonders an Dingen gehangen. Und so empfinde ich seltsamerweise auch kaum Wehmut, als Maxis und meine kleine Wohnung endlich fertig ist und wir die große Wohnung, die vor Familienerinnerungen fast überzuquellen droht, hinter uns lassen. Als Maxi und ich völlig erledigt vom Schleppen und vielen Treppensteigen abends auf dem Balkon unserer neuen Bleibe stehen, grinsen wir uns beide an – und ich weiß, dass Maxi genauso erleichtert ist wie ich.

Das Bleigewicht kommt Sonntagabend per Telefon. »Bist du wahnsinnig geworden, Mami?«, sagt Klara aufgebracht. »Das ganze Kinderspielzeug? Auch Lisi?« Mist. Lisi muss ich übersehen haben. Lisi ist Klaras Heiligtum – meine alte Kinderpuppe, mit der auch sie die ersten zehn Jahre ihres Lebens in inniger Liebe verbracht hat. Ich rufe Sergej an, der längst samt Laster in Sankt Petersburg ist, und bitte ihn verzweifelt, die Säcke nach Lisi abzusuchen. »Braune Locken, weiße Bluse, rotes Kleid«, gebe ich ihm durch. Doch es ist zu spät. Die Sachen sind längst bei verschiedenen Familien verteilt worden. »Ich kann versuchen, nicht versprechen«, sagt Sergej, und ich sacke auf dem Sofa zusammen, denn ich weiß beim besten Willen nicht, wie ich das Klara beibringen soll. Doch zwei Stunden später ruft Sergej tatsächlich zurück. Er habe sie gefunden, berichtet er stolz, nur leider ohne Kleider, aber er bringe die nackte Lisi nächste Woche nach Hamburg zurück. »Danke«, hauche ich ins Telefon.

Die nächste Katastrophe sind Henriks Art-Deco-Lampen. Als junger Mann hat er sie auf irgendeinem südfranzösischen Trödelmarkt erstanden und behauptet seitdem, dass sie eine Rarität und ein Vermögen Wert seien. Ich habe ihm das nie ganz abgenommen, aber ich weiß, wie sehr er an ihnen hängt. Ich bin mir hundertprozentig sicher, dass sie nicht auf dem Laster gelandet sind. Als ich jedoch die Sachen sortiere, die, bis Henriks Wohnung bezugsfertig ist, in Gunneby zwischengelagert werden sollen, kann ich sie nirgends finden. Ich versetze alle in Panik. Luki, Maxi und zwei Freundinnen durchsuchen alle Räume und den Keller, meine Mutter versucht zu rekonstruieren, wann und wo was zwischengelagert wurde, und ich schicke kleine Stoßgebete an Marie Kondo. Ich gelobe großes tokimeku, wenn ich sie jemals wiederfinde. Doch wir finden sie nicht. Nirgends. »Henrik wird mir den Hals umdrehen«, sage ich verzweifelt zu Maxi. »Einhändig«, antwortet er.

Doch auch ohne die Lampen, deren Verschwinden er noch gar nicht bemerkt haben kann, ist Henrik in Mordlust, als die Kisten in Gunneby eintreffen. »Ihre Mann wollen umbringen. Erst Sie, dann mich, dann sich. Habe Angst«, lautet die SMS von Iveta, die mich kurz nach der von Sergej erreicht (»Alles erledigt. Alles in Gunneby abgeliefert.«). Dazwischen ruft mich der Bauunternehmer an, der Henriks Wohnung renoviert, um mir mitzuteilen, dass die Rohrleitungen im Badezimmer von einem Blinden verlegt worden sein müssen und er so nicht arbeiten könne, es sei denn, er würde den ganzen Boden aufreißen und alles neu verlegen. Aber das werde nicht ganz billig. Als Henrik mich schließlich anruft, um mir persönlich seine Beschimpfungen an den Kopf zu werfen, stehe ich gerade an der Tankstelle. Ich wusste, dass dieser Anruf kommt. Ich wusste, dass er wütend sein würde, aber nicht, dass es so schlimm werden würde. Ich lasse ihn reden und Dampf ablassen, höre mir alles ohne Gegenwehr an und versuche, mich zur Beruhigung auf die Anzeige der Zapfsäule zu konzentrieren. 43,2 Liter … 61,06 Euro … »du hinterhältiges Miststück« … 56,02 Liter … 80,08 Euro … »durchtrieben und schäbig« … es klickt, die Uhr bleibt stehen. 89,60 Euro, komisch, ganz schön teuer … »keinen Funken Anstand in deinem nicht vorhandenen Gehirn«. Irgendwas stimmt nicht. Ich starre die Zapfsäule an. Super. Ich habe Super in den Diesel getankt.

Mit dieser Radikalität von Barbara habe ich nicht gerechnet. Im Leben hätte ich nicht gedacht, dass sie wirklich durchzieht, was sie da angedroht hat. Ihren eigenen Mann aus der Wohnung zu mobben und obdachlos zu machen. Sie hat irgendein windiges Möbelunternehmen beauftragt und mich vor vollendete Tatsachen gestellt. Die haben mir mein gesamtes Hab und Gut in den Flur geschmissen, buchstäblich, hier stapeln sich die Kartons. Ich finde nichts mehr. Ich habe meine Bücher nicht, diverse Tonträger, meine persönlichen Akten, Zeugnisse, Dokumente, die Papiere für insgesamt fünf Fahrzeuge und dergleichen, alles weg. Das ist eine schiere Katastrophe. Wie soll ich mich denn ohne Zeugnisse jemals wieder irgendwo bewerben? Mein Leben ist völlig ausradiert. Wenn sie am Ende auch noch meine Lieblingslampen, und den Schaden kann ich momentan noch nicht absehen, weggeschmissen hat, dann bringe ich sie um.

Irgendwann kommt ein älterer Mitarbeiter der Tankstelle auf mich zu, als ich nach einer kleinen Ewigkeit

171

immer noch heulend an der Zapfsäule stehe – das Handy in der einen Hand, den Zapfhahn in der anderen. »Kann ich irgendwie helfen?«, fragt er.

Ich schüttle den Kopf. Die Tränen laufen weiter, bald könnte man vielleicht auch Liter zählen.

»Der Motor«, stottere ich, »… ich glaube, er ist kaputt.«

»Ein Diesel?«, fragt er.

Ich nicke. Er sieht den Zapfhahn und sagt: »Oh.« Und dann: »Verstehe.«

»Nichts verstehen Sie.«

Ich zeige ihm das Handy-Display. Er sieht mich verwundert an.

»3. April. Heute ist der 3. April.«

»Zu spät für einen Aprilscherz.« Und als ich nicht lache, sagt er: »Aber das ist doch kein Grund so zu weinen, junge Frau. Das ist schon mehreren passiert, da sind Sie nicht die Einzige. Und wissen Sie was? Eigentlich gibt es doch Schlimmeres als einen kaputten Motor, oder?«

»Nein. *Wir* sind kaputt«, sage ich. »Unsere Familie.«

Und dann muss ich wieder weinen.

Vor genau zwei Jahren hat Henrik regungslos in der Dusche gelegen. Und erst jetzt wird mir klar, dass an diesem 3. April nicht nur Henriks altes Leben, sondern auch unsere Familie auseinandergekracht ist. Ich habe es die ganze Zeit nie so gesehen oder nicht wahrnehmen wollen. Ich glaube, ich habe genau so einen Neglect wie Henrik. Ich funktioniere, organisiere, versuche, allen gerecht zu werden, treffe Entscheidungen, bestimmt nicht immer die richtigen, aber wer sagt mir denn, was richtig ist und was falsch? Ich verdränge alles, was wehtun könnte. Schlucke seine Beleidigungen runter, versuche, sie nicht ernst zu nehmen. Aber natürlich treffen sie mich, ich bin doch nicht aus Holz. All das würde ich gern dem netten Tankwart sagen, aber zum Glück hält mich mein Verstand davon ab. Stattdessen rufe ich den ADAC an und bitte die Service-Zentrale, das Auto zur Werkstatt zu bringen.

Zu Hause warten weitere Kisten auf mich, die ausgepackt werden wollen. Vielleicht sollte ich sie heute einfach ruhen lassen. Spontan rufe ich eine Freundin an und frage, ob sie nicht auf ein Glas Wein vorbeikommen wolle. Doch die entschuldigt sich, sie seien bei gemeinsamen Freunden eingeladen. Natürlich, es ist Freitagabend, wer hat da schon spontan Zeit? Es gab mal eine Zeit, da waren Henrik und ich auch fast jedes Wochenende verplant. Irgendeiner macht immer irgendein Essen. Das Problem ist nur: Bei diesen Essen sind immer nur Pärchen eingeladen, und seit ich nur noch ein halbes Pärchen bin, lädt man mich – mit Ausnahme meiner französischen Freundin Pascale – zu solchen Abenden nicht mehr ein. Vielleicht, weil es ein lustiger Abend werden soll, und da passt so ein Schicksalsschlag wie unserer nicht hinein. Vielleicht, weil wir unsere Freunde in den letzten zwei Jahren so sehr strapaziert haben, dass sie froh sind, ihre Ruhe vor mir oder uns zu haben. Vielleicht, weil mit mir auch immer das schlechte Gewissen mit an den Esstisch kommt: »Wann haben wir Henrik das letzte Mal besucht? Hätten wir ihn nicht auch einladen sollen?« Aber dann wäre vielleicht der lockere, leichte Abend ruiniert. Dabei sehne ich mich momentan nach nichts mehr als nach einem lockeren, leichten Abend. Himmel, ich versinke im Selbstmitleid. Welche Pferde gehen heute nur mit mir durch? Schluss damit.

Ich lasse die Kisten Kisten sein, mache den Wein

alleine auf und rufe Birgit in Bremen an, die Witwe von Henriks verstorbenem Freund Andi.

»Ich bin ganz schön ungerecht, oder?«, frage ich sie, nachdem ich ihr meine Gedanken gebeichtet habe. Schließlich können Freunde nicht mehr tun, als sie ohnehin schon für uns getan haben.

»Willkommen in meiner Welt«, antwortet Birgit. »Als Witwe geht es einem nicht anders.« Und im Übrigen, fährt sie lakonisch fort, ginge es ihrer frisch geschiedenen Freundin auch nicht anders.

Ich habe einen Kloß im Hals. Verwitwet, geschieden oder mit Pflegefall ist scheinbar völlig egal – alles ist gesellschaftlich gesehen gleich unattraktiv. Und Henrik? Die Doodle-Liste ist nach einem guten Jahr eingeschlafen. Mehr Unterstützung und Loyalität, als er erfahren hat, kann man wahrscheinlich nicht erwarten. Von seinen zahlreichen Freunden unternehmen heute nur noch eine Handvoll regelmäßig alleine etwas mit ihm. Im Gegensatz zu früher haben sich die gesellschaftlichen Einladungen für uns beide mehr oder weniger dezimiert. Aber ich habe natürlich noch viel mehr Freundinnen und Freunde, mit denen ich alleine etwas unternehmen kann. Wie muss sich Henrik erst fühlen?

Ich war schon immer Barbaras gesellschaftlicher Anker. Wir haben einen großen Freundeskreis, größtenteils Hamburger Bourgeoisie mit spießigen Einschlägen, aber gut gemischt. Der Eintritt in eine bessere Lebensqualität, der kam für Barbara eindeutig durch mich. Sie ist zwar besser im Socializing als ich, aber sie hat nicht mehr auf der Pfanne als ich. Wir waren gesellschaftlich immer sehr aktiv, haben viel zu Hause veranstaltet, in unserer Wohnung, mit mei-

nem Silberbesteck. Wäre es nach Barbara gegangen, hätten die von Blechlöffeln gegessen, das kam alles von mir. Barbaras größter Albtraum ist immer, ausgeschlossen zu sein. Wenn wir früher mal an einem Wochenende nicht irgendwo eingeladen waren, schob sie sofort Panik, das war schon immer so. Ich kann mich in puncto Freundschaften bei Gott nicht beschweren, da bin ich gesegnet. Sie verändern sich zwar ein bisschen, früher war ich mehr der Impulsgeber oder es hat sich abgewechselt. Das ist jetzt etwas aus dem Lot gekommen. Einige unserer Freunde haben mich positiv überrascht mit ihrem Engagement – auch manche, mit denen ich vielleicht vorher gar nicht so viel zu tun hatte. Und andere haben sich für meinen Geschmack auch ein bisschen dünngemacht, aber das bleibt nicht aus, so ist das eben. Und manche haben sich von Barbara einspannen lassen bei dieser hinterhältigen Wohnungsauflösung, eine alte Freundin von mir zum Beispiel. Daraufhin habe ich dieser Freundin gekündigt. Mit meinem ältesten Freund wird das auch noch so kommen. Da läuft eine ganze Verschwörung auf mich zu.

Als wollte mich das Schicksal vom Gegenteil überzeugen, kommt ein paar Tage später Post von Birgit: die Einladung zur Konfirmation meines Patenkindes mit Dinner am Vorabend. Kurz darauf rufen Hase und Patrick an, gute Freunde, die ebenfalls in Bremen wohnen. Wir sollten unbedingt alle kommen, Henrik, die Kinder und ich, und wir könnten alle bei ihnen übernachten.

»Das ist furchtbar lieb«, sage ich, »aber ich weiß, nicht, wie wir das hinkriegen sollen.« Die Nächte mit Henrik sind zu Hause schon ein Grauen, wie soll das dann erst auswärts, ohne Pflegebett und Hilfsmittel gehen?

»Nimm doch einfach den Pfleger mit!«, ruft Hase aus dem Hintergrund. Keiner weiß mehr so genau, warum wir sie alle Hase nennen.

Ich überlege kurz. Mit Pfleger könnte es eigentlich machbar sein.

»Bist du dir sicher, was ihr euch da einhandelt?«, hake ich sicherheitshalber nach.

»Aber klar, Platz ist genug.«

»Ich finde, es ist Zeit, aus Hase einen Engel zu machen«, schlage ich vor.

Sie lachen. »Im Ernst, Barbara, wir freuen uns.«

Zusammen mit unserem neuen Pfleger Viktor brechen wir mit zwei Autos auf. Ich komme mir vor wie in einem schlechten Roadmovie. Die Autos sind bepackt bis unters Dach mit Rollstuhl, Pflegeartikeln, Medikamenten, Geschenken, drei Anzügen (zwei für Henrik, falls er sich vollkleckert, und einer für Viktor, der keinen eigenen hat – auch wenn ihm Henriks Hose maximal bis zu den Knöcheln reichen dürfte). Das Willkommen ist groß, das Abendessen bei Birgit ausgelassen. Henrik genießt es in vollen Zügen. Er spricht zwar wie immer ausschließlich über sich, aber das nimmt ihm keiner übel. Luki hat nach wie vor ein Problem mit den Essmanieren seines Vaters, reißt sich aber zum Glück zusammen. Der Rest der Gesellschaft versucht, darüber hinwegzusehen, auch wenn ich beobachte, wie vereinzelt fassungslose Blicke an ihm hängen bleiben.

Gegen 21 Uhr fallen Henrik immer wieder die Augen zu, aber er weigert sich, ins Bett zu gehen. Ich möchte ihm diesen Abend, den er so sichtlich genießt, nicht nehmen, also lasse ich ihn. Um 22 Uhr fängt er an, in seinem Rollstuhl am Tisch laut zu schnarchen, und da beschließe ich, ihn in unser Quartier bei Hase und Patrick zu fahren, wo Viktor übernimmt.

»Ich will nicht ins Bett«, protestiert Henrik, der sofort hellwach ist.

»Es ist weit über deiner normalen Zeit«, flüstere ich ihm ins Ohr.

»Wenn du müde bist, kannst du ja ins Bett gehen«, sagt er lautstark zu mir.

Allgemeines Gelächter.

»Es ist wirklich spät, Schatzi.«

»Ist noch Wein da?«

»Du hattest schon drei Gläser, und deine Medikamente ...«

»Ich bleibe hier«, ruft er, jetzt noch lauter, gefolgt von einem Hustenanfall. »Erst macht mich das Miststück obdachlos, jetzt will sie mich wie ein Kleinkind ins Bett stecken«, fährt er erbost fort.

»Tja, es ist wirklich schon spät, wir gehen dann mal lieber auch«, sagt ein weiterer Freund. Morgen sei schließlich ein großer Tag.

»Ich lasse mich von meiner Ehefrau nicht bevormunden«, brüllt Henrik über den Tisch.

Die Gäste brechen auf. Ich verabschiede mich von Birgit. »Es tut mir leid«, sage ich leise. Wir haben den Abend gesprengt. Henrik schreit sich den ganzen Nachhauseweg weiter in Rage. Zusammen mit Viktor mache ich ihn nachtfertig. Sein Gesicht ist jetzt dunkelrot, fast schon lila vor Wut. »Frau gehen jetzt, ist besser, wenn ich alleine mit ihm«, sagt Viktor zu mir und schiebt mich aus dem Zimmer.

Als ich zurück ins Esszimmer komme, sehe ich in Patricks erschüttertes Gesicht. Hase kommt zu mir und umarmt mich kurz.

»Wir hätten nicht kommen sollen«, sage ich.

»Er wird sich schon bald beruhigen«, sagt sie, aber ich kenne ihn besser.

»Ich möchte Fernsehen! Barbara! Wo ist denn hier der Fernseher?«, hört man Henrik durchs Haus brüllen.

»Oh. Wir haben keinen Fernseher im Gästezimmer«, sagt Hase entschuldigend. Patrick sagt gar nichts mehr. Er ist sichtlich geschockt.

»Es wird doch wohl ein TV-Gerät in diesem Haushalt geben. Ihr wollt mich wohl alle für blöd verkaufen?!«

Ich würde gern im Eichenparkett versinken.

»Ist er immer so?«, fragt Patrick vorsichtig. Ich nicke. Dann verabschiede ich mich auch. »Gute Nacht.«

Die Nacht wird keine gute. Henrik wacht noch viermal auf, um nach einem Fernseher, Licht, der Polizei (angeblich hätten Luki oder ich ihn bestohlen, da 200 Euro in seiner Brieftasche fehlten, obwohl er gar keine Brieftasche dabeihat) und dem *Hamburger Abendblatt* zu brüllen. In der Zeitung wolle er sich vergewissern, ob die Dürerstraße bereits zur Vermietung ausgeschrieben sei. Die ersten beiden Male kommt Hase noch in den Flur gelaufen, um zu fragen, ob sie irgendwie helfen könne, danach lässt sie es bleiben, auch wenn ich sicher bin, dass beide von Henriks Gebrüll wach geworden sind.

Beim Frühstück herrscht betretenes Schweigen. Diesmal jedoch nicht wegen Henrik, sondern wegen Viktor. Der setzt sich nämlich, ohne »Guten Morgen« oder sonst irgendetwas halbwegs Höfliches zu sagen, im Schlafanzug an die Mitte des Tisches, wo er erst den Teller Nordseekrabben alleine aufisst, sich dann großzügig am Räucherlachs bedient, sich dreimal die Backwaren über den Tisch reichen lässt und zum Schluss noch ein Marmeladeglas leert. Wortlos. Maxi ist der Einzige, der darüber lachen kann, Luki ist mit den Nerven am Ende, das sehe ich ihm an, und ich bin es, ehrlich gesagt, auch. Als wir alle in Schale geworfen und fertig für die Kirche sind, höre ich Viktor aus dem Gästezimmer »O nein, Herr Henrik« rufen, »warum nichts gesagt?« Ich weiß auch ohne hinzusehen, was los ist. Zum Glück habe ich zwei Anzüge dabei. »Fahrt schon mal los, sage ich zu Patrick, wir kommen gleich nach!«

Zu zweit schaffen wir es, Henrik im Eilverfahren zu waschen und umzuziehen. Als wir alle in der Kirche sitzen, bin ich es, die einen neuen Anzug braucht – ich bin komplett durchgeschwitzt. Henrik ist von der Nacht und der ganzen Aufregung so erschöpft, dass er beim Gottesdienst einschläft. Während der Pastor spricht, mache ich mir Vorwürfe. Ein fester Rhythmus, hatten mir die Ärzte und Therapeuten wieder und wieder eingebläut, sei das, was Henrik am meisten helfe. Und was mache ich? Zerre ihn nach Bremen, mit Übernachtung, um so zu tun, als könne alles weitergehen wie früher. Ob er es wirklich genießt? Ich habe keine Ahnung. Mein Genuss hält sich jedenfalls in Grenzen.

Beim Sektempfang wacht Henrik wieder auf. Nach zwei Stück Kuchen ist er in Topform, unterhält sich mit Freunden und ehemaligen Kollegen über den Schiffsmarkt, erzählt lustige und geistreiche Anekdoten über mein Patenkind, an die nicht einmal ich mich erinnern kann und glänzt mit Sarkasmus und Eloquenz. Ich beobachte das Schauspiel sprach- und fassungslos. Wie können diese beiden Wesen in seinem Körper koexistieren?

Einige Freunde und Bekannte kommen auf uns zu, um anzustoßen und uns zu beglückwünschen. Sie bekräftigen, wie glücklich und froh sie doch seien, dass Henrik ja »fast schon wieder der Alte« sei. Ich lächle und bedanke mich, und Hase lächelt auch und sieht mich lange dabei an.

Später, viel später einmal wird sie mir sagen, dass dieses Wochenende der Moment war, an dem sie verstanden habe. Dass Henriks Fassade nur eine Fassade ist – »wie ein Kleinkind, das im Körper eines hochgebildeten, intelligenten, aber behinderten Erwachsenen gefangen ist.« »Oder umgekehrt«, werde ich antworten.

Als ich wieder in Hamburg bin und Henriks alten Anzug, der weder ihm noch Viktor passt, im Keller in die letzte Ausschusskiste packen will, entdecke ich einen zerbeulten Karton, den ich beim Ausmisten übersehen haben muss. Unter einem Haufen Luftkissenfolie finde ich sie: Henriks Art-Deco-Lampen. Halleluja.

Das Miststück hat kein Mitspracherecht

Der Tag hätte nicht schlechter anfangen können. Ich war bereits frühmorgens nach Gunneby gefahren, um Henrik für unseren Termin beim Betreuungsgericht abzuholen. Schon bei meiner Ankunft war seine Laune auf dem Tiefpunkt, weil ihn Grazyna, die neue Pflegerin, mit SAT.1 Frühstücksfernsehen gequält hatte. Zur Strafe hatte er ihr Frühstück verweigert, weshalb sie es ihm erst löffelweise einflößen wollte und dann, als Henrik ihr das Löffelchen um die Ohren haute, in Tränen ausgebrochen war.

»Ich habe sie rausgeschmissen.«

»Du hast was?«

»Gefeuert. Ich bin doch kein Kleinkind.«

»Schatzi, ich habe aber keinen Ersatz parat und muss nächste Woche nach New York, wer soll sich denn um dich kümmern?«

»Ich.«

»Und wer kocht, hilft dir beim An- und Ausziehen und aus dem Rollstuhl?«

»Lieber verhungere ich nackt im Rollstuhl, als mich mit einer derart dämlichen Tante rumzuschlagen.«

»Henrik, können wir das bitte in Ruhe später besprechen? Wir müssen jetzt los, um 12 Uhr ist der Termin beim Amtsgericht.«

»Nur, wenn du mir vorher meine Zigaretten bringst.«

»Rauchen nach einem Schlaganfall erhöht das Sterberisiko um das Dreifache.«

»Mir auch recht. Dann haben wir's schneller hinter uns.«

Im Flur steht Grazyna in ihrem cremefarbenen Joggingensemble. Sie hat in Windeseile ihre Koffer gepackt.

»Sie mich mitnehmen? Ich hier nicht bleiben.«

»Na bravo, Henrik.«

»Wir haben den Arbeitsvertrag in beiderseitigem Einvernehmen vorzeitig aufgelöst.«

»Grazyna«, sage ich zu ihr so ruhig wie möglich, »ich brauche Sie. Sie kommen jetzt bitte mit, dann machen Sie einen schönen Spaziergang, während wir beim Amtsrichter sind und bis dahin haben sich alle wieder beruhigt, ja?«

»Ich für meinen Teil beruhige mich erst, wenn ich meine Zigaretten habe.«

Ich hole das Päckchen vom Küchentisch, Henriks Jacke aus der Garderobe und bugsiere ihn samt Grazyna sanft aus dem Haus. Die Zigarettenschachtel drücke ich Henrik in die Hand, behalte aber das Feuerzeug und vertröste ihn auf eine spätere Rauchpause. Das falle unter Bevormundung und Freiheitsberaubung, klärt mich Henrik auf, aber das würde der Richter vermutlich besser verstehen als ich mit meinem beschränkten juristischen Sachverstand. Wir fahren los, es ist kurz nach 10 Uhr. Wenn ich aufs Gas drücke, schaffen wir es pünktlich zum Betreuungsgericht.

Ich weiß nicht, wem es mehr graust vor diesem Termin, Henrik oder mir. Für Henrik ist die Sache klar. »Du hast uns diesen Mist doch eingebrockt«, sagt er beleidigt und dann, zu Grazyna gewandt: »Meine eigene Frau will mich entmündigen lassen, müssen Sie wissen.« »Es ist keine Entmündigung, Henrik, das habe ich dir doch schon erklärt.« Mir ist schlecht. Es ist furchtbar, denn Henrik hat ja nicht ganz unrecht: Ich bin auf dem Weg, meinen eigenen Mann »teilweise geschäftsunfähig« zu machen.

Anfang des Jahres habe ich auf Anraten des Richters ein gerichtliches Betreuungsverfahren eingeleitet, um einen sogenannten Einwilligungsvorbehalt zu beantragen – »zur Abwendung einer erheblichen Gefahr für die Person oder das Vermögen des Betreuten« steht es in § 1903 BGB. Übersetzt heißt das: um Henriks neue Vorliebe für Tele-shopping und 0180- und 09005-Telefonnummern einzudämmen. Es hatte harmlos angefangen – mit zwei Stretch-jeans. Henrik hatte sie für mich bestellt, weil er fand, dass ich zugenommen hätte und die 1-2-3.tv-Dame sehr überzeugend gewesen sei.

»Die Hose passt sich jedem Hintern an.«

»Danke für das Kompliment.«

»Außerdem wurde der Rücksprung der Ware getestet, das heißt sie leiert auch nach mehrmaligem Tragen nicht aus.«

»Aber ich brauche keine neuen Jeans.«

»Dunkelblau-weiß wird ein Riesenthema diesen Sommer, hat sie gesagt.«

»Da ist ein Strass-Stern auf dem Hintern.«

»Die Moderatorin trug sie auch und das sah ziemlich gut aus.«

»Na wunderbar.«

Als eine Woche später eine Palette Gastro-WC-Steine bei uns angeliefert wurde (»In Hunderter-Gebinden kosten sie nur die Hälfte«), gefolgt von acht Kubikmetern fertig gehacktem Kaminholz (»Ich kann das ja momentan nicht selbst machen«), sackte ich sicherheitshalber Henriks Kreditkarte ein. Das Girokonto war dank einer 1800-Euro-Telekom-Rechnung bereits leer gefegt, also konnte nichts mehr passieren. Dachte ich. In der Woche darauf fand ich ein siebenteiliges Keramikpfannenset im Küchenschrank, mit dem man absolut fettfrei kochen kann, damit dann auch die Stretchjeans passen. Erfreulicherweise hatte die Pflegerin es gleich ausprobiert, sodass ich es nicht mehr zurückschicken konnte. Pakete zurückschicken ist in den vergangenen Monaten mein neuer Frühsport auf dem Weg zur Arbeit geworden.

»Henrik, so geht das nicht weiter«, seufzte ich und setzte mich neben seinen Rollstuhl in den Sofasessel. »Was bestellst du morgen? Einen Aufsitzmäher? Ein neues Rennrad?« Mir war elend zumute. Ich wusste ja, dass er es gut meint. Dass er mir mit den Jeans eine Freude machen wollte. Dass er mit seinen Pfannen und dem Fünfjahresvorrat an Holz einen Beitrag zum laufenden Familienbetrieb leisten wollte, aber wenn das so weiterging, würde uns dieser Beitrag früher oder später in den Ruin treiben.

»Mein altes Rennrad ist einwandfrei. Wenn du es also nicht schon wieder entsorgt hast, brauche ich kein neues«, wiegelte Henrik ab.

»Und was ist mit den Telefonhotlines?«

»Ich rufe nirgendwo an. Ich mache das alles online.«

»Wie bitte?«

»Mariusz hat mir da ein paar interessante Internetseiten gezeigt.«

Mariusz ist der Pfleger, den während seines Einsatzes

bei Henrik ein Bandscheibenvorfall ereilt hat, weil er ein paar Gewichte zu viel im Physiotherapeutenstudio gestemmt hat. Die Vorstellung, dass die beiden mit ihren jeweiligen Lädierungen vor dem Bildschirm sitzen und sich Frauen in verschiedenen Stellungen ansehen, ist phänomenal.

Googelt man die Nummern, die die Telekom auf ihrer Verbindungsübersicht aufgelistet hat, kann man wahlweise einer Intimrasur live am Telefon folgen, tabulosen Naschkatzen Sperma schicken oder mit Petra »Telefonsex geiler als mit deiner Frau« erleben. Ich kann mir zwar beim besten Willen nicht vorstellen, dass Henrik bei so einem billigen Mist anruft, aber noch weniger, dass die streng katholische Iveta, die letzten Monat bei ihm war, feuchten Muschis lauscht, während sie an ihrem selbst gebastelten Altar in ihrem Zimmer kniet.

Henrik wollte sich nun gerade gar nichts vorstellen, sondern die *Big Bang Theory* sehen. Er hatte die Unterhaltung eingestellt und sich die Fernbedienung gegriffen. Die Angelegenheit war für ihn beendet. Ich stand auf, ging zum Fernseher und fand eine nigelnagelneue, nicht unterschriebene goldene Kreditkarte neben dem Bildschirm. Sie war auf Henriks Namen ausgestellt. »Woher hast du die?«, fragte ich. »Na, von der Bank, woher denn sonst?«

Irgendwie hatte Henrik es geschafft, seine Bankberaterin davon zu überzeugen, ihm eine neue Kreditkarte auszustellen – obwohl ich bereits mit ihr gesprochen und ihr die delikate Situation ausführlich erklärt hatte. Ich hatte sie im ersten Gespräch sogar auf meinen Betreuerausweis hingewiesen. Trotzdem sagte sie mir in geübtem Betroffenheitstonfall auch beim zweiten Gespräch, dass sie leider nichts für mich tun könne, da mein Mann als voll geschäftsfähig gelte. Dasselbe gelte übrigens auch für die laufende Darlehensanfrage. Darlehensanfrage? Himmel, was für ein Darlehen? Mir rutschte das Herz in die Hose. Jetzt wäre ein Stretchanteil tatsächlich schön gewesen. »Verstehe«, sagte ich schnell und legte auf.

Wie sich nach einigen Recherchen und peinlichen Telefonaten herausstellte, waren Keramikpfannen und Klosteine im Moment tatsächlich unser geringstes finanzielles Problem. Henrik hatte nicht nur bei verschiedenen Banken, sondern auch bei zwei befreundeten Studienkollegen um ein sechsstelliges Darlehen gebeten, um in eine neue, brillante und bombensichere Geschäftsidee zu investieren. Hilfe! Ich weiß doch, wie überzeugend er sein kann, wenn er einen guten Tag hat.

Ich schrieb dem Amtsrichter einen Brief und schilderte ihm meine Sorgen. Was sollte ich tun? Meinen eigenen Mann entmündigen lassen? Diesen klugen, gebildeten, wortgewandten, stolzen Mann für geschäftsunfähig erklären lassen? Das ging nicht. Es ging einfach nicht. Es durfte nicht gehen. Aber irgendwas musste ich doch tun. Der Richter riet mir, einen Einwilligungsvorbehalt zu beantragen, wenn ich derartige Geschäfte künftig verhindern wolle. Henrik bliebe damit weiter geschäftsfähig, aber nur beschränkt, und ich könne seine Geschäfte einfacher widerrufen. Im Grunde zähle er damit vor dem Gesetz wie ein Minderjähriger. Das Ganze sei zeitlich begrenzt und müsse natürlich zum Wohle des Betreuten geschehen. Für das Verfahren müsse ein Sachverständigengutachten eingeholt und vor Gericht der Betroffene persönlich angehört werden.

So landeten wir schließlich für eine erste Anhörung bei einer Sozialberaterin. Diese würde nach einer eingehenden Einschätzung über Henriks Geisteszustand und meine Betreuertätigkeit beim zuständigen Amtsrichter eine Empfehlung aussprechen. Henrik war an dem Tag sanft gestimmt. Seine Aggressivität hatte in den letzten Wochen ohnehin etwas abgenommen. Vielleicht lag es an dem Medikamentencocktail, den der Neurologe, der ihn seit dem Schlaganfall betreut, neu abgestimmt hatte, vielleicht am nahenden Frühlingsanfang. Jedenfalls zeigte er sich sehr einsichtig, als ich ihm von dem anstehenden Betreuungsverfahren erzählte und es das Beste und Einfachste für uns alle wäre, wenn wir große Entscheidungen gemeinsam treffen würden.

Wir trafen uns mit ihr in einem Café. Ihr Büro im Sozialamt, Fachbereich Betreuungsaufgaben, sei, man mag es kaum glauben, nicht barrierefrei, sondern im dritten Stock und nur über Treppen erreichbar, hatte sie mir am Telefon erklärt. Daher schlug sie ein nahe gelegenes Café für das Treffen vor. Als wir eintrafen, winkte uns bereits eine blonde, aufgeweckte Mittvierzigerin zu und begrüßte uns freundlich. Henrik trug ein gestreiftes Hemd und einen orangefarbenen Strickpullover, seine linke Hand ruhte in seiner Handgelenkorthese auf dem Bäuchlein, das ihm im vergangenen Jahr aufgrund der mangelnden Bewegung gewachsen war. Er sah gut aus. Rosig, leicht verschmitzt. Zwar blickt sein linkes Auge immer noch mehr oder weniger ins Nichts, aber sein rechtes funkelt dafür umso wacher. Ich musste daran denken, wie ich ihn in Paris das erste Mal getroffen hatte. Als wäre er sich seiner Ausstrahlung vollkommen bewusst, lächelte er sein schiefes Lächeln und flirtete über den Rand seiner Hornbrille die Beraterin an. Im Gegensatz zu mir war er kein bisschen aufgeregt.

187

Die beiden unterhielten sich eine gute Stunde lang prächtig. Henrik erzählte ihr von seinen Plänen, eine neue Reederei zu gründen, von der Sinnhaftigkeit, Klosteine in großen Gebinden zu kaufen, von seiner Vorliebe für Blondinen und von seiner eingelagerten Moto Guzzi, die er jetzt auf Vordermann bringen lasse, da er ja gedenke, bald wieder auf ihr zu fahren. Als sie ihm dann auch noch eröffnete, dass sie ebenfalls Motorrad fahre, bot er ihr ad hoc für den Frühling eine gemeinsame Tour zum Gardasee an, selbstverständlich mit angemessenen Etappenzielen, da er ja noch nicht wieder ganz der Alte sei, und wunderbaren Restaurants auf dem Weg. Ob er meine, dass er das denn bis zum Frühling gesundheitlich schaffe? »Ach wissen Sie, wenn ich mir mal was in den Kopf gesetzt habe, und meine Frau wird Ihnen das bestätigen können, dann ziehe ich das auch durch. Da sind schon einige ins Stutzen gekommen, wenn die gesehen haben, was ich erreicht habe.« Er versicherte ihr, dass seine Frau nichts dagegen habe, denn die Ehe sei sozusagen auf erotischer Ebene beendet, »oder Barbara?«, und wir seien einander freundschaftlich und natürlich auch durch die Kinder weiterhin wohlwollend verbunden. Zum Schluss drückte sie ihm die Hand, lehnte sein Urlaubsangebot freundlich, aber bestimmt ab, und wünschte ihm alles Gute für die weitere Genesung und eine möglichst baldige Motorradfahrt. Mir nickte sie milde lächelnd und vielsagend zu. Es war gut gelaufen. Ihre Empfehlung lautete klar und eindeutig: Betreuter teilweise geschäftsunfähig, Betreuer handelt zum Wohle des Betroffenen.

Es ist kurz nach 12 Uhr, als wir auf dem Parkplatz des Amtsgerichts anrollen. Luki steht bereits vor dem Ein-

188

gang und winkt hektisch. Er hatte netterweise sofort angeboten mitzukommen, teilweise aus juristischer Neugier, teilweise um als Beistand oder besser gesagt als Puffer zur Seite zu stehen. Henrik fand die Idee gut, seinen Großen, den Juristen in spe, der in seine Fußstapfen tritt, zu so einem entscheidenden Termin mitzunehmen.

»Was macht Lukas denn da?«, blökt er mich jetzt von der Seite an.

»Er kommt mit zum Amtsrichter, damit warst du doch einverstanden.«

»Der steht auf deiner Seite. Das ist ein Komplott, ein ganz übles Komplott, das da läuft.«

»Ach, Henrik.«

»Gibst du mir jetzt bitte mein Feuerzeug?«

Lukas zeigt entsetzt auf seine Uhr.

Keine Zeit, Papi, wir müssen da jetzt rein.

»Sag ich doch. Ein Komplott. Ihr steckt alle unter einer Decke.«

Ich zünde Henrik eine Zigarette an und beruhige Luki. Die Situation muss irgendwie entschärft werden. Wenn Henrik so geladen dem Richter begegnet, explodiert das Ganze. Also: Rauchpause. Henrik zieht triumphierend an seiner Zigarette, in Zeitlupe. Ich lege meine Hand auf seine Schulter und versuche, ruhig und besonnen zu klingen: »Wenn du weiter so polterst, schadest du dir am Ende nur selbst, dann bestellt der Richter einen externen Betreuer, einen völlig Fremden, der sich um deine Angelegenheiten kümmert. Ist es das, was du willst?«

Statt einer Antwort bläst mir Henrik eine Ladung Rauch ins Gesicht. Seine Augen funkeln, ich kenne diesen Blick. Er hat auf Angriffsmodus geschaltet.

Wir klopfen an die Tür, Anhörungszimmer 234. Zu

unserem Erstaunen ist es dahinter sogar ganz gemütlich, mit Sofa, Sesseln und einer Kinderspielecke. Der Amtsrichter, ein freundlich dreinblickender Mann, schätzungsweise Anfang fünfzig, schiebt einen Sessel beiseite, um Platz für Henriks Rollstuhl zu machen. Luki und ich setzen uns aufs Sofa. Ich versuche, lässig die Beine übereinanderzuschlagen, aber es geht nicht. Ich fühle mich wie eine Straffällige. Irgendetwas scheint dieser seriös wirkende Mann in Hemd und V-Ausschnittpullover in Henrik auszulösen, jedenfalls fängt er sofort an, sich mit ihm zu verbrüdern. Von Jurist zu Jurist. Endlich ein gebildeter Mann auf Augenhöhe.

»Sehen Sie«, fängt er ohne Umschweife direkt nach der Begrüßung an, »das Problem ist sehr einfach und folgendermaßen.« Und dann legt er los. Eine Maschinengewehrsalve aus Frust, Wut und Trauer über die Ungerechtigkeit des Lebens, der verweigerten Zigarette und diesen unhaltbaren Zustand, in dem er gefangen ist, entlädt sich.

»Meine Frau hat mich meiner Freiheit beraubt, sie gängelt mich, bevormundet mich, manipuliert meine Freunde und Kinder, ich werde in Teilen beklaut, das kann ich beweisen, da ich Zeit meines Lebens immer beträchtliche Teile an Bargeld zu Hause aufbewahre, und das Geld ist verschwunden, aber vielleicht haben sich das auch meine Kinder in die Taschen gesteckt. Das Schlimmste aber ist: Meine Frau hat gegen meinen Willen Haus und Hof aufgelöst und mich obdachlos gemacht.«

»Herr Wentzel«, unterbricht ihn der Richter, »Sie sehen nicht gerade aus, als würden Sie auf der Straße leben. Mich würde zunächst einmal interessieren, wie es Ihnen geht.«

»Oh, mir würde es blendend gehen, wenn ich nicht dieses Miststück an meiner Seite hätte. Sehen Sie, wir hatten mal eine wunderschöne Altbauwohnung in der Dürerstraße. Die hat das Miststück ohne mein Wissen mittels einer hinterhältigen List aufgegeben, aus purer Bösartigkeit. Das war die unkorrigierbare Katastrophe, der Sündenfall schlechthin. Ich werde ihr das nie verzeihen. Nie. Hinzu kommt eine Immobilie in der Theodorstraße 1, ein wunderbares Anlageobjekt mit mehreren Mieteinheiten und außerordentlich guten Renditemöglichkeiten, das hat sie einfach verkauft, ebenfalls ohne mein Wissen. Ich werde mich bei der Bank persönlich erkundigen, weshalb ich dort nicht mehr als Eigentümer geführt werde.«

»Aber Henrik«, unterbreche ich, wir hatten nie ein Haus in der Theodorstraße 1. Ich weiß nicht mal, ob dort überhaupt ein Haus steht.«

»Das Miststück hat kein Mitspracherecht.«

»Herr Richter«, frage ich vorsichtig, »dürfte das Miststück das bitte aufklären?«

»Das ist nicht nötig, danke.«

Lukas sagt gar nichts, er sitzt zwischen dem Rollstuhl seines Vaters und einem hyperventilierenden Miststück auf dem Sofa wie im Kino und lauscht der Vorstellung. Vermutlich lernt er hier mehr als in seinem gesamten ersten Jurasemester.

Das einzige Ziel der Besprechung, werde ich vom Richter aufgeklärt, sei herauszufinden, ob mein Mann bei mir als seiner rechtlich bestimmten Betreuerin in guten Händen sei. Um einem Einwilligungsvorbehalt, wie ich ihn beantragt hätte, stattzugeben, müsse er sich ein Bild vom Zustand meines Mannes und der gesamten Betreuungssituation machen. »Sie besprechen doch alle Entscheidungen mit Ihrem Mann zusammen, *oder*?«

Später würde ich mich an dieses *oder* erinnern, ich nehme an, der Richter wollte mir damit eine Brücke bauen. Ich hätte nur »Ja« sagen müssen, dann wäre die Angelegenheit gegessen gewesen. Doch ich dämliches Schaf sage wahrheitsgetreu: »Ja, wir besprechen alles, aber am Ende entscheide ich natürlich selbst nach bestem Gewissen, ob zwei Paletten Gastro-WC-Steine eine sinnvolle Anschaffung sind oder nicht.« Lukas schlägt die Hände vors Gesicht. Er weiß, dass ich soeben das Eigentor des Jahres geschossen habe.

Der Richter nickt und wendet sich wieder Henrik zu.

»Wie sieht denn Ihre momentane Betreuungssituation zu Hause aus?«

»Diese ganze Aktion mit der Dürerstraße und der Theodorstraße ist finanziell gesehen kompletter Blödsinn, ein idiotisches Minusgeschäft. Meine Frau begreift das allerdings nicht, im Prinzip ist sie mathematisch völlig unfähig, das war schon immer so. Nur konnte früher *ich* die Geschäfte regeln, da war ich der Boss zu Hause. Mieten, Nebenkosten, Versicherungen, größere Anschaffungen, für all das war immer ich zuständig. Glauben Sie mir: Heute versucht mich das Miststück kleinzuhalten. Sie hat mich vom ersten Tag meiner Erkrankung an betrogen und hintergangen. Sie hatte nie ein Interesse daran, dass es zu einer Gesundung kommt.«

»Wie meinen Sie das?«

»Sehen Sie, würde ich noch in der Dürerstraße wohnen, würde dort heute ein Anwaltsschild an der Tür hängen und ich würde als Anwalt arbeiten.«

»Wir sind Kollegen? Welches Fachgebiet?«

»Ich bin Volljurist. Ohne Barbaras Intrigen und Sabotagen hätte ich mich längst als Beratungsanwalt für Unternehmensfinanzierungen niedergelassen. Das bringt ganz gutes Geld. Diese Pläne hat das Miststück jedoch hintertrieben, indem sie mich in eine schäbige Unterkunft abschieben will, ein piefiges Beamtenloch. Eine ärmliche Veranstaltung ist das, in keiner Weise präsentabel. In so eine Sozialwohnung kommt doch kein Klient, der bei Sinnen ist. Sie wissen doch, wie das läuft.«

»Herr Richter«, versuche ich wieder einzuhaken, »das Beamtenloch ist eine sechsundsiebzig Quadratmeter große Dreizimmerwohnung in der Nähe unserer alten Wohnung, die ich gerade aufwändig renovieren und barrierefrei umbauen lasse.«

»Ein Hartz-IV-Loch ist das, nichts anderes.«

Zwischenzeitlich mache ich mir Sorgen, dass Henrik vor lauter Schimpfen das Atmen vergisst, so sehr ist er in Rage. Noch ehe der Richter antworten kann, setzt er zum nächsten Schuss an. »Glauben Sie mir, was die Motivation meiner Frau angeht: Die will mich kleinkriegen und kleinhalten. Aber ich lasse mich so schnell nicht kleinkriegen, das war noch nie meine Art. Wissen Sie, ich plane als Nächstes, mich an einer Reederei zu beteiligen und wieder ins Schifffahrtsgeschäft einzusteigen. Die Schifffahrt erholt sich gerade wieder, der Zeitpunkt ist also ideal. Nächste Woche werde ich mich mit einem einflussreichen Reeder treffen, vermutlich am Donnerstag, im Elysée-Hotel, und der wird mich unterstützen, weil er mich kennt, dem habe ich vor zehn Jahren mal seinen Laden gerettet, und der weiß, dass ich kompetent und integer bin. Aber vermutlich wird das Miststück auch da versuchen, mir Knüppel zwischen die Beine zu werfen.«

»Von welcher Summe reden wir da denn ungefähr?«

»25 bis 35 Millionen.«

Ich verschlucke mich fast am Wasser, und leider – taktisch sehr unklug – müssen Luki und ich beide losprusten. Die Situation ist einfach zu skurril. Der Richter bleibt teilnahmslos, rückt seinen Stuhl aber ein Stück näher an Henrik heran.

»Herr Wentzel, Sie wissen, dass es auch die Möglichkeit eines entgeltlichen, externen Betreuers gibt? In der Regel sind das Anwälte, die auf Betreuungsrecht spezialisiert sind.«

Der Super-GAU ist eingetreten. Ein externer Betreuer bedeutet nicht nur noch mehr Behördenkram, Papierkrieg und Scherereien als jetzt schon, sondern auch noch mehr Kosten, und dazu völlig unsinnige. Ich sinke noch ein bisschen tiefer ins Sofa, als ich Henrik sagen höre:
»Das ist eine brillante Idee. Dann könnte ich ja als Betreuungsanwalt tätig werden. Ich bin ja ohnehin momentan auf Jobsuche. Ich könnte für Sie arbeiten, was halten Sie davon?«

Es steht 1:1 nach zwei sensationellen Eigentoren. Der Richter wendet sich jetzt Luki zu.

»Sind Ihnen diese geplanten Investitionen bereits bekannt?«

»Ja, natürlich«, antwortet Luki. »Es sind ja nicht die einzigen.«

»Welche denn noch?«, fragt der Richter.

»Ich habe noch ein paar andere Eisen im Feuer«, sagt Henrik.

»Das würde ich aber gern von Ihrem Sohn hören.«

»Den Anteil aus der Erbschaft zum Beispiel möchte er der FDP spenden.«

»Damit erkaufe ich mir ein Bundestagsmandat«, sagt

Henrik schnell. »Sie wissen doch, wie das läuft in diesen Kreisen.«

Der Richter zeigt erste Anzeichen einer leichten Verwirrung. Er rückt seinen Stuhl näher an Henrik.

»Möchten Sie denn, dass Ihre Frau weiterhin Ihre Betreuerin ist?«, fragt er.

Und der antwortet: »Schlimmer kann's ja kaum noch werden. Und dass es mit einem Fremden besser werden soll, kann ich mir auch nicht vorstellen.«

Ein leises Seufzen ist zu hören. Dann beendet der Richter die Besprechung mit den Worten: »Es tut mir wirklich leid, aber es ist mir in diesem Fall unmöglich, ein Urteil zu fällen.« Im Klartext bedeutet das: Der Mann kann oder will nicht einschätzen, ob Henrik klar im Kopf ist oder nicht. Und ich kann ihm das nicht einmal verübeln.

Die Folgen des 40-minütigen Desasters sind: Henrik muss ein neurologisches Gutachten über sich ergehen lassen, es bedarf einer weiteren Anhörung und erst danach, vermutlich nicht vor einem halben Jahr, wird der Richter eine Entscheidung fällen.

Schweigend rolle ich Henrik aus dem Gerichtsgebäude. Lukas hat beide Hände in den Hosentaschen vergraben. Henrik ist in Gedanken versunken.

Richter sind in der Regel ja der festen Überzeugung, sie könnten grundsätzlich über alles in der Welt richten. Dass dieser hier sich weigert, ein Urteil zu fällen, ist ungeheuerlich. Im Grunde bleiben mir jetzt nur zwei Möglichkeiten: Entweder das Gericht bestimmt einen externen Betreuer oder es schickt mich zu einem psychiatrischen Gutachter, da gehe ich mit guten Chancen als Vollbeknackter wieder raus. Keine rosigen Aussichten also. Vermutlich werde ich

*nach dem zweiten Termin beim Amtsgericht noch einmal
in der Öffentlichkeit stehen, und zwar im* Hamburger
Abendblatt: *Frustrierter Vater erschießt Amtsrichter und
Ehefrau vor Gericht. Wie der Wiener Peter. Der hat in den
80er-Jahren auf dem Hamburger Kiez alles umlegen lassen,
was sich mit ihm angelegt hat. Er hat, wenn ich das richtig
erinnere, lebenslänglich bekommen, kam nach fünfzehn
Jahren aber frei und lebt heute als Rentner auf Ibiza. Ich
garantiere für nichts. Bisher bin ich nicht vorbestraft, ich
hab noch niemanden umgelegt oder so. Früher war ich
nicht so radikal. Leider. Sonst hätte ich die Alte längst verlassen, die hat mir das Leben versaut. Ich werde eine Klage
auf Abstandswahrung einreichen, die ihr untersagt, mir
näher als hundert Meter zu kommen, mich anzurufen oder
anzuschreiben. Ich muss Barbara weg aus meinem Leben
haben, und zwar radikal weg.*

Luki hilft Henrik ins Auto, vor dem Grazyna inzwischen eine halbe Packung Marlboro vernichtet hat.

Ich schalte das Navi an und gebe ein: Theodorstraße 1.
Acht Minuten später sagt die Navi-Stimme, die Einzige,
die überhaupt irgendetwas in der betretenen Stille sagt:
»Sie haben Ihr Ziel erreicht.« Vor uns liegt, rot leuchtend,
direkt an der Autobahnauffahrt, Henriks Anlageobjekt:
eine Esso-Tankstelle mit TigerWash Autowaschanlage.
Ich stelle den Motor ab und gucke zu Henrik.

»Was soll das?«, fragt er.

»Bitte schön, Theodorstraße 1. Dieses Objekt soll ich
also verkauft haben.«

»Ich weiß nicht, was du damit gemacht hast, aber hier
stand vor meinem Hirnschlag ein Mietshaus, das uns ge-
hörte.«

»Und wie soll ich es so schnell plattgemacht und eine Tankstelle draufgesetzt haben?«

»Das wüsste ich auch gern.«

Grazyna hat die Faxen jetzt endgültig dicke und steigt aus dem Auto. Sie will sich eine Mitfahrgelegenheit suchen und direkt von der Tankstelle zurück nach Polen fahren. Keiner von uns hat noch die Kraft, sie aufzuhalten. Ich werde mich morgen bei der Agentur um einen Ersatz bemühen müssen. Henrik möchte ebenfalls aussteigen und per Anhalter in die Wohnung fahren, in der ich ihn mit Grazyna für die nächsten Tage einquartiert habe. Er möchte keinen weiteren Meter mit dem Miststück zusammen im Auto sitzen. Dann fällt ihm aber anscheinend doch ein, dass die Chancen, an der Autobahnauffahrt Hamburg-Bahrenfeld auf einen Fahrer mit einem Herz für wutschnaubende Rollstuhlfahrer und einem behindertengerechten Auto zu treffen, ziemlich gering sind, und er bleibt sitzen. Ich bin leer und wütend. Auf mich, auf ihn, darüber, dass wir es beide komplett verbockt haben. Wieder neue Gutachten, neue Sachverständige, neue demütigende Termine, und immer noch keine Lösung in Sicht. Wie gern hätte ich wenigstens hinter *ein* Problem auf der nie enden wollenden Problemliste einen Haken gesetzt.

Stattdessen tanke ich den Wagen voll, kaufe drei Schokoriegel und starte den Motor. An der Ausfahrt überfahre ich um ein Haar eine junge Frau in einem cremefarbenen Jogginganzug, die sich vor mein Auto wirft. Es ist Grazyna. »Ich anders denken«, hechelt sie atemlos, »ich bleiben.« Ein Haken! Immerhin das Pflegerproblem ist für die nächsten drei Wochen gelöst. Es sind die kleinen Schritte, die zählen.

Vincent

Nach dem Desaster beim Amtsrichter dachte ich, mich könne nichts mehr aus der Bahn werfen. Es ist aber doch passiert. Er heißt Vincent. Bei einem Besuch in Paris haben wir uns kennengelernt. Vincent behauptet, wir wären uns vor zwanzig Jahren schon einmal bei gemeinsamen Freunden begegnet, aber ich kann mich beim besten Willen nicht erinnern. Wir haben ein bisschen geredet, Small Talk, waren uns sympathisch, mehr nicht. Und wir haben E-Mail-Adressen ausgetauscht. Seitdem schreiben wir uns. Vincent trägt sein Herz auf der Zunge, und so erfuhr ich schnell von *seinen* Stolpersteinen des Lebens, den großen und den kleinen. Seine Ehrlichkeit und Offenheit haben mich derart überrumpelt, dass ich ihm ohne die übliche Ladehemmung auch von dem Chaos in meinem Leben berichtet habe. Offenbar ist Ehrlichkeit ansteckend. Als ich dann Wochen später beruflich nach Paris musste, haben wir uns nach der Arbeit auf einen Drink getroffen, und da habe ich doch glatt dieses Agenturessen, zu dem ich eigentlich hätte gehen wollen, in letzter Sekunde abgesagt, und bin stattdessen mit Vincent essen gegangen. Coup de foudre nennen es die Franzosen, wenn einen die Liebe wie ein Blitz trifft. Na ja, und wann und wo so ein Blitz einschlägt, kann man sich ja selten vorher aussuchen, sonst hätte ich ihn gern ein paar Jahre später bestellt. Mich hat er in einem Restaurant an der Bastille getroffen, und sechzehn Stunden später saß ich wie ein paralysiertes Huhn im Flugzeug nach Hamburg und habe versucht, es zu begreifen.

Wäre Vincent von Anfang an klar gewesen, auf was er sich da einlässt, hätte er es sich vielleicht anders überlegt. So aber kam er ein Wochenende später nach Hamburg, um zu überprüfen, ob wir beide das alles nur geträumt hatten. Doch da haben wir uns nur noch mehr verliebt. Seitdem habe ich ein paar Wochenenden bei ihm in der Bretagne verbracht oder wir haben versucht, uns auf halbem Weg zu treffen. Die ersten Wochen habe ich nahezu fliegend verbracht, so schwerelos habe ich mich seit Jahren nicht gefühlt. Ich hatte ganz und gar vergessen, dass ich neben Mediaplanerin, Pflegevermittlerin, Mutter, gerichtlicher Betreuerin, Miststück und Chaosverwalterin auch noch eine Frau bin. Ich weiß im Nachhinein nicht, wie ich es ausgehalten habe ohne zu platzen, aber ich habe die ersten Monate tatsächlich niemandem von Vincent erzählt. Nicht, weil ich mich in irgendeiner Weise geschämt habe, denn nichts davon fühlte sich unrecht oder verboten an. Es war eher aus einem Schutzinstinkt heraus. Ich wollte auf keinen Fall, dass irgendetwas zerbricht. Dass es irgendjemand erfährt und den Kindern oder Henrik erzählen könnte. Ich wollte niemanden verletzen. Ich wollte es ihnen selbst erzählen. Irgendwann. Doch zuerst wollte ich selbst sicher sein. Sicher, dass es hält. Dass Vincent das alles aushält. Dass Henrik das aushält. Dass Henrik Vincent mag, dass die Kinder ihn mögen. Dass das irgendwie geht, wir alle zusammen.

Ich liebe Henrik, und ich werde ihn wohl immer lieben, auch wenn ich in den letzten zwei Jahren eine sehr untypische Seite von ihm kennengelernt habe. Aber es ist eine andere Liebe geworden, keine klassische Liebesbeziehung oder Ehe mehr. Die Rollen in unserer Familie sind längst auf den Kopf gestellt und haben alle Biedermeier-Rahmen gesprengt: der Ehemann ist zum vierten Kind geworden, der erste Sohn zum Mann im Haus, wen wundert es da schon, dass die Ehefrau einen neuen Mann liebt, gleichzeitig bei ihrem alten bleibt und zudem auch noch versucht, alles unter einen harmonischen Hut zu bekommen. Denn genau das ist der Plan: Es muss zusammen mit Henrik funktionieren. Zu dritt, im weitesten Sinn. Denn ich werde Henrik niemals sitzen lassen, das weiß Vincent. Er hat mir einmal sogar verraten, dass das einer der Gründe war, warum er sich in mich verliebt hat.

Doch wie sage ich es den Kindern? Wie Henrik? Und wann? Erst muss alles getestet werden. Aus Rücksicht auf ihre Gefühle und aus Rücksicht auf meinen eigenen Seelenfrieden. Denn auch, wenn ich es ungern zugebe: Ich brauche ihre Absolution.

Als Klara das nächste Mal in Hamburg ist, fasse ich mir ein Herz. Es ist ziemlich tief in die Hose gerutscht, solchen Bammel habe ich vor ihrer Reaktion. Ich habe den Kindern und mir Opernkarten besorgt, vorher gehen wir Sushi essen. Die ganze Situation kommt mir unglaublich grotesk vor. Ich fühle mich wie ein Teenager, der vor seinen Eltern sitzt. Sollte es nicht andersherum sein? Sollte mir nicht eines der Kinder eröffnen, dass es sich verliebt hat? So geht das doch normalerweise, aber was war schon normal bei uns. »Ich muss euch etwas sagen«, fange ich an und räuspere mich. Luki und Maxi stellen synchron das Essen ein und sehen mich mit großen Augen an.

Klara isst unbeeindruckt weiter und sagt zwischen zwei Thunfisch-Makis: »Du hast dich verliebt.« Jetzt bin ich es, die sie mit aufgerissenen Augen anstarrt.

»Woher weißt du das?«

»Das war nicht so schwer, Mami«, lacht sie. »So wie du dich benimmst.«

Maxi stammelt nur: »Krass …«, und Luki sagt gar nichts und starrt auf seinen Teller.

»Es ist mir einfach so passiert«, fahre ich fort. »Hals über Kopf. Ich habe doch selbst nicht damit gerechnet.«

Luki will das nicht hören, das sehe ich ihm an.

Maxi sagt wieder nur »krass«. Er schwankt irgendwo zwischen Aufregung, Entsetzen und Belustigung darüber, dass seine alte Mutter hier wie eine 13-Jährige sitzt und vor sich hin stammelt.

»Er heißt Vincent. Und er hat auch drei Kinder, die sind aber auch schon fast alle erwachsen.« Meine Stimme versagt, ich muss mich wieder räuspern.

Klara lächelt. Sie steht auf, läuft einmal um den Tisch herum und umarmt mich.

»Ich freu mich für dich, Mami, wirklich.«

Meine große, kluge Klara.

»Willst du dich jetzt scheiden lassen?«, fragt Maxi.

»Natürlich nicht, ich verlasse Papi doch nicht.«

Maxi atmet erleichtert auf. »Was ist er denn für ein Typ?«, fragt er weiter, »worauf steht er denn so?«

Luki: »Na, offensichtlich auf Mami.«

Klara: »Und offensichtlich nicht auf junge Dinger.«

Ich: »Vielen Dank, Klara.«

Maxi: »Ich meine sonst noch.«

»Er segelt und hat ein Faible für Autos und Motorräder«, sage ich.

Das sind die drei Schlüsselwörter, die jeglichen Mann für Maxi akzeptabel machen. »Cool«, sagt er und nickt.

Luki starrt immer noch seinen Teller an. Er kann mir nicht in die Augen sehen. »Weiß Papi es?«, fragt er.

»Nein, ich wollte es erst euch sagen.«

»Und was soll ich jetzt sagen?« Er blickt mich an, ist vom Leerlauf direkt zum Angriffsmodus übergegangen. »Super, Mami, finde ich spitze?«

»Du musst gar nichts sagen, Luki, ich wollte nur, dass du es weißt.«

Luki atmet einmal hörbar aus. »Und wie soll das jetzt alles weitergehen?«, fragt er dann, schon etwas milder.

»Ich würde ihn euch gern vorstellen. In Paris. Würdet ihr mir den Gefallen tun?«

Klara: »Klar.«

Maxi: »Klar.«

Luki: »Ohne mich.«

»Luki«, bettle ich, »bitte, nur Kennenlernen.«

Er schweigt. Hinter seiner Stirn sieht man sie kämpfen, Engelchen und Teufelchen.

»Es ist wichtig für mich.«

»Na gut«, sagt er schließlich, »für dich.«

Ich würde ihn gern drücken, aber ich weiß, dass er dann durchdrehen würde. Und so sage ich nur »danke«, und dann rumst ein zentnerschwerer Stein auf den Boden. Die erste Hürde ist geschafft.

Vincent und ich haben beschlossen, dass es das Beste wäre, wenn sich alle, auch seine Kinder, zusammen auf neutralem Terrain kennenlernen würden. Daher haben wir in Paris in der Wohnung von Freunden ein Treffen arrangiert. Klara ist krank, hält sich aber trotz achtunddreißig Grad Fieber aufrecht, Maxi radebrecht sich mit seinem Schulfranzösisch durch die Situation und Luki gibt sich erkennbar alle Mühe, offen zu sein. Auch Vincents Kinder lavieren sich mit Bravour durch die vollkommen absurde Situation. Vermutlich ist es genau die Absurdität und Peinlichkeit, die alle vereint, denn zu Vincents und meinem Erstaunen finden sich alle gegenseitig auf Anhieb sympathisch, und die Kinder geben mir noch am selben Abend grünes Licht.

»Vincent ist in Ordnung«, sagt Maxi, als wir im Bad stehen und Zähne putzen.

»Du hast doch maximal die Hälfte von dem verstanden, was er gesagt hat«, zieht ihn Klara auf.

»Dass der aber auch überhaupt kein Deutsch kann«, schimpft Maxi, »oder wenigstens Englisch.«

Luki: »Franzose eben.«

Ich weiß, dass Luki Zeit brauchen wird. Er ist nach wie vor skeptisch Vincent gegenüber, aber er stellt sich nicht quer, und das rechne ich ihm hoch an. Im Spiegel beobachte ich alle drei, wie sie sich gegenseitig foppen und dieses sonderbare Treffen Revue passieren lassen. Ich könnte ihnen stundenlang dabei zusehen. Dann drehe ich mich um und alles, was aus mir rauskommt, ist ein gestammeltes »Danke«. Einatmen, neuer Anlauf. »Ihr seid …« »Schon gut, Mami«, sagt Klara und gibt mir ein Bussi auf die Wange. »Gute Nacht.«

Die zweite Hürde ist Henrik. Damit er Vincent unvoreingenommen kennenlernen kann, vereinbaren wir ein gemeinsames Wochenende in Gunneby. Freunde von Vincent sind zur gleichen Zeit auch in Hamburg und so beschließen wir, alle zusammen nach Gunneby zu fahren und von dort aus die Regatta auf der Kieler Woche zu besuchen. Henrik verwundert es nicht weiter, dass ein Haufen unbekannter Franzosen bei uns einfallen, denn die Türen unseres Ferienhauses standen für Gäste schon immer weit offen. Wir haben beide gern ein volles Haus, und die Aussicht auf ein Wochenende mit eloquenteren Gesprächspartnern als Magdalena, die momentan bei ihm ist, lässt ihn sofort aufblühen. »Avec plaisir«, antwortet er auf meine Frage, ob ihm der geplante Besuch aus Frankreich recht sei. Mich durchfährt ein kurzer Schauer, als er das sagt, denn mir fällt auf, dass ich Henrik schon lange nicht mehr habe französisch sprechen hören. Ich habe mir nicht einmal Gedanken darüber gemacht, ob seine Fremdsprachenkenntnisse den Hirnschlag heil überlebt haben. Wie sich herausstellt, haben sie jedoch nicht nur überlebt, sondern sich sogar eklatant verbessert. Irgendwo zwischen den abgestorbenen Gehirnzellen muss sich sein französischer Wortschatz freigebuddelt haben und zu neuer Blüte gelangt sein. Ob das neurologisch erklärbar ist, weiß ich nicht, Henrik nimmt es mit Selbstverständlichkeit hin, und ich staune nur – aber aus dem Staunen komme ich sowieso das ganze Wochenende nicht heraus. Maxi, der als einziger der Kinder mitkonnte, behält unser Geheimnis für sich und spielt mit. Manchmal ertappe ich ihn dabei, wie er Henrik und Vincent ins Visier nimmt und die beiden beobachtet, als handle es sich um einen Chemieversuch. Es könnte am Ende ja zu einer Explosion kommen, wenn man einen unberechenbaren Henrik, einen ehrlichen Vincent und ein ungeheuerliches Geheimnis miteinander ins Reagenzglas steckt. Doch nichts explodiert – im Gegenteil. Die beiden verstehen sich prächtig und sind innerhalb kürzester Zeit in ein Gespräch über Motorräder, Felgen und die Kurvengängigkeit von Moto Guzzis vertieft. In regelmäßigen Abständen höre ich Vincent laut auflachen und Henrik auf Französisch fachsimpeln. Dazwischen rauchen sie, als gebe es kein Morgen. Vor lauter Aufregung verdrücke ich mich in die Küche, damit niemand mein Herz klopfen hört. Ich finde die Lautstärke ohrenbetäubend. Ja, es ist ein Schmierentheater, aber es dient einem guten Zweck. Zumindest rede ich mir und Vincent das abends ein, als er sich erschöpft draußen neben mich auf die Gartenbank fallen lässt. Henrik ist bereits im Bett, die Grillen zirpen irgendwie lauter als sonst.

»Ich kann das nicht«, sagt Vincent zu mir. »Ich finde deinen Mann wirklich sympathisch. Ein guter Typ. Beeindruckend. Aber ich kann ihn nicht belügen.«

»Ich weiß«, sage ich.

»Wir müssen es ihm sagen, Barbara.«

»Nicht jetzt.«

»Wann dann?«

»Gib mir ein paar Tage Zeit, ich muss das behutsam machen. Und ich muss mit ihm alleine sein.«

»Wie geht es Maxi damit?«

»Ganz okay. Er war ein bisschen seltsam heute.«

»Ich habe mich heute lang mit ihm unterhalten.«

Ich muss lachen. »Wie das denn?«

»Wir haben unsere eigene Sprache.« Vincent grinst.

»Ich glaube, dich hat der Himmel geschickt.«

»Nein, es war Air France.«

Vincent nimmt meine Hand.

»Barbara?«

»Ja?«

»Maxi leidet. Er hat das Gefühl, den Kontakt zu seinem Vater zu verlieren.«

Ich muss schlucken. »Das hat er dir erzählt?«

»Er möchte gern etwas mit seinem Vater unterneh-men. Aber er weiß nicht was.«

»Warum erzählt er mir das nicht?«

Ich fühle mich schlecht. Da ist es wieder, das schlechte Gewissen. Da sitze ich mit meinem geheim gehaltenen Freund auf der Gartenbank, über uns schläft mein Mann, und mein Sohn erzählt meinem Freund in seltsamen Sprachen, wie es in ihm aussieht.

»Ich bin eine furchtbare Mutter.«

»So ein Blödsinn, du bist wunderbar. Hör zu, ich habe mir was überlegt. Wenn wir Henrik irgendwie auf ein Boot bekommen, könnte er mit Maxi auf der Kieler Förde schippern und sich die Segeljachten aus der Nähe an-sehen.«

»Und wo sollen wir so schnell ein Boot herbekom-men?«

»Maxi hat schon ein Schlauchboot organisiert.«

»Ein Schlauchboot?! Seid ihr von allen guten Geistern verlassen?«

Ich wusste es. Dieser Mann muss bekloppt sein, sonst hätte er sich nie auf mich und meine Familie eingelassen. Doch es ist ganz und gar nicht bekloppt. Wie ich erfahre, hat Maxi über seinen Segelclub bereits ein Riesenschlauch-boot mit Außenbordmotor organisiert, und zu sechst schaf-fen wir es am nächsten Tag, Henrik in einem abenteuer-lichen Hebemanöver irgendwie samt Rollstuhl auf dieses Ding zu hieven. Henrik genießt die Bootsfahrt in vollen Zügen, Maxi platzt vor Stolz, und ich bin so baff, dass ich mich ständig zwicken muss, damit ich das alles glaube.

Als alle abgereist sind und ich am nächsten Tag mit Henrik, der noch immer bester Laune ist, draußen auf der Terrasse Käsekuchen esse, scheint mir der Moment perfekt.

»Schatzi, ich muss dir etwas sagen.«

»Haben wir noch Sahne?«

»Ich glaube, ich hab mich verliebt.«

»Wie schön.«

Nimmt er mich auf den Arm? Ich sehe ihm in die Augen. Er sieht amüsiert zurück. Dann widmet er sich wieder dem Käsekuchen.

»Magdalena, haben wir noch Sahne?«, singt er geradezu in die Küche. Und zu mir sagt er beschwingt: »Wer ist es denn?«

Mit allen Beschimpfungen der deutschen Sprache hätte ich gerechnet, vielleicht sogar der französischen, aber nicht damit.

»Vincent«, antworte ich.

»Netter Kerl.«

Wahrscheinlich denkt er sich: Endlich bin ich die Alte los.

Barbara hat mich schon vor längerer Zeit mal gefragt: Was würdest du tun, wenn ich mich in einen anderen Mann verlieben würde? Und da habe ich ihr gesagt, dass ich diesen Gedanken keineswegs abwegig finde, übrigens auch nicht von meiner Seite aus. Wenn du mit einem neuen Lover kommst, habe ich ihr gesagt, dann betrachte ich das nicht als Ursache, sondern als Wirkung. Dann ist unsere Beziehung auch vorher schon kaputt gewesen. Nicht anders wäre das, wenn ich mich neu verlieben würde. Ich bin davon überzeugt, dass das immer nur die Konsequenz eines Problems ist. Deswegen habe ich mit Vincent jetzt auch kein großes Problem.

Ich vermute allerdings, dass Barbara sich mehr ärgern würde, wenn ich mit einer anderen Frau durchbrennen würde. Allerdings bezöge sich dieser Ärger mehr darauf, dass sie nicht mehr mit mir auf diverse Festivitäten eingeladen werden würde, als darauf, dass ihr Mann weg ist.

Mit Vincent verstehe ich mich außerordentlich gut. Der Arme weiß noch nicht, was da auf ihn zukommt. Der kennt Barbara ja nicht. Am Anfang kann sie sehr charmant sein, das Miststück kommt erst später zum Vorschein. Ich werde ihn mir beim nächsten Mal zur Brust nehmen und ihm ein paar Tipps geben. Sobald der sie an der langen Leine lässt, ergeht es ihm am Ende wie mir.

Was auch immer wirklich in Henrik vorgeht – das Gute ist, dass das Versteckspiel jetzt ein Ende hat. Vincent sagt mir hinterher am Telefon, dass ihm an diesem Wochenende erst bewusst geworden sei, dass er von nun an eine »Ménage-à-trois« führen würde, ein Leben zu dritt. »Kannst du damit leben?«, frage ich vorsichtig. Solange er nicht zu dritt unter einem Dach leben müsse, könne er sich damit schon arrangieren, antwortet er. Wenn es nach Henrik ginge, so könnte er sich auch ein Leben zu viert vorstellen. Mit mir, meinem neuen Lover, wie er ihn hartnäckig nennt, und mit seiner künftigen Freundin. Aber das erzähle ich Vincent lieber nicht. »Ich muss verrückt sein, oder?«, sagt Vincent und lacht. »Willkommen in unserer Familie«, antworte ich. Dann wird Vincent plötzlich schweigsam. Als ich ihn frage, ob alles in Ordnung sei, sagt er etwas, das mir noch lange im Kopf herumspuken wird: »Ich glaube, wir hätten Freunde werden können, Henrik und ich.«

Auf das erfolgreiche deutsch-französische Wochenende folgt wenige Wochen später ein weiteres, und dort entwickelt Vincent eine neue abenteuerliche Idee. Diesmal ist es kein Schlauchboot, sondern ein Hund. Henriks alter Freund Christoph hat sich nämlich seit einiger Zeit in den Kopf gesetzt, Henrik mit einem Hund zu beglücken, um der sozialen Vereinsamung entgegenzuwirken. Denn die Besuche in Gunneby haben im letzten Jahr stark nachgelassen. Manche Freunde haben sich aufgrund von Henriks Schimpforgien über mich zurückgezogen oder weil er sich bei ihren Besuchen mehrere Male lieber vor die Glotze gesetzt hat. Manche, weil es ihnen schlicht zu weit ist, wieder andere, weil sie jetzt, wo sich langsam abzeichnet, dass sich sein Zustand nicht mehr rigoros ändern wird, plötzlich Hemmungen entwickeln, normal mit ihm umzugehen.

Christoph hat sich auf die Rasse Sheltie festgelegt, eine Art Miniatur-Collie. Seine Frau Yasmin hätte lange recherchiert, erzählte er mir kürzlich, und der Sheltie sei vom Wesen her perfekt: sensibel, lernwillig, leicht zu erziehen, anhänglich, ruhig und unaufdringlich. Als er Henrik ein Foto davon zeigte, sagte Henrik jedoch nur, so ein kleiner Wadenbeißer käme ihm nicht ins Haus. Er nehme nur einen richtigen Hund oder gar keinen. Und alles unter dreißig Zentimeter sehe er nicht als Hund an, sondern als Wischmopp.

Henrik begrüßt Vincent freudestrahlend, daher lasse ich die beiden alleine und fahre in den Nachbarort, um fürs Abendbrot einzukaufen. Als ich zurückkomme, finde ich sie rauchend im Garten. »Dein Freund hier hat eine blendende Idee«, ruft mir Henrik freudestrahlend zu. »Un Berger Australien!« Ein Australischer Schäferhund.

Henrik ist begeistert. Vincent auch. Dann klären sie mich auf: Die Hündin von Vincents Exfrau habe vor ein paar Wochen Welpen bekommen, und einen davon habe er gerade Henrik versprochen. Na wunderbar. In Zukunft würde ich mich also nicht nur um die Pfleger, die Versicherung, die Therapien und Arztbesuche, sondern auch noch um einen australischen Welpen kümmern müssen. Samt Welpentraining, Tierarztbesuchen und was sonst noch alles so anfällt.

»Henrik braucht hier draußen Gesellschaft, und so ein Hund ist die beste Gesellschaft der Welt«, sagt Vincent.

»Besser als Barbara allemal«, pflichtet Henrik ihm bei.

Vincent lacht laut, dann sieht er mich entschuldigend an. Wie zwei Pennäler, die etwas ausgefressen haben, sitzen sie da und warten, dass die Lehrerin ihnen eine Standpauke hält. Den Gefallen tue ich ihnen aber nicht.

»Wir tauschen«, sagt Henrik schließlich und stupst Vincent von der Seite an. »Du kriegst das Miststück und ich nehme den Hund.«

Und dann lachen sie beide.

Vincent und ich haben viele Gemeinsamkeiten. Er interessiert sich für Porsches und alles, was einen Motor hat, und er raucht auch. Er hat mir sogar erzählt, dass er einen Aschenbecher im Schlafzimmer stehen hat, worauf Barbara natürlich fast einen Nervenzusammenbruch bekam. Das kann sie ja überhaupt nicht ausstehen. Barbara gefällt das sehr gut, dass wir beide damit so locker und souverän umgehen. Er macht kein Theater, ich mach keins. Wir sind ja beide erwachsen. Ich habe Vincent ein bisschen ausgefragt, und ich habe ihn innerlich bedauert, denn seine schönen Zeiten sind jetzt vorbei, er weiß das nur noch nicht.

Vincent ist eine arme Sau. Ich kriege dafür Lotta – mütter-
licherseits ein Australian Shepard, der Vater ist ein Labra-
dor. Auf Fotos und kleinen Videosequenzen ist sie ent-
zückend. Hat den Drei-Sekunden-Test schon bestanden.
Ich bin gespannt.

Als Vincent Lotta vorbeibringt, schmelzen wir alle
dahin, vor allem Maxi. Sie hat ein so treuherziges Gesicht,
dass man sie den ganzen Tag knuddeln möchte. Doch
dazu müsste man sie erst mal erwischen, was nicht gerade
einfach ist, da sie zwischen dem Esstisch und der Küchen-
bank Springbocksübungen macht. Auf dem Esstisch räumt
sie erst mal eine Blumenvase sowie Salzstreuer vom Tisch,
von dort springt sie über Henrik wieder zurück auf den
Boden, weil sie irgendeine Fährte aufgenommen hat.

»Habt ihr Mäuse?«, fragt Vincent.

»Wenn, dann nicht mehr lange«, antworte ich.

»An der Erziehung müsste man noch arbeiten«, sagt
Vincent.

»Kein Problem«, versichert Henrik. »Ich kenn mich
mit störrischen Frauen aus.«

Vincent überreicht Henrik feierlich alle Impf- und
Mikrochipnachweise sowie ein offizielles Adoptions-
papier. Henrik sieht sich alles prüfend über den Rand seiner Lesebrille an, legt ein Blatt nach dem anderen ab,
dann sagt er ernst:

»Da fehlen aber Unterlagen, mein Lieber.«

»Welche denn?«, fragt Vincent verwundert.

»Der Vertrag.«

»Welcher Vertrag?«

»Über den wir gesprochen haben. Ich dachte, wir
wären uns einig.«

»Worüber?«

»Der Tauschvertrag. Frau gegen Hund.«

Vincent weiß nicht, ob er lachen soll oder nicht. Henriks Gesicht hinter der Lesebrille ist einfach zu ernst.

»Ich hätte das gern schriftlich«, sagt Henrik mit Nachdruck. »Du kriegst die Alte, ich Lotta.«

Dann streckt er Vincent die Hand entgegen. Und Vincent schlägt ein.

Kurwa mać
(auf deutsch: verfluchte Scheiße)

Mit einem Monat Verspätung wird Ende Oktober Henriks Wohnung fertig, wir können umziehen. Henrik hat in der Zwischenzeit ohne mein Wissen in Gunneby einen Makler bestellt. Er möchte, erfahre ich von dem Makler hinterher, »aus seinen Liegenschaften heraus einiges verkaufen.«

»Warum möchtest du das Haus verkaufen?«, frage ich ihn erstaunt.

»Ich werde nicht untätig zusehen, wie du mich obdachlos machst«, antwortet er.

»Du bist nicht obdachlos. Die Wohnung in Hamburg ist fertig und wirklich schön geworden.«

»Das interessiert mich nicht, weil ich in dieses Loch nicht einziehen werde, völlig indiskutabel. In dieser Bude ist nicht mal Platz für eine Frau an meiner Seite.«

»Wenn es so weit sein sollte, sehen wir weiter, okay?«

»Nichts ist okay. Mit so einer Bude werde ich niemals eine andere Frau kriegen, schon gar keine Blondine.«

Ich weigere mich, in diese Diskussion einzusteigen. Ohne meine Einwilligung kann er ohnehin nichts verkaufen, da wir beide im Grundbuch stehen. Stattdessen zeige ich ihm verschiedene Stoffproben. Eine Freundin hat netterweise angeboten, Vorhänge für Henriks neue

Bleibe zu nähen. Henrik sucht zielsicher einen Stoff aus, dann fängt er wieder von vorn an:

»Ich werde den Erlös dieses Hauses in etwas Repräsentativeres investieren. Und dann werde ich dort vor der Tür ein Schild anbringen: Anwaltskanzlei Wentzel.«

»Aber du hast doch noch nie als niedergelassener Anwalt praktiziert«, hake ich ein.

»Ich bin voll ausgebildeter Jurist, falls du das vergessen hast.«

»Letzten Monat wolltest du noch eine Reederei gründen.«

»Das werde ich auch. Sobald ich hier aus dem Hausarrest entlassen und wieder in Hamburg bin, werde ich einen wichtigen Repräsentanten des Reederverbands treffen. Kannst du mir bitte seine Nummer raussuchen?«

Nächste Woche werde ich mich für ein, zwei Tage im Reichshof einmieten und dort mit einem einflussreichen Reeder frühstücken. Er wird mich bei meinem Projekt unterstützen, ich bin da sehr zuversichtlich. Ich werde mir Anzug und Krawatte anziehen und den dicken Max geben. Ein paar Krawatten müssten noch hier sein, die anderen haben meine Söhne abgezockt. Eine hat, glaube ich, der Lover von Barbara mitgenommen. Wenn ich die Reederei gegründet habe und Barbara dann ankommt und sagt, sie wolle daran teilhaben, dann werde ich sie ermorden, das ist ja klar. Bei der Gründung soll im Gesellschaftervertrag ausgeschlossen werden, dass eine Ehefrau eine Vertretungsvollmacht bekommt. Das habe ich auch schon einer Reihe meiner Kumpels gesagt: Leute, passt auf. Der Anwalt, der das aufsetzen soll, den kenne ich, das ist ein alter Freund und Kollege. Wenn das klappt, würde ich ihm dafür die

Versicherung der Schiffe übertragen. Eine Hand wäscht die andere. So läuft das.

Durch einen glücklichen Zufall springt Jakub, ein ehemaliger Bodybuilder, ab November als Pfleger ein, was mir sehr entgegenkommt, da er beim Umzug mit anpacken kann. Die ursprünglich gebuchte Pflegerin, die wir alle (inklusive Henrik), heimlich nur Barbie genannt haben, hat frühzeitig die Segel gestrichen. Sie war, wie Henrik es nennt, optisch »eine Attraktion« und er hat mich ernsthaft gefragt, ob ich das Doppelte für sie bezahlt hätte. Sie hatte blonde lange Haare, ein Puppengesicht und eine sensationelle Figur, war Anfang dreißig, aber leider hochsensibel. Nachdem erst ich ungehalten wurde, weil sie Henriks neues Hobby nicht in den Griff bekam (Telefonbestellungen bei Edeka in Süderbrarup) und dann Henrik sie beim Geldabheben am EC-Automat lauthals des Diebstahls bezichtigt hatte, feuerte sie eine SMS-Salve ab:

»Liebe Frau Wentzel, woher hat Ihr Mann Geld auf Karte? Wenn ich sage kein Geld mehr, nix kaufen er sagen ich Dieb. Hat Holz für Kamin und Karton für Umzug gekauft, sagt ich habe nix zu sagen, das seine Rente und er diktiert hier was ich machen muss hat so gesagt!!«

»Liebe *FW,* Lotta macht viel kaputt, wenn ich in Küche bin Ihr Mann reagiert nicht, wenn zerbeißt Haus.«

»Lotta hatte Lust auf Abendbrot von Ihrem
Mann. Mann will Bruder anrufen, Telefon existiert
nicht mehr.«

»Mann will mit Klara skypen Computer kaputt.«

»Er will kaufen, viel kaufen, auch neues Auto
und kein Geld mehr auf Karte.«

»Liebe *FW*, mein Herz sehr tut weh. Ihr Mann
führt Diktatur ein. Ich will nach Hause.«

Dann war Barbie weg. Die Vorratskammer in Gunneby
biegt sich seitdem vor Henriks Großeinkäufen (stangenweise Zigaretten, je eine Palette Tiefkühl-Käsekuchen
und Tortentraum Stracciatella-Kirsch, Sahne, Holz, Lese-
brillen), da ich es nicht immer rechtzeitig schaffe, die Bestellungen zu stornieren. Henrik hat die 11833 zu seiner
persönlichen Sekretärin designiert, die ihn auf Wunsch
zu den Geschäften seiner Wahl oder zu seiner ihm wohl-
gesonnenen Bankberaterin durchstellt.

Sein Girokonto, auf das auch seine Rente und sein Pflegegeld überwiesen wird, fülle ich monatlich auf. Darauf
haben er und die Pfleger Zugriff. Zusätzlich stecke ich
Henrik jede Woche 50 Euro bar in seine Brieftasche, da
er ständig »finanzielle Autonomie« und eine »Taschen-
gelderhöhung« einklagt. Wenn ich am darauffolgenden
Wochenende wieder bei ihm bin, ist das Geld jedes Mal
weg – und Henrik behauptet, er hätte nichts davon ausgegeben. Die Pfleger tragen alle Einkäufe fein säuberlich in
ein Heft ein, das ich zur jährlichen Abrechnung für den
Betreuungsbericht dem Steuerberater übergebe. Manch-

mal hake ich bei den jeweiligen Pflegern beziehungsweise Pflegerinnen nach, wozu Henrik zwölf Seidenstrumpf- hosen, Nagellackentferner, marokkanische Haarkuren oder drei Riesenbottiche »PowerBar Muscle Up«-Pro- teinpulver à 40 Euro brauche, aber manchmal fehlt mir auch einfach die Energie dazu. Und Muskeln kann ich für den Umzug ohnehin gut gebrauchen.

Das einzige Problem von Henriks neuer Wohnung ist: Das Scalamobil passt nicht in den Eingangsbereich. Darum erkundige ich mich nach einer anderen Lösung, die wir an der Terrassentür im Hochparterre anbringen können: eine Hubplattform, mit der der ganze Rollstuhl nach oben geliftet wird. Kostenpunkt: 8000 Euro. Da ich durch die Renovierung der beiden Wohnungen ziemlich pleite bin, freue ich mich über ein Angebot, das ich bei eBay entdecke: ein gebrauchter Liftboy für 4000 Euro. »Mit Gewährleistung« steht im Angebot. Der Verkäufer erzählt mir, dass das Gerät für seine pflegebedürftige Mutter vor eineinhalb Jahren angeschafft worden sei, die Mutter aber inzwischen verstorben sei und das Gerät noch sechs Monate Gewährleistung vom Händler hätte. Das erscheint mir ein fairer Deal. Ich schlage ein. Ich überweise das Geld, beauftrage einen Handwerker, den Liftboy in Gütersloh abzuholen, dort abzubauen und in Hamburg wieder neu zu montieren. Der Verkäufer sagt mir zu, dem Handwerker die Originalrechnung sowie alle Instruktionsanleitungen mitzugeben, die ich sogleich fein säuberlich abhefte.

Für den Umzug hat mir Vincent, dieser Engel, ange- boten, nach Hamburg zu kommen und mitzuhelfen. Er bringt mit mir die Art-Deco-Lampen im Flur an, hängt die Vorhänge und Bilder auf und rückt Möbel. Als alles fertig ist und wir erschöpft aufs Sofa fallen, um das vollbrachte Werk zu bewundern, sagt er: »Etwas fehlt noch. So wird es deinem Mann nicht gefallen.«

Ich habe keine Ahnung, was er meinen könnte, ich finde alles ziemlich perfekt. Gemütlich, liebe- und geschmackvoll.

»Was?«, frage ich.

Vincent grinst. »Eine Riesenglotze!«

»Aber wir nehmen doch seinen Fernseher aus Gunneby mit«, protestiere ich. »Der funktioniert wunderbar.«

»Darum geht es nicht, Barbara. Wir brauchen einen neuen, besseren, größeren. Vertrau mir.«

Am Tag vor dem Umzug besorgt Vincent bei Saturn noch einen überdimensionalen Flachbildschirm, eigentlich ein Heimkino. Als ich von der Arbeit nach Hause komme, hat er bereits alles angebracht und angeschlossen und sagt begeistert: »Einhundertsiebenundfünfzig Kanäle!«

Am nächsten Tag brechen wir nach Gunneby auf, um Henrik und seine dort zwischengelagerten Sachen abzuholen. Als alles auf dem Anhänger verladen ist und wir im Schneckentempo die A7 Richtung Hamburg tuckern, berichtet Henrik Vincent ausführlich von seinen neuen beruflichen Vorhaben. Vincent hört sich alles interessiert an und lässt sich die Mechanismen der Schifffahrtsbranche erklären. Sie unterhalten sich während der zwei Stunden Autofahrt bestens. Ich habe keine Ahnung, ob Vincent das Schifffahrtswesen wirklich interessiert oder ob er Henrik oder mir nur einen Gefallen tut, aber so oder so bin ich ihm dankbar.

Pünktlich vor dem Haus fängt Henrik zu motzen an. Der kleinbürgerliche Eingang, der Bohnerwachsgeruch, die spießig-akkurat geschnittenen Hecken vor der Tür – nichts ist ihm recht und auch nur annähernd seiner würdig. Als ich die Wohnungstür aufschließe, klopft mein Herz. Vincent schiebt Henrik in den Flur. Es sieht alles wunderschön aus. Henrik sieht sich um und sagt gar nichts. Dann entdeckt er die Lampen an der Decke und ich ein leichtes Zucken seiner Mundwinkel. Ich zeige ihm das nigelnagelneue barrierefreie Bad, die Küche, die verbreiterten Türen, den neuen Holzboden und das Schlafzimmer, in dem nur das Pflegebett noch aufgestellt werden muss.

»Und? Was sagst du?«, frage ich.

Henrik grummelt unverständlich vor sich hin, dann verabschiedet er sich erst mal mit Jakub, um die neue Toilette einzuweihen.

Nervös warte ich mit Vincent im Flur. Lotta läuft inzwischen aufgeregt durch die ganze Wohnung und erkundet das neue Terrain.

»Meinst du, es gefällt ihm?«, frage ich Vincent.

»Schwer zu sagen«, sagt er, dann stürmt er wie der Blitz zu Lotta, die gerade ein Bein hebt, um einen ihr unbekannten Sessel zu markieren.

Als Henrik aus dem Bad kommt, frage ich wieder: »Wie gefällt es dir, Schatzi?«

Henriks Antwort, sichtlich widerwillig: »Ich gebe zu, es ist hübsch geworden. Du hast dir Mühe gegeben.«

Ich atme erleichtert auf.

»Aber trotzdem ist es eine Zumutung für mich.«

Ich verdrehe die Augen. Vincent schmunzelt. Dann übernimmt er.

»Attends, Henrik«, sagt er, »es gibt noch eine Überraschung für dich.«

Dann schiebt er Henrik ins Wohnzimmer, das von dem neuen Super-Flachbildschirm dominiert wird. Und ich traue meinen Augen kaum. Zum ersten Mal fangen Henriks Augen an zu leuchten. »C'est magnifique!«, sagt er begeistert zu Vincent, klopft ihm anerkennend auf den Arm und lässt sich sofort die Fernbedienung erklären.

Während Henrik glücklich vor seiner neuen Glotze sitzt und sich durch die einhundertsiebenundfünfzig Kanäle zappt, gehe ich zu Jakub, der aus dem Bad nach Hilfe ruft. »Etwas nicht in Ordnung«, sagt er, und deutet auf die Dusche, aus deren Ausguss eine braune, stinkende Flüssigkeit quillt.

»Merde«, sagt Vincent, der jetzt im Türrahmen steht.

»Kurwa mać«, bestätigt Jakub und nickt.

»Scheiße?«, frage ich Jakub.

»Nein, Hure.«

»Wie bitte?«

»Kurwa heißt Hure, aber das hier Scheiße, ja.«

Den Abend verbringen wir alle statt wie geplant im Restaurant, um den Umzug zu feiern, in Henriks Bad. Vincent schraubt erst alle Armaturen, dann Rohre auseinander, um gegen 22 Uhr festzustellen, dass erstens die Bauarbeiter Bauschutt in den Abguss der Dusche geworfen haben und zweitens die Abflussleitungen von Waschbecken, Dusche und WC alle miteinander gekoppelt sind. Durch die Verstopfung kam es dann zu dem Rückfluss.

Immerhin funktioniert der neue Liftboy prächtig, er ist viel einfacher zu bedienen als das Scalamobil und Henrik kann damit das Treppenhaus umgehen und direkt ins Wohnzimmer fahren.

Im Dezember kündigt sich ein Gutachter der Versicherung an, um die barrierefreie Wohnumfeldanpassung zu begutachten und uns hoffentlich die einmalige Leistung in Höhe von 4000 Euro für die Umbaumaßnahmen zu bewilligen. Das würde zwar ohnehin nur einen Bruchteil der tatsächlichen Umbaukosten decken, aber immerhin hätte ich so den Preis für den gebrauchten Liftboy wieder drin.

Der Termin verläuft wunderbar, der Gutachter bestätigt uns, dass Henrik hier besser als in jedem Pflegeheim versorgt werde und wir erhalten den Zuschuss. Überhaupt scheint sich pünktlich zu Weihnachten für uns alle Frieden einzustellen. Lotta fühlt sich in ihrer neuen Umgebung sichtlich wohl, für Henrik ist sie ohnehin die beste Therapie von allen und Maxi, der mindestens genauso verliebt in sie ist wie Henrik, freut sich, sie in seiner Nähe zu haben. Er holt sie fast täglich ab, um mit ihr Gassi zu gehen, was den Nebeneffekt hat, dass er Henrik fast jeden Tag besucht. Nur für die Hundeerziehung fühlt sich keiner der beiden zuständig, jedenfalls hält sie weder Henrik noch Maxi davon ab, die neu verlegten Fußleisten aufzufressen. Henrik hat sogar die Dauerbeschwerden über seine neue Wohnung eingestellt, und so mache ich mich fast schon vorfreudig an die Vorbereitungen fürs Fest. Auch wenn ich vor Weihnachten und den damit verbundenen Gefühlsausbrüchen seit Henriks Schlaganfall immer ein bisschen Angst habe.

Wir verlegen die Bescherung dieses Mal in Henriks Wohnung, stellen den Wentzelschen Weihnachtsbaum samt echter Wachskerzen – das ist Henrik immer sehr wichtig, denn seiner Meinung nach feiern nur Menschen ohne Stil und Verstand mit Elektrokerzen – bei ihm im Wohnzimmer auf, und alles sieht so aus wie immer.

Weihnachten werde ich mit dem Trümmerhaufen mei-
ner Familie inklusive Schwiegereltern verbringen, die
Schmarotzer wollen sich alle bei mir in meiner Hartz-IV-
Bude einnisten. Das heißt, teilweise feiern wir bei mir, teil-
weise wohl auch bei Barbara, ist ja sozusagen auch bei mir.
Oh, du fröhliche, sage ich nur.

Nachmittags machen wir uns mit meiner Mutter
zusammen auf den Weg zum Gottesdienst. Statt Tränen
der Verzweiflung und des Selbstmitleids gibt es dieses
Jahr Lachtränen, denn als der Pfarrer Henrik seine Hostie
reicht, beschwert er sich, wie trocken die Dinger doch
schmecken würden und schlägt ihm vor, die Oblaten das
nächste Mal mit Frischkäse zu bestreichen. »Philadelphia! Gibt es hier irgendwo Philadelphia?«, fragt er in die
Runde, sodass sogar der Pfarrer lachen muss. Als wir
nach der Kirche zu Annemarie und Roland zum traditionellen Weihnachtsdinner aufbrechen, ist die Stimmung
fast so ausgelassen und fröhlich wie vor dem Hirnschlag.
Unsere Freunde Corinna und Pierre, die sich längst getrennt haben (trotz Henriks vehementer Intervention),
aber irgendwie immer noch lieben, haben sich dieses Jahr
ebenfalls angekündigt, und wir reden und trinken und
essen und feiern bis weit nach Mitternacht.

Am zweiten Feiertag stößt Vincent dazu, und Henrik
begrüßt ihn so freudestrahlend wie einen alten Freund.
Wir kochen gemeinsam, schieben ein selbst geschossenes
Reh von Nachbar Hansen in den Ofen, und zu Henriks
Freude gibt es reichlich Soße. Das beherrschende Thema
des Abends ist Vincents Sohn, dessen Frau das zweite
Kind erwartet. Henrik feixt in meine Richtung: »Dann
bist du ja schon Großmutter!«, was ich nur mittelmäßig

komisch finde. Zu Vincent gewandt sagt er: »Also mein Lieber, deine neue Flamme ist eine Oma. Ich an deiner Stelle würde mir das noch mal überlegen.« Dann gluckst er vor sich hin und bittet Klara, bei der Geburt Blumen für die Stiefgroßmutter zu bestellen. Als wir zum Dessert übergehen, knöpft sich Henrik seinen neuen Freund Vincent vor und gibt ihm noch mal eindringlich Instruktionen zu meiner Handhabung.

Mir ist das alles so unangenehm, dass ich mich in die Küche verabschiede. »Ach, weißt du, Henrik, ich bin da viel toleranter, ich lasse das einfach laufen«, höre ich Vincent sagen. »Auf keinen Fall«, ruft Henrik, »das geht bei der nach hinten los! Du musst deinen Willen durchsetzen, sonst hast du bei Barbara keine Chance. Sieh dir mich an, wie das dann endet.«

Für Vincent muss das Ganze noch gruseliger sein als für mich, aber das hinterfrage ich lieber nicht, sonst drehe ich am Ende noch völlig durch. Zum Glück fahren wir beide, nachdem Klara und meine Eltern abgereist sind, für einen Tag allein nach Lübeck in eine kleine Pension, um ein bisschen Zweisamkeit und Normalität zu tanken. Silvester verbringen wir dann zu dritt bei Corinna und Pierre. Henrik versucht den ganzen Abend eine Formel für unsere grotesken Paarungen zu finden (3 Männer + 2 Frauen = 4 Verliebte bzw. 4 Getrennte + 1 Behinderter), gibt Corinna und Pierre Wiedervereinigungstipps, wir spielen Tischroulette und amüsieren uns prächtig. An Neujahr gehe ich mit meinen zwei Männern und Lotta an der Elbe spazieren und kann mein Glück und die Absurdität, die darin liegt, selbst nicht fassen. Als wir auch noch zufällig Bekannte treffen, die sichtlich Schwierigkeiten hatten, ihr Staunen zu verbergen, müssen wir alle drei lachen. Die Sonne scheint, das ganze Leben erscheint mir plötzlich sehr weich, wahrscheinlich gerade weil der ganze Alltag drumherum so hart ist.

Doch das Leben verhärtet sich schlagartig erneut nach den Feiertagen: Am 3. Januar gibt der Liftboy den Geist auf. Der Hausmeister, der sich das Gerät ansieht, tippt auf einen Motorschaden, gibt mir aber zu bedenken, dass die Mechanik höchst kompliziert sei und nur ein Fachmann das beheben könne. Praktisch bedeutet das, dass wir Henrik weder ins noch aus dem Haus bekommen, es sei denn, wir tragen ihn. Die neue Pflegerin, die maximal 1,50 Meter misst, schafft das aber nicht. Da sie auch keinen Führerschein hat, erledige momentan ich alle Einkäufe. Für die Arzt- und Therapiebesuche habe ich ein Taxiunternehmen beauftragt, dessen Fahrer gegen ein großzügiges Trinkgeld Henrik hinein- und hinaustragen. Die Liftboy-Firma teilt mir am Telefon mit, dass sie keine Wartung im Raum Hamburg durchführe, und als ich die 24-monatige Gewährleistungspflicht des Verkäufers vorlege, werde ich belehrt, dass die Gewährleistung nicht auf meinen Namen, sondern auf den Namen der toten Mutter ausgestellt und somit für mich nicht gültig sei.

Zeitgleich terrorisiert mich Henriks Versicherung, die nach dem Umzug ein erneutes Gutachten der Pflegeberatung einfordert, um eine gleichbleibende Qualität der Pflege sicherzustellen. Meine Ansprechpartnerin der Pflegeberatung ist jedoch erst krank, dann im Urlaub, jedenfalls seit Dezember nicht zu erreichen, und ihre Vertretung weigert sich, den Fall zu übernehmen. Als wir schließlich Ende Januar einen Termin zustande bekommen und der Bericht verschickt ist, erhalte ich Post von der Versicherung. Die Pflegeleistung für Henrik Wentzel werde aufgrund mangelnder Kooperation und Fristüberschreitung zu Ende Januar eingestellt. Ich weiß nicht mehr, wo mir der Kopf steht. Zu allem Übel ist auch noch Henriks Laune auf dem Tiefpunkt.

Barbara hat mir hier so einen Fahrstuhl besorgt, eine Hebebühne, aber die funktioniert natürlich nicht richtig, nicht mal die Reklamation funktioniert. Nichts funktioniert. Mein Computer geht nicht, das Telefon ist auch immer im Eimer, ich kann nicht mal ins Internet. Ich bin hier in Einzelhaft. Wenn ich aus dem Haus will, muss ich von fremd angeheuerten Halbstarken hinausgetragen werden. Die Pflegerin alleine schafft das ja nicht. Es ist eine einzige Katastrophe, die ausschließlich Barbaras organisatorischem und wirtschaftlichem Unvermögen geschuldet ist. Dieser ganze Umzug ist neurologisch gesehen ein völliger Fehlschuss. Von der Abwägung der Vor- und Nachteile total misslungen. Ich weiß nicht, was sie da geritten hat. Ihr neuer Lover hat ja keine Ahnung, was er sich da eingehandelt hat.

»Vielleicht müssen seine Medikamente neu eingestellt werden«, sagt unsere Freundin Marita, die Psychiaterin, die uns regelmäßig berät. Momentan habe ich das Gefühl, dass wir Henrik nur mithilfe von Psychopharmaka aufrecht halten, aber vielleicht tragen sie auch einen Teil dazu bei, dass er in einer ständigen Illusion lebt? Einer, in der Computer und Telefone kaputt sind (beide funktionieren natürlich einwandfrei), und in der er bald wieder Auto-, Fahrradfahren, laufen und eine Reederei gründen kann. Die Vorstellung, was passiert, wenn er aus dieser Illusion aufwacht, beunruhigt mich. Ich habe Angst, dass er sich etwas antut. »Den Hahn ganz zudrehen« – davon hat er schon öfter gesprochen. »Abwarten«, spricht mir Marita Mut zu, »solche Phasen sind völlig normal.«

Um zumindest das Liftboy-Dilemma zu lösen, rufe ich noch einmal den Hersteller an, vielleicht ist ja eine Ferndiagnose möglich.

»Könnte es vielleicht mit Kälte oder Feuchtigkeit zu tun haben?«, frage ich.

»Nein, das dürfte keine Fehlfunktion verursachen«, sagt der Mann am Telefon.

»Könnte es vielleicht zu einer Korrosion des Außensteckers gekommen sein?«

»Hm. Wischen Sie halt die Stäbe mal ab, aber ich vermute, es liegt eher an der Steuerung.«

Ich solle einen Fachmann vor Ort befragen. Danke schön.

Genervt rufe ich den eBay-Verkäufer an, damit er mir die Gewährleistung abtritt. Er erklärt mir, dass das nur der rechtmäßige Erbe der toten Mutter tun könne, und das sei sein Vater. Er verspricht mir aber, mit dem Hersteller zu sprechen, vielleicht hätte er mehr Glück. Als Antwort erhalte ich eine E-Mail: »Sehr geehrte Frau Wentzel, ich bin sehr enttäuscht darüber, dass sie mir nicht mitgeteilt haben, warum der Lift nicht mehr läuft. Dass Dreck und Schmodder am Stecker die Elektronik beschädigen können, da sind wir uns, glaube ich, einig. In diesem Fall möchte ich von einer Abtretung der Gewährleistung absehen. Zudem ist eine solche nur in Verbindung mit einem Wartungsvertrag gültig. Und den haben Sie, wie ich gehört habe, nie abgeschlossen.«

Ich koche. Dreck und Schmodder. Wie kommt er darauf? Henrik würde jetzt rufen: Das ist ein Komplott! Und wahrscheinlich bin ich auf dem besten Weg, aus der Realität nun auch in seine Welt abzudriften. Verzweifelt berichte ich Luki von der Sache, als er in Hamburg zu Besuch ist. Der Jurastudent verpasst mir erst einmal einen Einlauf.

»Mami, kennst du etwa den Unterschied zwischen Gewährleistung und Garantie nicht?«

»Nein.«

»Also, um es vereinfacht darzustellen …«

»Danke, Luki.«

»Garantie ist Sache des Herstellers, Gewährleistung die des Händlers.«

»Und jetzt?«

»Hast du den Kaufvertrag hier?«

»Ich habe nur die Originalrechnung.«

»Mami! Du hast keinen Kaufvertrag gemacht?«

»Ich habe den eBay-Privatverkauf-Vordruck.«

Ich suche die Unterlagen aus den Ordnern raus und gebe sie Luki. Dann liest er vor: »Mit der Abgabe eines Gebots erklären Sie sich ausdrücklich damit einverstanden, auf die Ihnen zustehende Sachmängelhaftung (Garantie oder Gewährleistung) zu verzichten.«

Er sieht mich an wie ein Oberstudienrat. Die Schülerin hat die Prüfung versemmelt.

Am Ende kann ich einen Fachmann in Hamburg finden, der mir den Schaden repariert. Mit seiner Rechnung, dem Transport, der De- und Neumontage und dem ganzen Ärger hätte ich das Gerät auch gleich neu erwerben können. Es ist so frustrierend. Immer, wenn ich denke, jetzt könne ich einmal durchschnaufen, kommt das nächste Problem. Vielleicht ist alles wirklich ein Fehler. Vielleicht hätte ich die Wohnung nie aufgeben sollen.

Vielleicht hätte ich nie die Geschäftsunfähigkeit beantragen sollen. Vielleicht hätte ich nie die Betreuung übernehmen sollen. Vielleicht bin ich wirklich unfähig, wie Henrik immer sagt. Es wird sich nie etwas ändern. Das Rad, das ich drehen muss, ist einfach zu groß.

Weil ich eh schon nichts mehr zu verlieren habe, mache ich auf Anraten einer Freundin am Wochenende eine Familienaufstellung. Früher habe ich so etwas immer als psychologischen Hokuspokus abgetan, jetzt bin ich offen für alles, was hilft. Das Ergebnis des Wochenendes ist grob zusammengefasst folgendes: Ich muss Henrik ziehen lassen, loslassen. Die totale Kontrolle und Fürsorge tut weder ihm noch mir gut. Statt ihn ständig anzutreiben (du musst üben, trainieren, du schaffst das!), soll ich ihm lieber das Gefühl geben, dass es okay ist, zu gehen, ganz egal, wohin er will. Aua.

Schwarz auf weiß

Der Mann, den das Amtsgericht beauftragt hat, ein finales Urteil über Henriks Geschäftsfähigkeit zu fällen, ist ein fast zwei Meter großer Neurologe mit Ingenieursbrille. Er will Henrik in der neuen Wohnung treffen, um sich auch gleich ein Bild von der Gesamtsituation machen zu können. Mein erster Eindruck an der Haustür lässt mich das Schlimmste vermuten: Er wirkt streng, kühl und unverbindlich.

Henrik scheint das nicht im Geringsten zu stören. »Kennen wir uns nicht?«, begrüßt er ihn mit jovialem Unterton.

»Nein, das wüsste ich«, antwortet der Mann kurz angebunden, dann setzen wir uns alle ins Wohnzimmer.

Mein Bauchgefühl sagt mir: »Klappe halten. Der macht mich sonst platt.« Also lasse ich die beiden reden und höre stumm zu. Henrik ist bester Laune, als hätte jemand seine Hauptstromleitung angeknipst. Er genießt diese Termine. Da seine Außenkontakte rar geworden sind und er hauptsächlich von Pflegern und Therapeuten umgeben ist, die seinem intellektuellen Niveau selten gewachsen sind, ist ihm jede Gelegenheit, sich mit jemandem auf Augenhöhe austauschen zu können, willkommen.

»Ist es Ihnen recht, wenn Ihre Frau bei dem Gespräch mit dabei ist, Herr Wentzel?«, wird er gefragt.

Henrik nickt. »Die werde ich ja trotz zahlreicher Bemühungen eh nicht los.«

Auf dem Gutachtergesicht erscheint ein kaum merkbares Lächeln. Er lässt seinen Blick durch die Wohnung schweifen, dann sagt er anerkennend: »Hübsch haben Sie es hier.«

Diesmal muss ich lächeln.

»In dem Vorbericht, den ich hier vorliegen habe, steht … Moment, ich hab's gleich … Hartz-IV-Loch.«

»Das ist es ja auch. Das ist alles eine Frage der Fallhöhe. Sie hätten mal unsere alte Wohnung in der Dürerstraße sehen sollen. Zweihundertsiebzig Quadratmeter mit Stuck und Garten in bester Wohnlage im Hamburger Westen. Hätte mich das Miststück, das Ihnen hier gegenübersitzt, nicht in einer schäbigen Nacht-und-Nebel-Aktion aus der Wohnung geworfen …«

Ich beiße mir auf die Zunge und versuche alles zu beherzigen, was ich in dem Achtsamkeitstraining gelernt habe, das mir meine Firma spendiert hat. Ich weiß, was jetzt alles kommt. Doch zu meinem großen Erstaunen unterbricht ihn der Gutachter. Das läge wohl immer im Auge des Betrachters, sagt er, man möge doch bitte von vorne beginnen. Dann bittet er Henrik um seinen vollen Namen, Geburtsdatum und seine biografischen Eckdaten. Als Henrik seine berufliche Laufbahn schildert, spricht ihn der Neurologe auf die in den Akten vermerkte geplante Reedereigründung an.

»Es handelt sich dabei um eine bestehende Reederei, die ich gern kaufen und ausbauen möchte«, erklärt ihm Henrik. »Wir sprechen hier von einem Investitionsrahmen von circa 35 Millionen Euro.«

»Das ist eine stattliche Summe.«

»Die Finanzierung ist längst geklärt, ich habe bereits alte Geschäftspartner kontaktiert, die sich finanziell beteiligen wollen.«

»Halten Sie ein solches Vorhaben zum jetzigen Zeitpunkt für realistisch?«

»Absolut, die Märkte sind momentan am Boden, genau der richtige Moment, um einzusteigen. Man kann die kleinen Containerschiffe jetzt günstig aufkaufen, für zehn, zwölf Millionen pro Schiff. Früher hätten Sie dafür das Dreifache hinlegen müssen.«

Es folgt ein Monolog über die Reedereibranche, die sich der Neurologe interessiert und geduldig anhört und, wie Henrik freudestrahlend feststellt, zu verstehen versucht. (»Das ist eine sehr gute Frage!«) Er fragt Henrik nach seiner langfristigen beruflichen Perspektive (»erfolgreicher, Porsche fahrender Unternehmer«), nach seiner Pflegesituation (»Neunzig Prozent Schreckschrauben«), nennt Henrik für einen Kurzzeitgedächtnistest drei Begriffe, die er sich merken soll und die er in ein paar Minuten abfragen will, dann fragt er nach Henriks Tagesablauf.

»Zeitunglesen, Fernsehen, Therapien«, antwortet Henrik. »Und momentan trainiere ich für den Triathlon.«

»Tatsächlich?«

»Erst mal für den Hamburg Triathlon, danach kommt der Ironman auf Hawaii.«

»Sie scheinen kein Freund von kleinen Zielen zu sein. Wie wollen Sie das schaffen?«

»Ich fange mit dem Fahrradfahren an, um eine gewisse Grundkondition zu kriegen, das liegt mir am meisten. Danach kommt das Schwimmen, das ist meine schwächste Disziplin. Und wenn ich schwimmen und radfahren kann, kann ich auch laufen, da mache ich mir gar keine Sorgen.«

»Können Sie denn schon wieder selbstständig gehen?«

»Ein paar Schritte schaffe ich ganz gut mit Stock. Es ist aber noch ein kleiner Weg bis zum eigenständigen Gehen.«

»Und wie sieht es mit dem Gleichgewicht auf dem Fahrrad aus?«

»Ich muss mir natürlich eine spezielle Kiste mit motorischer Unterstützung zulegen, und die Bedienfunktionen, Bremsen und so weiter müssen sich alle auf der rechten Seite des Lenkers befinden.«

Der Neurologe nickt und schreibt.

»Treiben Sie Sport?«, fragt Henrik.

»Ehrlich gesagt, Triathlon würde mich auch reizen.«

»Na, dann können Sie ja mit mir trainieren!«, ruft Henrik begeistert. »Ich arbeite Ihnen einen Trainingsplan aus.«

Der Neurologe lacht. Sie unterhalten sich noch ein bisschen über sportliche Ziele und einigen sich schließlich darauf, dass Henrik es doch fürs Erste mit dem Paralympischen Triathlon versuchen solle.

Mir wird der Mann immer sympathischer. Wie konnte ich ihn nur so falsch einschätzen? Kein anderer Gutachter hat sich bisher so ernsthaft und einfühlsam mit Henrik beschäftigt. Schließlich kommen die Herren auf mich zu sprechen.

»Fühlen Sie sich durch Ihre Frau denn gut betreut?«

»Na ja, sie gibt sich Mühe.«

Ich traue meinen Ohren nicht. Aber Henrik ist noch nicht fertig.

»Sie hat allerdings einen Kapitalfehler begangen. Sie

hat ohne mein Einverständnis unsere Wohnung aufgelöst.«

Der Gutachter wendet sich nun das erste Mal mir zu.

»Möchten Sie mir Ihre Sichtweise dazu erklären, Frau Wentzel?«

Ich möchte. Ich erzähle so sachlich wie möglich von den Gründen für die räumliche Trennung, von dem komplizierten Zusammenleben mit Henrik, meiner Sorge um Maxi, der seit Lukis Auszug ja dann die Nachmittage allein mit Henrik und den Pflegern verbracht hätte, von der absurden Größe der Wohnung, den Mietkosten, die ohne Henriks Gehalt nicht mehr finanzierbar waren, von der teuren Privatpflege und von meiner neuen Wohnung, die nur fünf Minuten von Henriks entfernt liegt. Er hört mir genauso geduldig zu wie Henriks Reedereiausführungen. Henrik sitzt teilnahmslos daneben und scheint gedanklich irgendwo anders zu sein. Um ihn wieder ins Gespräch zurückzuholen, bittet ihn der Gutachter, die drei gemerkten Begriffe zu nennen, die ich, wie ich gerade feststelle, längst vergessen habe. Henrik sieht ihn so empört an, als hätte man ihn gerade gebeten, sich nackt auszuziehen. »Ball. Schere. Kirche«, sagt er dann beleidigt. »Ich bin ja nicht blöd.«

Ich gehe in die Küche, um frischen Kaffee zu holen.

»Was halten Sie von den Ausführungen Ihrer Frau?«, höre ich den Gutachter fragen.

»Das hat alles unsinnig viel Geld gekostet, und ich bin jetzt der Angeschmierte«, poltert Henrik los. »Eine solche schäbige Wohnung wie diese hier hätte ich nie in Betracht gezogen.«

»Wie wären Sie denn an ihrer Stelle in dieser Situation vorgegangen?«

»Ich wäre in unserer alten Wohnung geblieben und hätte jetzt eine erfolgreiche Rechtsanwaltskanzlei laufen, mit deren Einkünften die Wohnung hätte finanziert werden können.«

Der Gutachter schreibt eifrig mit, ich gieße frischen Kaffee nach, dann hebt er den Kopf und sagt: »Wissen Sie was, Herr Wentzel? Ich kann verstehen, dass Sie mit dem Vorgehen Ihrer Frau nicht einverstanden sind, das ist für mich sehr nachvollziehbar.«

Vor Schreck kleckere ich daneben, zum Glück nur auf den Tisch. Ich bin also doch ein Miststück, jetzt amtlich und gutachterlich bestätigt.

»Aber ich finde«, fährt er fort, »dass das, was Ihre Frau sagt, eigentlich alles ganz plausibel klingt.«

Die Kaffeekanne zittert in meiner Hand. Ich versuche in seinem Gesicht zu lesen, doch es lässt keine Deutung zu.

»Sind Sie damit einverstanden, dass Ihre Frau weiterhin als Ihre Betreuerin tätig ist?«, fragt der Gutachter.

»Ja«, antwortet Henrik mürrisch. »Mit einem externen Betreuer wird es auch nicht besser, nur teurer.«

»Sind Sie auch mit einem Einwilligungsvorbehalt einverstanden?«

Henrik blickt grimmig zu Boden. Keine Antwort.

Der Neurologe hakt nach: »Wissen Sie, was das genau bedeutet?«

»Ja, natürlich. Es bedeutet, dass die Betreuungsperson alles absegnet, was oberhalb der Grenze des Kaugummikaufens liegt.«

»Sind Sie damit einverstanden?«

»Auf keinen Fall. Dann wird das mit der Reederei niemals stattfinden. Dann werde ich ihr für immer und ewig auf der Tasche liegen. Das ist meiner Frau mit ihrem begrenzten Horizont nur nicht bewusst.«

Wir kommen auf keinen grünen Zweig. Ich gebe die Hoffnung, die zwischen zwei Kaffeetassen aufgekeimt ist, leise wieder auf. Doch dann holt der Gutachter zu seinem Schlussplädoyer aus, eine diplomatische Meisterleistung. Er bestätigt Henrik, welche Fortschritte er gemacht habe, das könne er dem Bericht entnehmen, und dass ihm seiner Meinung nach nur noch ein Quäntchen fehle, um seine Geschäfte wieder selbstständig regeln zu können. Und um dieses Quäntchen zu überbrücken, wäre es doch sinnvoll, mich zu nutzen. »Haben Sie es einmal aus dieser Perspektive betrachtet, Herr Wentzel?«

Dieser Mann agiert so geschickt, so sanft, empathisch und subtil, ich wünschte, ich könnte mir eine Scheibe davon abschneiden. Eine Weile schweigen wir alle. Dann sieht Henrik erst mich, dann ihn an und sagt ernst: »Unter einer Bedingung: Wiedervorlage in einem Jahr. Dann möchte ich sie loswerden.«

Der Gutachter schmunzelt. »Na, so schlimm erscheint mir Ihre Frau gar nicht.«

»Das täuscht. Die würde mich erstklassig ersaufen lassen«, sagt Henrik. »Das hat sie mir, als wir mal zu fünft auf unserem Segelboot unterwegs waren, sogar frank und frei angedroht.«

»Als du das Mann-über-Bord-Manöver mit uns üben wolltest?«, frage ich.

»Genau das. Meine Frau kann nicht segeln, müssen Sie wissen.«

»Ich hatte Panik, das war mir alles zu kompliziert«, protestiere ich.

»Das ist überhaupt nicht kompliziert, wenn man sich

auf den Skipper verlässt, und der war ja ich. Aber du hast wie immer alles total verweigert.«

Ich muss an den Tag zurückdenken und lächeln. Maxi und Luki haben mich mit Henrik wegen meiner Panik ständig aufgezogen, und wir haben alle so viel gelacht, dass wir Bauchweh hatten.

»Das war ein schöner Ausflug«, sage ich gedankenversunken.

»Ja, und dann habe ich gefragt, was soll denn schon passieren, wenn ich über Bord falle? Und da hat meine Frau kundgetan: Gar nichts, ich fahr weiter.«

Als wir den Neurologen verabschiedet haben, ist Henrik hochzufrieden. »Das war ein guter Mann«, sagt er zu mir. »Ja, das war er«, sage ich und lege ihm den Arm um die Schulter.

Dem Gutachten entnehme ich ein paar Wochen später, wie sich das fehlende Quäntchen, von dem der Neurologe sprach, äußert: »ausgeprägte Einschränkung der Urteils- und Kritikfähigkeit«, »unreflektiert-impulshaftes Verhalten«, »rational-argumentativ nicht zugänglich«. Diagnostisch handle es sich um ein hirnorganisches Psychosyndrom mit Wesensveränderung und kognitiven Einschränkungen, das hinter einer Kompetenzfassade sichtbar werde. Da mit ruinösen Fehlhandlungen gerechnet werden müsse, sei ein Einwilligungsvorbehalt aus Gutachtersicht alternativlos.

Ich lese die Sätze wieder und wieder und merke erst, als das Papier durchnässt, dass die ganze Zeit Tränen auf das Gutachten tropfen. Kompetenzfassade. Das Wort hallt in meinem Kopf. Ich kann nicht sagen, ob ich weine, weil ich erleichtert oder erschüttert bin. Es tut weh, die Beobachtungen und Schlussfolgerungen über Henrik in so nüchternen, treffenden Worten zu lesen. Nicht, dass irgendeine Feststellung davon für mich neu oder überraschend wäre – es fühlt sich nur noch unabänderlicher an, es schwarz auf weiß vor sich zu haben. Gleichzeitig beruhigt mich jeder einzelne Satz ungemein. Wenn man die ganze Zeit mit jemandem zusammen ist, der außerhalb der Norm denkt, stellt man irgendwann selbst alles infrage. Was ist überhaupt die Norm? Vielleicht hat Henrik ja recht und ich bin diejenige, die alles falsch sieht und die falschen Entscheidungen trifft? Mache ich vielleicht wirklich alles falsch? Eine Veränderung im Gehirn, hat mir meine Freundin Marita, die Psychiaterin, einmal erklärt, verschiebt die Persönlichkeit vom Normalen ins Nichtnormale. Aber wer von uns beiden ist schon normal? Durch seine Wortgewandtheit, in der er nicht nur mir bis heute haushoch überlegen ist, wirkt Henrik immer so glaubwürdig. Und durch seine ständigen Beschimpfungen zweifle ich pausenlos an mir und all den Entscheidungen, die ich treffe. Sind sie richtig oder falsch? Und wer kann das schon beurteilen?

So schrecklich es ist, das Gutachten zu lesen, so sehr beruhigt es mich auch. Es ordnet ein und es bestätigt. Vielleicht ist dieser Weg, den ich für Henrik und uns alle eingeschlagen habe, ja doch nicht ganz verkehrt.

Die Pfingstkatastrophe

Als Halina vor der Tür steht, hat sie einen großen Roll-koffer in der einen Hand und ein Buch in der anderen. »Sie liest«, sagt Henrik anerkennend, was so viel heißt wie: Kann bleiben. Halina ist fünfundsechzig und diplo-mierte Chemikerin. Sie hat zwanzig Jahre ein Labor in Katowice geleitet, bis es geschlossen wurde. Da sie keine andere Anstellung fand, einen arbeitslosen Exmann, eine kranke Mutter und eine verschuldete Wohnung hat, machte sie eine Umschulung zur Pflegeassistentin. Es ist eine traurige Geschichte, die sie erzählt – eine von vielen, die sich alle ähneln. Ich weiß nicht, woher sie die Kraft nehmen, diese Frauen, mit fünfzig, sechzig Jahren noch mal von vorne anzufangen, und ich bewundere sie dafür. »Wenn Wolf klopft an Tür, du musst etwas machen«, ent-gegnet Halina auf mein unbeholfenes Kompliment und zuckt mit den Schultern. Ich mag ihre warme, mütter-liche Art. Sie hat etwas sehr Herzliches. Nachdem ich ihr das Haus in Gunneby und ihr Zimmer gezeigt habe, set-zen wir uns in den Garten, um die Planung der nächsten sechs Wochen zu besprechen. »Sehr schön«, sagt sie und guckt in die Schlei-Landschaft. Tatsächlich ist der Blick gerade traumhaft schön. Die Rapsfelder stehen in voller Blüte in Gelb und Frühlingsgrün.

»Schleswig-Holstein«, sage ich gedankenversunken.

Und Halina fügt hinzu: »Hat Krieg begonnen.«

»Wie bitte?«

»Hitler.«

Ich sehe sie leicht verwirrt an.

»Kriegsschiff Schleswig-Holstein hat geschossen Kanonen in Bucht von Danzig. Anfang Zweite Weltkrieg.«

Danke für den Geschichtsunterricht. Ich bin begeistert. Sie wird Henrik gefallen. Halina scheint perfekt – wäre da nicht ein kleiner, aber erheblicher Haken: Sie habe es im Rücken, gibt sie ehrlicherweise gleich zu Beginn zu, aber das sei kein Problem. »Und wie wollen Sie meinen Mann dann morgens in den Rollstuhl bekommen?«, frage ich. »Mit Bolek«, antwortet sie. Wenn Frau nichts dagegen habe, erklärt sie, würde ihr Freund Bolek schon übermorgen nachkommen und gleich mit einziehen und ihr zur Hand gehen. »Gute Mann, gute Herz«, versichert sie. »Und nichts kosten extra.«

Henrik willigt in die ungewöhnliche Konstellation ein, und mir scheint die Lösung zumindest besser als eine Pflegerin, die nichts heben kann. Und wer weiß, vielleicht ist es ja auch besser so, denke ich, schließlich kann es hier draußen auf Dauer ganz schön einsam werden, und eine ausgeglichene Pflegerin kann vielleicht besser mit Henriks Beleidigungen umgehen.

Henrik ist im Moment für seine Verhältnisse sogar relativ umgänglich. Seit er Anfang Mai wieder seinen Sommersitz in Gunneby bezogen hat, ist seine grummelige Laune schlagartig besser. Sie hat sich nur einmal kurz verdunkelt, als er erfahren hat, dass ich seine Hamburger Wohnung bis Oktober einer syrischen Flüchtlingsfamilie überlassen habe. Es erschien mir einfach absurd, eine

Dreizimmerwohnung ein halbes Jahr leer stehen zu lassen, wenn zur gleichen Zeit Tausende Flüchtlinge in Containerdörfern übernachten. Kaum hatte Henrik davon erfahren, setzte der bekannte Kleinkindeffekt ein: Meins! Auch wenn ich mit der blöden Rassel eigentlich nie spiele.

»Ich möchte auf der Stelle zurück in meine Wohnung«, protestiert er.

»Das ist eine wirklich nette Familie«, versuche ich ihn zu überzeugen. »Ich habe sie kennengelernt. Sie haben gerade kein Dach überm Kopf, und deine Wohnung steht komplett leer. Da können wir doch wunderbar helfen.«

»Du könntest dein plötzliches Helfersyndrom lieber bei deinem Ehemann ausleben. Rein gesetzlich bist du dazu verpflichtet.«

»Könntest du einmal an etwas anderes denken als an dich? Kannst du dir vorstellen, was für ein Schicksal diese Leute haben?«

»Schlimmer als meines kann es nicht sein.«

»Sie sind die ganze Balkanroute gelaufen. Von der Türkei über Griechenland, Mazedonien und Serbien nach Ungarn.«

»Immerhin können sie laufen.«

»Henrik!«

»Rein theoretisch könnte ich dich anzeigen.«

»Warum?«

»Wegen unterlassener Hilfeleistung. Und wegen missbräuchlicher Verwendung fremden Eigentums.«

Wäre ich nicht so verzweifelt, müsste ich lachen.

»Ich lasse keine wildfremden Menschen in meine Wohnung«, fährt Henrik trotzig fort. »Das ist meine Wohnung.«

»Ach. Bis vor Kurzem war es noch ein Hartz-IV-Loch.«

»Das ist es auch immer noch. Nur, dass jetzt mein Silberbesteck für zwölf Personen darin ist.«

Das Gespräch endet ergebnislos. Zum Glück richten sich Henriks Gedanken schon bald auf sein neues Lieblingsthema: den anstehenden Triathlon.

Seit er sich in den Kopf gesetzt hat, Triathlet zu werden, ist er so aktiv wie lange nicht, fordert neue Trainingsgeräte, einen Fahrrad-Heimtrainer und will all seine Therapien umschmeißen und neue Ansätze probieren – mal eine EMG-gesteuerte Elektrostimulation, mal eine Badetherapie. Da sein Aktionismus körperlich nur bedingt auslebbar ist, äußert er sich vorrangig in Telefon-Bombardements und Rechercheaufträgen. Mein Telefon klingelt im Zehn-Minuten-Takt. Er braucht Telefonnummern, Internetseiten, Adressen, und am besten noch eine Sekretärin mit dazu.

Die Therapeutinnen hier machen immer denselben Käse: An der Sprossenwand hochhangeln, Fußdruckgeschichten usw. Außerdem sind sie hochgradig unattraktiv, das motiviert nicht gerade besonders. Barbara ist das weitgehend egal, sie kümmert sich seit dem Schlaganfall nicht mehr um mich. Aber zum Glück habe ich jetzt einen fähigen Therapeuten gefunden, der meinen künftigen Therapieplan in die Hand nimmt: mich selbst. Gerade kümmere ich mich um eine Badetherapie. Das Thema Schwerelosigkeit beschäftigt mich sehr, das bringt auch mal andere Körperregionen in Gang. Letzte Woche habe ich im Fernsehen eine Frau gesehen, die war Cross-Fahrerin und hatte vor vielen Jahren einen Unfall. Nach vier Jahren Reha fährt sie jetzt wieder

Rennen. Es besteht also noch Hoffnung, auch bei mir. In meinem Business sind es ja immer nur kleine Schritte, aber immerhin: Es geht voran.

Als Henrik letzte Woche mit Lotta draußen im Garten war und der Hund auf Erkundungstour ging, ergab sich ein glücklicher Zufall: Eine nette Dame, die Lotta beim Spaziergehen auflas, brachte ihn zu ihrem Besitzer zurück und Henrik verstrickte sie sofort in ein Gespräch. Wie sich dabei herausstellte, hat die Dame eine Tochter, die in einer Klinik, die zwanzig Kilometer entfernt ist, als Ergotherapeutin arbeitet und über sensationelle Fachkenntnisse verfügt. Henrik, der alte Charmeur, muss die Dame derart um den Finger gewickelt haben, dass sie ihre Tochter bat, Henrik einmal aufzusuchen. Sie kam dann ein paarmal, und versuchte, seinen linken Arm zu reaktivieren. Als sich erste Erfolge einstellten, schlug sie vor, seine Therapie in ihre Klinik zu verlegen. Sie gab mir alle Kontaktdaten, verständigte die Klinikleitung, ich telefonierte ein paarmal, besorgte neue Rezepte und klärte die Therapieumstellung mit der Versicherung, dann war die Sache geritzt. Henrik ist enorm stolz darauf, dass er die Sache ganz allein eingefädelt hat – und ich auch.

Die ersten Tage mit Halina laufen so gut, und sie erscheint mir so vertrauenswürdig, dass ich einen tollkühnen Plan entwickle: Vielleicht könnte ich doch, wie Vincent vorgeschlagen hatte, mit Maxi und Luki über Pfingsten nach Frankreich fahren – erst nach Paris, dann zu ihm in die Bretagne, denn wir haben uns seit Wochen nicht gesehen. Meine Eltern, die ebenfalls gerade in Frankreich sind, könnten uns zu meinem Geburtstag besuchen und dabei Vincent und seine Eltern kennenlernen.

Nach tagelangem Hin und Her (Darf ich? Kann ich? Soll ich? Geht das gut mit der Pflegerin?) sage ich schließlich zu.

Als wir am Pfingstmontag alle auf der Terrasse sitzen und mit unseren Eltern in herrliche Diskussionen über Frankreichs Sozialisten, Houellebecqs letzten Roman und François Hollandes Liebesaffäre verstrickt sind, klingelt gegen 23 Uhr mein Telefon. Es ist Henrik. Vermutlich kann er nicht schlafen und will wieder eine neue Nummer oder Adresse haben, denke ich, und stelle auf lautlos.

»Alles in Ordnung?«, fragt Vincent.

Ich habe ein schlechtes Gewissen. Aber es ist so ein schöner, herrlicher und unbeschwerter Sommerabend, ich kann und will jetzt nicht. Es muss bis morgen früh warten, basta.

In der Nacht schlafe ich schlecht. Gewissensbisse halten mich wach. Die Quittung für meine Egoaktion kommt prompt am nächsten Morgen. Als Henrik ans Telefon geht, sagt er zur Begrüßung: »Der Notarzt war da.« Und dann erfahre ich in einer kruden Mischung aus Henriks und Halinas Erzählungen, was sich gestern Abend zugetragen haben muss: Angeblich wollte Halina Henrik helfen, sich vom Rollstuhl aufs Bett zu setzen, dabei hat sie nach eigenen Angaben einen Hexenschuss erlitten, woraufhin sie unter Schmerzen am Boden zu Henriks Füßen zusammensackte und dort gekrümmt liegen blieb. Bolek wiederum hatte Halina laut aufschreien gehört und wollte ihr zu Hilfe eilen. Weil Henrik aber von Halina halb vom Bett gezogen und im Begriff war, auf sie zu fallen, versuchte Bolek zunächst, ihn wieder gerade aufzurichten.

Dabei muss er über Halinas Füße gestolpert sein, mit dem Ergebnis, dass er Henrik mit sich zerrte und sie alle beide wie Dominosteine über Halina zu Boden stürzten. Dort lagen die drei dann, wie lange kann mir keiner sagen, aber keiner von ihnen war bewegungsfähig. Boleks Bein schmerzte wohl derart, dass er sich nur zur Seite rollen konnte. Und Halinas Rücken hatte der Aufprall von je siebzig Kilo Henrik und Bolek den Rest gegeben. Irgendwann muss sie es dennoch geschafft haben, sich unter Henriks Körper heraus- und über den Boden bis zum Telefon zu robben, um mich anzurufen. Als ich nicht ranging, habe Henrik ihr zugerufen, sie solle die 112 rufen, was sie dann auch getan habe, sagt sie. Daraufhin kamen zwei Sanitäter, die erst Henrik ins Bett brachten, Halina auf einen Stuhl schafften und Bolek aufs Sofa, wo sie ihm einen Oberschenkelhalsbruch attestierten und sogleich einen Notarzt rufen wollten. »Kein Arzt, bitte kein Arzt«, muss Bolek panisch gerufen haben, denn natürlich hatte er keine Auslands- oder Reisekrankenversicherung.

Ich sehe die ganze Szene in meinem Kopfkino in schneller Abfolge. Meine Halsschlagader pulsiert zum Zerbersten. Das schlechte Gewissen wächst und wächst. Miststück, denke ich, aber Henrik sagt es nicht. Zum Glück ist ihm außer dem Schock nichts passiert. Und Halina ist dank starker Schmerzmittel wieder einigermaßen einsatzfähig – auch wenn sie sich Henriks Auskünften zufolge weitaus mehr um ihren Lover kümmere als um ihn.

»Ich muss mit Bolek nach Polen«, sagt Halina am Telefon, »schnell wie möglich.«

Vincent sieht mich besorgt an. Ich habe keine Zeit, ihm alles zu erklären, ich muss erst die Agentur anrufen und

Ersatz für Halina besorgen. »Über die Pfingstferien? Keine Chance«, lautet die Auskunft, das hätte ich mir denken können. Henrik ist ohnehin so traumatisiert, dass er darauf besteht, entweder von Iveta oder Magdalena oder sonst überhaupt niemandem mehr gepflegt zu werden. Ich rufe Iveta an. Sie erteilt mir eine Abfuhr. Seit sie sich in Henriks Bruder verguckt hat und der sich beharrlich weigert, sie und ihren kleinen Altar zu heiraten, will sie keinen Fuß mehr in unser Haus setzen. Die Agentur erreicht Magdalena in Kroatien, wo sie gerade ihre Familie besucht, und gibt mir ihre Telefonnummer dort. »Magda«, sage ich atemlos, »Sie müssen mir helfen, bitte.« Dann erzähle ich ihr die Kurzversion der Geschichte. Ich biete ihr an, ein Ticket aus Kroatien zu besorgen, ihr Feiertags- und sonst welche Aufschläge zu zahlen, wenn sie nur kommen könne. Und Magdalena, die große Liebende, sagt: »Kein Extrageld, ich komme.« Vincent versteht immer noch nichts, also berichte ich im Stakkato von dem Unfall.

»Ich muss abreisen«, sage ich zu ihm.

»Ist Henrik verletzt?«

»Nein, nur dieser Bolek, Halinas Freund. Und morgen kommt Magda.«

»Aber früher wirst du es auch nicht nach Gunneby schaffen. Und morgen ist dein Geburtstag.«

Ich bin hin- und hergerissen. Tatsächlich macht es keinen Sinn, hier alles abzubrechen, meine Eltern, die erst gestern angekommen sind, nach Hause zu schicken und Luki und Maxi einzupacken, wenn Magda sich ab morgen um Henrik kümmert. Mehr Fürsorge kann ich ihm nicht bieten, denn Magda ist ein wandelndes Carepaket. Ich rufe noch einmal in Gunneby an.

»Halina«, sage ich, »es ist für alles gesorgt. Ersatz ist unterwegs, eine neue Pflegerin wird morgen Nachmittag ankommen. Sie müssen mir nur eins versprechen: Sie reisen nicht ab, ehe Magdalena da ist, hören Sie?«

»Ja, ich höre.«

»Versprochen?«

»Versprochen.«

Dann lege ich auf, atme einmal durch und sage zu Vincent: »Ich bleibe.«

Am frühen Morgen rufe ich Henrik wieder an. Keiner geht ran. Ich vermute eine kleine Retourkutsche und versuche es zehn Minuten später noch einmal. Und noch einmal. Vielleicht sind sie draußen und hören es nicht, versuche ich mich zu beruhigen. Doch als mein Telefonterror auch zwei Stunden später unerwidert bleibt, werde ich panisch und rufe unsere Nachbarn vom Hof Hansen an. Ob er netterweise einmal rübergehen könne, um nach Henrik zu sehen. Dann warte ich auf seinen Rückruf.

Norddeutsche Landwirte sind weder für einen Hang zu Übertreibungen noch zur Dramatisierung bekannt. Daher bin ich mir sicher, dass alles, was Nachbar Hansen mir erzählt, in Wirklichkeit viel, viel schlimmer sein muss. Festzuhalten ist: Halina und Bolek sind verschwunden, seit mindestens fünf Uhr morgens, denn um acht fährt der Sindbad-Bus am Hamburger Busbahnhof ab. Damit niemand sie aufhalten kann, haben sie Henrik das Telefon von seinem Nachttisch weggenommen und hinterhältig in der Küche versteckt. Freundlicherweise haben sie wenigstens die Haustür offen gelassen. Henrik war also nicht nur seit mindestens sechs Stunden völlig hilflos und allein im Haus, sondern hat zudem seit anderthalb Tagen ausschließlich im Bett gelegen, und zwar ohne jegliche Pflegetätigkeit. Lotta hatte sich besorgt zu Herrchen ins Bett gelegt, war aber scheinbar noch länger als er nicht vor der Tür und hat ihre Geschäfte notgedrungen auf diversen Teppichen verrichtet. Für die Geschäfte, die auf dem Sofa zu finden waren, muss aller Logik nach Bolek zuständig gewesen sein, der es mit gebrochenem Oberschenkel ja ebenfalls auf keine Toilette schaffte. Nachbar Hansen fasste den Gesamtzustand unseres Hauses so zusammen: »Ganz schön zugeschissen.«

Der Mann hat nicht lange geschnackt, sondern angepackt, hat Henrik in den Rollstuhl gehievt (die Körperpflege wollte er doch lieber Magda überlassen), ist mit Lotta eine Runde über die Felder gelaufen und hat Henrik das Telefon gegeben. Henrik sagt nicht viel, außer, dass er furchtbare Angst gehabt hat. Und was mache ich? Sitze in der Bretagne und habe eine Panikattacke. Bebend wähle ich Halinas Telefonnummer, wieder und wieder. Natürlich geht keiner ran, es ist ausgeschaltet. Meine Mutter ist in Sorge, weil ich seit ihrer Ankunft wie ein aufgescheuchtes Huhn hin- und herlaufend am Telefon hänge, Vincents Eltern sehen dem Ganzen hilflos bis mitleidend zu, die Kinder verdrehen nur die Augen und geben dem Rest der Gesellschaft zu verstehen, dass es keinen Grund zur Besorgnis gebe, es sei quasi alles wie immer und damit für unsere Verhältnisse völlig normal. Und Vincent behält zum Glück seine innere Ruhe.

Als zwei Stunden später Magdalena anruft, bestätigt sie mir, dass das Haus in katastrophalem Zustand sei, der Gestank vermutlich noch Wochen in den Zimmern hängen werde, die Küche vor lauter verdrecktem Geschirr nicht betretbar sei, aber Henrik immerhin inzwischen geduscht und etwas ruhiger wäre. Außerdem versucht sie

247

mich zu beruhigen, dass sie das alles in den nächsten Tagen schon wieder hinkriegen würde, ich mich nicht aufregen und vor allem bleiben solle, wo ich bin. »Alles gut«, sagt sie immer wieder, »ich jetzt da, Sie genug Arbeit, brauchen Urlaub, ist gut nächstes Wochenende.« Ach, Magdalena. Kein Wunder, dass sie heiliggesprochen wurde. Im Nachhinein hätte ich mir diesen spontanen Familien-Zusammenführungs-Trip, von dem ich drei Viertel am Telefon verbracht habe, komplett sparen können. Wäre ich nicht gefahren, wäre das alles nicht passiert.

Als ich zurückkomme, finde ich im Briefkasten bereits die Rechnung des Rettungsdienstes: 213,70 Euro. Ich werde sie verklagen, dieses Lügnerpaar. Wegen unterlassener Hilfeleistung. Irgendwelche Konsequenzen muss so etwas doch haben! Mein Anruf bei der Pflegeagentur läuft jedoch komplett ins Leere. Zwar ist der Dame der Pflegevermittlung alles sehr unangenehm, aber helfen könne sie mir nicht. Wenn ich Anzeige erstatten wolle, könne ich das gern tun, sagt sie. Die Agentur stünde jedoch vertraglich in keiner Haftung, da ich mit den Pflegern Privatverträge hätte. Es stünde mir lediglich frei, den Restbetrag des Honorars einzubehalten, um damit die Kosten des Rettungsdienstes zu decken. Wenn Halina auf der vollen Zahlung bestehen sollte, könne ich immer noch juristische Schritte ergreifen.

Natürlich hat Halina nicht darauf bestanden. Ich habe noch geschlagene drei Wochen versucht, sie telefonisch zu erreichen, aber ohne Erfolg. Henrik hat »den Vorfall« seltsamerweise bereits nach wenigen Tagen aus seinem Gedächtnis gelöscht. Wenn man ihn darauf anspricht, kann er sich an nichts erinnern. Ich wünschte, ich hätte auch diese Fähigkeit: Amnesie auf Knopfdruck.

Die Vision

Schon lange vor der Sache mit Halina habe ich am ganzen System gezweifelt. Wann würde die nächste Katastrophe passieren? Wie lange werden wir den ganzen Irrsinn mit wechselnden Pflegern noch durchstehen können? Finanziell gesehen werde ich die 24-Stunden-Privatpflege maximal fünf, vielleicht noch zehn Jahre stemmen können – vorausgesetzt, ich behalte meinen Vollzeitjob. Psychisch gesehen ist jeder Pflegerwechsel für Henrik und mich mit so viel Stress verbunden, dass mich mein Körper in letzter Zeit immer öfter in die Knie beziehungsweise ins Bett zwingt – mal mit Angina, mal mit Magen-Darm-Grippe, mal mit drei Wochen anhaltendem Fieber.

Jeder neue Pfleger klagt mir das gleiche Leid: Henriks mangelnder Tag-Nacht-Rhythmus und die nächtlichen Tobsuchtsanfälle (das Licht soll brennen, das Bettgitter weg, der Fernseher an) seien unerträglich, und die Müdigkeit, die am nächsten Tag daraus resultiert, teilweise so stark, dass er seine Therapien verschläft. Selbst die patente Magdalena war von seinen nächtlichen Unruhen und dem Schlafentzug irgendwann so fertig, dass sie ihm das vermaledeite Seitengitter eines nachts tatsächlich abnahm – mit der Folge, dass er prompt aus dem Bett fiel.

Ich kann es den meisten Pflegern ja nicht einmal verübeln, dass sie nicht mehr wiederkommen wollen. Und
die, die es täten, verweigert Henrik. »Wir haben da nun
mal sehr unterschiedliche Auswahlkriterien«, sagt er
immer zu mir.

*Barbara kann ich nur begrenzt vermitteln, dass jede ein-
zelne dieser Personen einen Dauerstressfaktor für mich
darstellt. Deswegen bin ich ständig in einem merkwürdigen
Erschöpfungszustand. Ich habe sie von Anfang an gewarnt:
Das Gefährlichste in meinem Leben ist, dumme Menschen
um mich zu haben. Und genau diesen Stress habe ich seit
drei Jahren ohne einen Tag Urlaub. Ich erwarte ja keinen
intellektuellen Pfleger, aber ich erwarte einen Menschen,
der merkt, dass der Staubsaugerbeutel voll ist, wenn er
saugt. Wenn Barbara nur einmal eingestehen würde, dass
die eine oder andere balkanesische Ziegenhirtin, die sie da
angeheuert hat, ein Fehlschuss waren, würde das ja schon
helfen. Und wenn mal eine gut ist, wie zum Beispiel die
lange, dünne Ewa, dann schmeißt sie sie raus. Weil die mir
angeblich ans Genital wollte. Dabei war das bei Gott keine
Schönheit. Aber schlau sticht schön.*

Die Einzige, die Henrik akzeptiert, und die ihrerseits
mit seinen Launen umgehen kann, ohne sie persönlich zu
nehmen, ist Magdalena. Sie ist gelernte Krankenschwester, Anfang sechzig und strahlt so viel Mütterlichkeit und
Fürsorge aus, dass ich mich am liebsten gleich mit in ihre
Pflege begeben würde. Wenn ich noch eine zweite Lösung
für einen regelmäßigen Wechsel finden würde, könnte
ich vielleicht endlich eine konstante Pflegesituation hin-
bekommen.

Auf der Suche nach dem zweiten Treffer kommt Malik zu uns, ein gelernter Surf- und Segellehrer von Anfang zwanzig, der zwar nicht besonders einfühlsam zu Henrik ist, aber dafür auch nicht empfindlich. Henrik macht unter seiner Ägide beim Gehen erstaunliche Fortschritte, denn die Sportskanone treibt ihn mit einem ausgeklügelten Trainingsplan an der Ballettstange täglich zu Höchstleistungen. Auch Lotta profitiert von Malik, denn sie darf jetzt regelmäßig joggen gehen. Und nicht zuletzt finden ihn die Kinder cool, was dabei hilft, sie an den Wochenenden öfters als sonst nach Gunneby zu locken. Nach vier Wochen übergibt Malik wieder an Magdalena, denn in Polen steht seine lang geplante Hochzeit an. Ich Trottel mache ihm noch ein großzügiges Hochzeitsgeschenk, freue mich auf seine Rückkehr, die für Juli geplant ist, und dann versetzt er uns zwei Tage vor der Übergabe. Er habe kurzfristig beschlossen, mit seiner neuen Frau nach Australien auszuwandern. Przepraszam. Sorry.

Unser Nachbar in Gunneby – ein Pole, der an der Schlei ein kleines Handwerksunternehmen betreibt – hilft mir aus der Patsche und vermittelt uns kurzfristig den angehenden Schwiegersohn seiner Freundin: Michal. Er ist sechsundzwanzig, Rapper und arbeitet bis zu seinem musikalischen Durchbruch in Südpolen als Krankenpfleger, ist also vom Fach, und auch noch sehr nett. Er spricht zwar kein Deutsch, aber dafür Englisch, und da Henriks Fremdsprachenzentrum auf Hochtouren läuft, sollte das kein großes Problem sein. Für den Einsatz bei uns hat sich Michal zwei Monate unbezahlten Urlaub genommen. Der Lohn, den er in den zwei Monaten bei uns in Deutschland bekommt, entspricht, wie er mir anvertraut, seinem Jahresgehalt in Polen. Er macht viele Ausflüge mit

Henrik, geht mit ihm spazieren und verfolgt das Geh- und Physiotraining so gewissenhaft, dass Henrik es mit Gehstütze inzwischen allein von der Küche bis ins Wohnzimmer schafft. Nur im Haushalt ist Michal keine Leuchte, auch Henriks Körperhygiene sowie sein äußeres Erscheinungsbild sind seit Michals Ankunft durchaus grenzwertig, aber man kann bekanntlich nie alles haben.

Während der Sommermonate stehen bei mir ein paar Geschäftsreisen an, sodass ich drei Wochenenden am Stück nicht nach Gunneby kann. Ich brauche dringend eine Vertretung, die ab und zu bei den beiden Herren nach dem Rechten sieht. »Kein Problem«, sagt unser Freund Pierre, der sich nun endgültig von Corinna getrennt hat und daher ausziehen will. »Ich habe momentan sowieso keine Bleibe, ich ziehe für den Sommer zu Henrik nach Gunneby.« Ich bin begeistert, Pierre auch, und Henrik sowieso, weil er damit endlich einen ihm würdigen Gesprächspartner im Haus hat. Ende Juni zieht Pierre also mit Sack und Pack an die Schlei. Ein Franzose, ein Englisch sprechender Pole und ein pflegebedürftiger Deutscher gründen für die nächsten Monate eine internationale Herren-WG.

Es wird Henriks schönster Sommer seit dem Schlaganfall. Wann immer ich anrufe, ist er gerade mit Pierre in politische Diskussionen oder philosophische Gespräche verstrickt – »über die wichtigen Dinge des Lebens«, wie man mir versichert. Dazwischen tauschen sie sich viel über ihre gegenseitigen »Noch-Frauen«, wie Henrik es ausdrückt, aus. Das erfahre ich aber nur von Michal, der sich seinen Teil dieser französischen Gespräche irgendwie zusammenreimt. Pierre bringt Michal kochen bei, Michal revanchiert sich mit Personal Trainer Stunden bei

Pierre und nötigt ihn zu täglichen Sit-ups und Liegestützen. Und Henrik blüht auf. Er bestätigt mir täglich, dass sie sehr gut ohne Frauen klarkämen. Seine Depressionen sind wie weggeblasen.

Es ist ja kein Geheimnis, dass das Leben friedlicher ist, wenn keine Frauen zugegen sind, Lotta natürlich ausgenommen. Wir wechseln uns mit dem Kochen ab. Unter Pierres Einfluss hat das Küchenniveau stark angezogen. Wenn es nach Michal ginge, würden wir jeden Tag Spaghetti essen, die er mit einem Haufen Bolognese zuschüttet. Neulich tischte er uns Spaghetti mit Sauerkraut und einem alten Würstchen auf. Als Pierre und ich protestierten, sagte er beleidigt, dass er eine Stunde an dem Sauerkraut gekocht hätte. Ich weiß nicht, wie man an einer Dose Sauerkraut so lange herumkochen kann, jedenfalls schmeckte es grauenhaft.

Das WG-Konzept, das uns der Zufall beschert hat, ist so genial, dass ich ernsthaft darüber nachdenke, wie man so etwas dauerhaft auf die Beine stellen könnte. Es ist nicht das erste Mal: bereits zwei Jahre zuvor habe ich mit unserer Freundin Claudia, die Leiterin einer Pflegestation ist, über ein neues Wohnkonzept für Henrik nachgedacht. Eine WG für ähnlich gesinnte, an guter Gesellschaft interessierter, pflegebedürftiger Menschen jenseits der geriatrischen Grenze. Würde man sie zusammenführen, könnte man sich nicht nur die Pflege teilen, sondern auch ein weiteres Problem lösen: die Einsamkeit.

Freunde aus Paris haben mich daraufhin mit dem Gründer der Simon-de-Cyrène-Stiftung bekannt gemacht, die in Frankreich Wohngemeinschaften für Erwachsene mit körperlichen und geistigen Behinderungen betreibt. Der Film *Ziemlich beste Freunde* bescherte der Stiftung einen unerwarteten Geldsegen, da der querschnittsgelähmte Philippe Pozzo di Borgo, dessen Autobiografie dem Film zugrunde liegt, ihr fünf Prozent des Erlöses spendete. Seitdem sind in ganz Frankreich neue Wohngemeinschaften entstanden, die Querschnittsgelähmten, Unfallopfern und anderen Pflegebedürftigen, die für ein Altersheim zu jung sind, ein Zuhause ermöglichen, das alles verbindet: Würde, Geselligkeit, Privatleben und Intimität. Warum sollte so etwas nicht auch in Deutschland möglich sein?

Ich habe in den letzten drei Jahren alles gegoogelt, was man unter dem Begriff »behindertengerechtes Wohnen« googeln kann. Ich habe mich informiert, Einrichtungen besucht, Freunde von uns sind sogar in Süddeutschland mit auf die Suche gegangen. Ich habe dabei viele tolle Konzepte, Ideen und Menschen kennengelernt. Aber ich habe keinen einzigen Ort gefunden, an dem Henrik auch nur annähernd die Chance auf Zufriedenheit hätte. Weil keine der Einrichtungen so aussieht wie ein richtiges Zuhause.

Zuhause ist ein großer Begriff. Wann und warum fühlt man sich zu Hause? Weil man es selbst ausgesucht und sich hübsch gemacht hat? Weil es gemütlich und sicher ist? Weil man dort für sich sein kann? Weil im besten Fall dort Menschen sind, die man gerne um sich hat? Ich habe mich oft gefragt, warum ein eingeschränktes Leben zwangsweise in Krankenhausatmosphäre stattfinden muss. Warum (ohne irgendjemandem nahetreten zu wollen) Menschen mit neu erworbenen Behinderungen auch neu erworbene Kleidung anziehen müssen (Jogginghosen,

Sweatshirts und Klettschuhe). Henrik, der jeden Tag ein frisches Hemd, Stoffhose und Schnürschuhe anzieht, weil er es schon seit dreißig Jahren so macht und sich so gut fühlt, würde in Jogginghosen seine Würde verlieren. Warum muss das Lebensgefühl dieses neuen Lebens, das sowieso schon schwer genug ist, zusätzlich durch das Wohngefühl so beeinträchtigt werden? Muss Pflege automatisch mit Linoleum, Resopal und Klettschuhen einhergehen? Muss man mit einer körperlichen oder geistigen Behinderung auch seine Identität und Sozialisierung an der Heimtür mit abgeben? Warum ist das so? Warum macht es niemand anders?

Als ich Claudia das erste Mal davon erzählt habe, eine integrative Wohngemeinschaft aufbauen zu wollen, war sie sofort Feuer und Flamme für das Projekt. Warum nicht einfach unser Haus an der Schlei umbauen? Oder das alte Fachwerkhaus daneben? Die ungenutzten Ställe nebenan umfunktionieren? Oder eine ganz andere Immobilie erwerben? Oder ... Claudia war offenbar kurz vorm Explodieren. »Unser Nachbarshof!«, rief sie. Neben ihrem Haus in Ossenrüh auf der anderen Seite der Schlei stehe seit Jahren ein Hof leer. Er besteht aus einem renovierungsbedürftigen Wohnhaus mit einem riesigen, alten Stall- und Scheunenhaus. Wie geschaffen für einen großzügigen Wohnraum mit Essbereich und einer offenen Wohnküche. Im Obergeschoss wäre genug Platz für die privaten Zimmer samt Bad (natürlich barrierefrei, aber mit persönlichen Möbeln ausgestattet) sowie die Zimmer der Pfleger. Im Wohnhaus könnte man vier kleine Apartments einrichten – für Menschen, die sich engagieren oder für bestimmte Zeit an der Schlei wohnen wollen und den Bewohnern im Gegenzug Zeit, Wissen oder besondere Fertigkeiten schenken. Und das Beste: Dort hätten Angehörige die Möglichkeit, ein paar Tage gemeinsam mit den Bewohnern zu verbringen und an deren Leben teilzuhaben. Denn nichts ist schlimmer als die pflichtgeschuldeten dreißig Minuten Besuchszeit zwischen 15 und 17 Uhr zu absolvieren, und dann sitzt man da in dieser fremden, abwaschbaren Welt und weiß nach kurzer Zeit nicht mehr, worüber man reden soll.

Immer neue Einfälle und Gedanken sprudelten aus uns heraus, es wurde ein Abend wie ein Rausch – besoffen vor Ideen und Begeisterung. Am Ende wurde aus der Idee eine Vision. Aus der Vision ein Plan. Aus dem Plan ein Projekt: ein Zuhause für Henrik und Menschen, denen ähnliche Schicksale widerfahren sind. Nicht mehr als acht, um den familiären Charakter zu bewahren, dazu zwei Pfleger. Ein Ort, an dem sie sich zu Hause fühlen und der trotzdem ihren neuen Bedürfnissen gerecht wird. An dem nicht nach Minuteneinheiten gearbeitet wird, sondern nach dem tatsächlichen Bedarf und – im Idealfall – mit der gegenseitigen Unterstützung der Bewohner untereinander. Ich konnte alles schon vor mir sehen. Die Frage war nur: Wie das Geld für dieses Projekt zusammentrommeln?

Damals blieb es bei der schönen Projektidee. Mir fehlte die Kraft und Kreativität für mehr. Henrik steckte gerade irgendwo zwischen OP 5 und OP 6 und ich zwischen Dauersorgen um ihn und den räumlichen Trennungsgedanken. Doch jetzt, in diesem Sommer, wird es plötzlich realistisch. Es MUSS möglich sein. »Nichts ist unmöglich«, sagt Henrik immer. »Mir wird schon etwas einfallen.«

Rache ist süß

Das erste Mal passierte es Michal. Er wollte mit Lotta Gassigehen, leinte sie an, die zerrte ihn ungestüm nach draußen, Tür zu, Schlüssel drin und Henrik natürlich auch. Blöderweise nicht mal im Rollstuhl, sondern im Fernsehsessel. Da in Gunneby immer alle Türen offen stehen, hatte Michal in der Hamburger Wohnung nicht daran gedacht, sich *vorher* einen Schlüssel einzustecken, und so fand er sich mit Lotta völlig überfordert und ohne Handy vor dem verschlossenen Haus. Zwei Stunden später fand ihn Vincent, der gerade in Hamburg war und mit Henrik Kaffeetrinken gehen wollte, versteinert vor dem Haus stehen. Anstelle Nachbarn oder den Hausmeister zu rufen oder irgendetwas zu tun, hatte er die ganze Zeit nur dagestanden und sagte panisch zu Vincent: »No keys, Henrik alone inside.« Vincent verstand es zum Glück auch ohne Englischkenntnisse. Er reagierte ruhig, wie es seine Art ist, ging erst mal ums Haus, um alle Fenster zu kontrollieren, drückte einmal leicht gegen die Terrassentür – und siehe da: Sie war nur angelehnt und öffnete sich.

Hätte ich nach diesem Vorfall einen Ersatzschlüssel machen lassen und irgendwo deponiert, wie ich es mir fest vorgenommen hatte, würde ich jetzt nicht in der Damentoilette stehen und verzweifelt versuchen, Klara aus dem OP zu holen. Sie macht gerade ein Praktikum in einem Hamburger Krankenhaus als Hakenhalterin. Und ich bin mitten in einer wichtigen Vorstandspräsentation. Kurz vor der Präsentation hat mich die Hausverwaltung angerufen, um mir mitzuteilen, dass mein Mann laut Hausmeister allein in der Wohnung sei, vom Klo gestürzt und jetzt hilflos am Boden läge.

»Um Himmels willen, haben Sie den Notarzt verständigt?«, habe ich gefragt.

»Nein, der kommt ja nicht in die Wohnung. Die Pflegerin hat sich wohl ausgesperrt.«

Danach habe ich den Hausmeister angerufen, ebenfalls ein gebürtiger Pole. Er berichtete mir von dem hysterischen Anruf einer sehr aufgebrachten Landsmännin von ihm. »Kasia«, sagte ich schnell, und er antwortete: »Ja, genau. Heiliger Himmel, hat die ein Organ.«

Kasia sei von Lotta vor die Tür gezerrt worden, die Tür sei zugefallen, mein Mann säße auf dem Klo, zumindest habe er dort gesessen, als sie nur kurz den Hund vor die Tür lassen wollte, und jetzt stehe sie vor dem Haus und kommuniziere brüllend mit Henrik über ein Kippfenster. Soweit er die Lage einschätzen könne, sei nichts Schlimmes passiert, denn Henriks Stimme donnere durchs ganze Haus und er klinge ganz fidel da drin. Aber er könne mal nach draußen laufen und mir die Sirene herüberreichen. »Ja, bitte«, sagte ich. Da blieben mir noch fünf Minuten bis zur Präsentation.

»Kasia?«

»Frau Henrik? Ihre Mann von Klo gestürzt, sagt hat Blut, ich weiß nicht, was machen. Ist gefährlich wegen Medikamenteblutverdünner. Keine Handy, keine Schlüssel.«

»Haben Sie die Fenster kontrolliert?«

»Ja, alles zu, habe auch versucht, Tür einzutreten, aber geht nicht. Habe am Hauseingang Nummer von Hausmeister gefunden und Frau auf Straße hat mir ihr Handy gegeben.«

»Gut gemacht, Kasia.«

»Frau Henrik, Sie müssen schnell kommen.«

»Ich kann jetzt nicht, aber ich versuche, meine Tochter zu schicken, die hat einen Schlüssel.«

Ich muss ins Meeting. Vorher schicke ich Klara eine SMS: »Kasia hat sich ausgesperrt. Kannst du bitte schnell zu Papi? Und Schlüssel mitnehmen? Ist dringend. Kann nicht weg. Danke!«

Kasia. Die geht mir furchtbar auf die Nerven, schon allein ihre Stimme. Dann bin ich auch noch mit ihr zusammen vor meinem Bett hingefallen, das ging gar nicht. Die ist nicht in der Lage, Anweisungen von mir zu befolgen, also auch intellektuell gesehen. Sie kann weder raumgreifende Ad-hoc-Lösungen finden noch sich meinem Willen anschließen. Ich habe erfolglos versucht, ihr zu vermitteln, dass der Nachbar von Berufs wegen Notarzt ist und in dieser misslichen Situation von Vorteil sein könnte, aber sie hat polnisch reagiert: nämlich vollverweigernd. Nein, ich bin nicht fremdenfeindlich, aber ich bin dummheitsfeindlich. Und deshalb habe ich auch kurzfristig beschlossen, mich zu rächen und ihr eins auszuwischen. Als ich bemerkt habe, dass sie sich ausgeschlossen hat, während ich hier auf der Toilette festsitze, habe ich ihr durchs Kippfenster erzählt, dass ich blutüberströmt am Boden läge. Jetzt dreht sie da draußen am Rad. Mal sehen, was ihr einfällt.

Als Klara fünfundvierzig Minuten später ankommt, ist Kasia kreidebleich – und Henrik thront feixend immer noch auf dem Klo. Ich lache am Telefon Tränen, als sie mir die Szene beschreibt. Auch wenn das natürlich gemein ist. Immerhin hat die arme Kasia in der Situation, wie ich finde, sehr gut und proaktiv reagiert. Andererseits muss ich auch zugeben, dass sie mir von Anfang an ein bisschen unheimlich war. Sie hat Haare wie das Sams (orange-lila, kurz und abstehend) und entwickelt den ganzen Tag über Verschwörungstheorien. Die Queen zum Beispiel hätte ihr zufolge den direkten Mordbefehl in Sachen Diana gegeben, und alle demokratischen US-Präsidentengattinnen hätten Stiftungen, die dazu dienten, Kinder aus Afrika einem Pädophilenring in Amerika zuzuschleusen. Dass Hillary gegen Trump verloren hätte, sei in Wirklichkeit auf diese unfassbare Entdeckung des FBI zurückzuführen.

Abgesehen von ihrer lebhaften Fantasie ist sie jedoch sehr patent und hat Henrik und den Haushalt ziemlich gut im Griff. Sogar seine Nächte sind besser. Wann immer ich anrufe, um ihr mitzuteilen, dass ich abends noch spontan vorbeikomme, sagt sie: »Nicht nötig, Frau Henrik, ich gut mit ihm alleine.« Und wenn ich trotzdem komme, lässt sie ihn keine Minute mit mir alleine. Als mir Freunde dasselbe bestätigen, werde ich skeptisch. Wenn Pfleger anfangen, Familie oder Freunde nicht zuzulassen oder die Pflegeperson abzuschotten, muss man aufpassen, das erinnere ich noch aus der Pflegeberatung. Führt sie irgendwas im Schilde? Oder bin ich einfach zu misstrauisch geworden? Ich weiß, dass sie die Kontoauszüge von Henriks Girokonto gesehen hat, auf dem sich momentan ein größerer Betrag befindet – sein

Erbanteil aus dem Verkauf seines Elternhauses. Ist sie am Ende auf das Erbe aus?

Vielleicht sollte ich sie wissen lassen, dass von diesem Erbe, wenn es nach dem Willen des Amtsgerichts geht, in naher Zukunft ohnehin kaum mehr etwas übrig sein wird. Seit Monaten versuche ich, das Geld vernünftig anzulegen. Da ich Henriks Betreuerin bin, bin ich per Gesetz dazu verpflichtet, das Geld mündelsicher anzulegen, sprich: auf dem Sparbuch oder in Staatsanleihen. Bei der momentanen Zinslage, bestätigt mir unser Bankberater, hätten wir damit jedoch in zehn Jahren zehn Prozent weniger statt mehr. Um den Rechtspfleger des Amtsgerichts zu überzeugen, das Geld sinnvoller anzulegen, habe ich einen gemeinsamen Termin mit ihm und unserem Bankberater vereinbart. Dieser hat dafür im Vorwege nach Urteilen und Präzedenzfällen geforscht. Zum Glück scheint der Rechtspfleger sowohl kompetent als auch konstruktiv zu sein. Wir einigen uns auf drei alternative, risikoarme Fonds, die sowohl Henrik als auch der Rechtspfleger gutheißen, und gehen freundlich auseinander. Danach passiert: nichts. Sieben Monate lang, erst dann kommt der Bescheid des Amtsgerichts: Die vorgeschlagene Geldanlage wird abgelehnt. Das ist vor allem deswegen so ärgerlich, weil ich das Geld für die nächsten Jahre, bis ich eine bessere Lösung gefunden habe, fest für Henriks Privatpflege eingeplant habe. Henrik hat mit dem Geld natürlich ganz andere Pläne. Er möchte erstens den Mercedes Kombi, der ihm und den Pflegern zur Verfügung steht, gegen einen neuen Jaguar tauschen und zweitens möchte er im großen Stil investieren. Zurzeit in Elektroroller.

In der TV-Show »Die Höhle des Löwen« habe ich im
Fernsehen zwei Jungs entdeckt, die genau das umgesetzt
haben, was ich brauche: einen kleinen Skater zum Einklap-
pen, der nennt sich Scuddy. Er ist kleiner als ein Roller und
wird mit einem Akkumotor betrieben. Das Ding ist nicht
nur für Behinderte gemacht, sondern auch für Normalos.
Ich sehe da ein riesiges Potenzial, das könnte die Lösung
aller Verkehrsprobleme in Großstädten auf der ganzen Welt
sein. Ich rede hier also nicht über ein paar Tausend ver-
kaufte Modelle in Deutschland, sondern über Millionen
Stückzahlen, einen weltweiten Vertrieb. Das wissen die bei-
den noch gar nicht, was ich damit vorhabe.

Er liest inzwischen täglich den Wirtschaftsteil der Zeitung und schaut immer noch exzessiv fern. Dabei ist er
auf ein junges Start-up gestoßen. Er hat mich gebeten,
ihm die Telefonnummer der Firma herauszusuchen, was
ich auch getan habe. Als ich ihm den Zettel mit allen Kontaktdaten übergab, hielt er einen Moment inne, dann
sagte er: »Ich glaube, ich werde denen gleich beim ersten
Telefonat sagen müssen, dass ich nicht nur investieren
will, sondern dort auch aktiv mit einsteigen möchte. Und
das kann ja nur als Geschäftsführer sein. Was meinst
du?«

Neben den Elektroscootern möchte Henrik auch in
Gunneby eine Kneipe eröffnen. Eine solche würde er
nämlich schon seit Jahren vermissen, und wenn die erst
mal laufe, gedenke er, ein norddeutsches Restaurantim-
perium darauf aufzubauen.

Ich verbuche diese Pläne als Fortschritt, denn immerhin hat er dafür das Reedereiprojekt ad acta gelegt, und
die Investitionssummen würden seiner Meinung nach

auch nur im sechsstelligen Bereich liegen statt in Millionenhöhe. Doch trotz dieser neuen Sparsamkeit kann er in keiner Weise nachvollziehen, warum der Bankomat nicht mehr als 200 Euro pro Woche von seinem gut gefüllten Girokonto ausspuckt. Nach einem Tobsuchtsanfall am Geldautomaten bittet er Kasia, ihn zu Frau Mohn, seiner Hamburger Bankberaterin, durchzustellen. Die erklärt ihm ruhig, was sie mit mir vereinbart hat: eine Auszahlungsdeckelung von 800 Euro pro Monat, also 200 Euro pro Woche.

»Du hast mich bestohlen!«, wirft er mir empört vor.

Und ich weiß nicht, was in mich fährt, vielleicht hat mich Henrik dazu selbst inspiriert, der uns alle ja ständig an der Nase herumführt, jedenfalls antworte ich: »Stimmt, Schatzi, ich habe mir das Geld mit Frau Mohn aufgeteilt.«

Ich versuche ernst zu bleiben, aber bei Henriks Gesichtsausdruck fällt das schwer.

Henrik ringt nach Worten. Er ist völlig verdutzt. Dann sammelt er sich und sagt: »Ihr habt fifty-fifty gemacht.«

»Nein«, sage ich, »leider nicht. Da sie ja ein höheres Risiko trägt – wenn das rauskommt, verliert sie ihren Job – haben wir uns auf 60 : 40 geeinigt.«

Henrik tobt. »Du bist wirklich absolut unfähig im Geschäftemachen.«

Ich will gerade losprusten und ihn aufklären, aber ehe ich dazu komme, sagt er kleinlaut: »Gibst du mir die vierzig Prozent denn irgendwann wieder zurück?«

Und da überkommt mich sofort ein schlechtes Gewissen.

»Das war ein Scherz, Henrik, natürlich liegt dein ganzes Geld noch auf dem Girokonto.«

»Das war aber nicht komisch.«

»Ach, ein bisschen schon, oder?«

»Also wenn das alles ein Scherz war, kann ich das Geld ja investieren.«

»Nein! Das brauchen wir für deine Pflege- und Lebenshaltungskosten.«

»Völliger Unsinn. Dafür musst du aufkommen. Du bist als meine Ehefrau unterhaltspflichtig. Wann geht das nur endlich in deinen Kopf?«

Um ihn abzulenken und nicht wieder eine dieser leidigen Diskussionen führen zu müssen, erzähle ich ihm von dem Geschenk, das ihm Freunde bereits vorab zu seinem anstehenden 60. Geburtstag gemacht haben: zwei Karten für die Elbphilharmonie, barrierefrei, in einem der Ränge in der zweiten Reihe, damit Henrik auch alles gut sehen kann. Die Rechnung geht auf: Henriks Augen fangen sofort an zu leuchten.

»Was gibt es denn?«

»Gustav Mahler, die Auferstehung.«

»Na, das passt ja.«

Also werfen wir uns an jenem Samstag in Schale und treffen unsere Freunde in der Hafencity vor der Elbphilharmonie. Wir bestaunen den schneeweißen Tunnel, den Ausblick von der Plaza, die Architektur, die einem wirklich den Atem raubt, die »weiße Haut« an den Innenwänden und machen uns aufgeregt auf den Weg zu unseren speziellen Rollstuhlplätzen in den oberen Rängen. Als die Streicher schließlich zur »Totenfeier« ansetzen, dem ersten Satz, und sich die Geigen mit den Kontrabässen streiten, läuft mir ein Schauer über den Rücken, so gewaltsam ist der Klang, der Eindruck, das ganze Erlebnis. Ich sehe zu Henrik hinüber. Er lauscht wie in Trance. Dann, als die

Sopranistin zum Solo ansetzt, fängt er an, etwas lauter zu atmen und flüstert mir irgendetwas zu. Vor uns in der ersten Reihe sitzt ein junger Mann mit seinem Freund und seinen Eltern. Er dreht sich ständig um und wirft uns einen pikierten Blick zu.

Nach einer Weile fängt Henrik an, leicht einzunicken, das Atmen wird lauter und geht in leises Schnarchen über. Ich stupse ihn vorsichtig an, dann ist er wieder da. Der Mann vor uns und sein Freund wechseln sich mit Zischlauten, Fingerzeichen und genervten Blicken ab. Im dritten Satz lässt Henriks Konzentration spürbar nach, immer wieder ertappe ich ihn, wie er mit geschlossenen Augen zuhört, und da ahne ich bereits, dass er nicht in die Musik versunken ist, sondern in den Tiefschlaf. Und zusammen mit der Altsolistin, die gerade zum Urlicht anhebt, um Gott ringt, oh Röschen rot, fängt Henrik an, hörbar zu schnarchen. Sein ganzer Oberkörper kippt nach vorn, der Kopf schief zur Seite. Dem Mann vor uns reißt jetzt der Geduldsfaden. Er dreht sich um, schubst Henrik unsanft in den 90-Grad-Winkel zurück und bittet ihn, sich doch bitte zusammenzureißen. Henrik schläft einfach weiter, jetzt aber leise. Die ganze Situation ist sehr peinlich, ich möchte auch lieber nicht wissen, was die Karten in der ersten Reihe gekostet haben, und ich kann ihn ja verstehen, den Mann. Trotzdem finde ich seine Art ziemlich ungehobelt. Er sieht doch, dass Henrik im Rollstuhl sitzt. Und das Husten und Piepsen der Hörgeräte, das um uns herum tönt, ist allemal lauter als Henriks leichtes Schnarchen.

Nach tosendem Applaus und Standing Ovations kann ich mir leider am Ende einen Kommentar nicht verkneifen. Ich beuge mich nach vorne und sage dem Herrn:

»Ich wünsche Ihnen, dass das Schicksal besser mit Ihnen umgeht als mit meinem Mann. Und ganz viel Toleranz für Ihr weiteres Leben noch.« Daraufhin springt sofort die Mutter ihrem Sohn zur Seite und erklärt nüchtern: »Vielleicht sollte sich Ihr Mann solche Konzerte besser zu Hause im Wohnzimmer im Radio anhören. Jedenfalls gehört er nicht in einen Konzertsaal.«

Ich bin sprachlos, unsere Freunde auch, und Henrik wacht zum Glück gerade erst wieder auf und hat es daher nicht mitbekommen. Entsetzt starre ich in ihr gepudertes Gesicht.

»Wenn Sie so menschenfeindlich sind, sollten Sie vielleicht lieber zu Hause in Ihrem Wohnzimmer Konzerte anhören«, sage ich ruhig, aber innerlich bebe ich. Etwas Besseres fällt mir auf die Schnelle nicht ein. Dann bricht die Familie erhobenen Hauptes auf – nicht ohne uns alle ein letztes Mal mit abfälligen Blicken zu strafen.

Hinterher stehen wir zu viert in der Lobby, ziemlich verdattert, und es entsteht zu Henriks Leid, denn der ist wirklich hundemüde, eine lebhafte Diskussion über Inklusion, Toleranz und Freiheit. Wo fängt Freiheit an? Wo hört Toleranz auf? Wäre Henrik nicht mein Mann und hätte ich in der ersten Reihe gesessen, hätte ich mich vielleicht auch über den Schnarcher und Störenfried hinter mir aufgeregt. Oder hätte ich beim Anblick seines Rollstuhls nicht doch die Klappe gehalten? Haben behinderte Menschen kein Recht auf Kultur? Haben sie das Recht zu stören, nur weil sie eine Behinderung haben? Sollte es getrennte Konzerte für Gesunde und Behinderte geben? Wie krank wäre das denn?

Wir finden an diesem Abend keine Antworten darauf. Aber natürlich hinterlässt das Ganze Spuren. Ich weiß nicht, ob ich Henrik und auch mich noch mal so einer Situation aussetzen möchte. Es ist verletzend und aufreibend. Was, wenn er es das nächste Mal mitbekommt? Steht das alles im Verhältnis zu dem Vergnügen, von dem er die Hälfte verschläft? Ich weiß es nicht. Wirklich nicht.

Familienroulette

Ich habe meine Beziehung zu Vincent nicht groß kundgetan – wie auch? Per Rundmail? Liebe Freunde, vielleicht wisst ihr es schon, es gibt einen neuen Mann in meinem Leben. Wir sind jetzt zu dritt. Aber nachdem es Henrik wusste, habe ich es nach und nach erzählt. Erst den engsten Freundinnen, dann je nach passender Gelegenheit. Nur Henriks engste Freunde Christoph, Jochen und Christian habe ich extra angerufen, damit sie es nicht durch irgendwelche Klatschgeschichten erfahren.

Jochen hat verhalten, aber ehrlich reagiert. Er sagte, er freue sich für mich, aber er hätte ein Problem damit, Vincent zu treffen, da es sich für ihn wie ein Verrat an Henrik anfühle. Und das habe ich natürlich so akzeptiert. Christian und Christoph haben von Anfang an volles Verständnis gezeigt, und Christoph hat sich noch im gleichen Atemzug Gedanken um Henriks Liebesleben gemacht.

»Meinst du, er findet irgendwann auch eine andere Frau?«, fragte er.

»Ich wünsche es ihm«, antwortete ich. »Er selbst geht zumindest fest davon aus.«

Im Moment erzählt mir Henrik ständig, dass er mit Marie Urlaub machen und am liebsten auch gleich mit ihr zusammenziehen möchte. Marie ist eine gute, gemeinsame Freundin von uns. Henrik fand sie schon immer toll, auch schon vor dem Schlaganfall.

Marie ist eine ausgesprochen hübsche Frau, sehr liebenswert und kein bisschen zickig. Im Sommer werde ich mit ihr nach Zypern reisen und ihr die Insel zeigen, sie war noch nie dort. Außerdem habe ich Kontakt zu unserem alten Vermieter der Dürerstraße aufgenommen. Die Erdgeschosswohnung gegenüber ist frei geworden, und ich denke darüber nach, diese anzumieten. Marie ist demgegenüber auch nicht abgeneigt, da sie momentan nicht so optimal wohnt. Mit einer Frau wie Marie würde ich auch alleine zurechtkommen, ich brauche keine Hilfe mehr. Ich bräuchte lediglich eine Putzhilfe, maximal vier Stunden die Woche, das wäre aber auch schon alles.

Mir ist zwar ein Rätsel, wie Henrik sich das mit dem Verreisen vorstellt (will er Michal mit in den Urlaub nehmen?), aber ich lasse ihm seine Träumereien. Bis Henriks Beziehungsstatus sich ändert, hat Christoph jedenfalls einen konstruktiven Vorschlag.

»Ich hab mir da was überlegt, Barbara«, sagt er zu mir.

Das letzte Mal, als er mit diesen Worten anfing, kam ein Hund dabei heraus. »Ein Sheltie?«, frage ich.

»Nein«, sagt Christoph und lacht. »Ich dachte eher an andere Bedürfnisse. Zutiefst männliche, wenn du verstehst, was ich meine.«

»Willst du ihm ein paar Damen vorbeischicken?«

»Ich dachte, vielleicht gibt es da irgendwelche Dienste für Gehandicapte.«

Jetzt muss ich lachen. »Er liegt dir wirklich sehr am Herzen, nicht?«

»Das weißt du doch.«

»Ich hab ein bisschen recherchiert. Es gibt tatsächlich spezielle Fortbildungen für Prostituierte im Umgang mit Pflegebedürftigen. In Holland kann man sich das sogar von der Krankenkasse erstatten lassen.«

»Das wird ja immer besser.«

Ich muss an die »Damenseiten« denken, die ich manchmal im Verlauf auf Henriks Laptop finde (meistens, wenn Michal da ist, der uns erfreulicherweise treu geblieben ist). Tatsächlich finde ich die Idee gar nicht schlecht. Ich weiß, dass es sogar Partnerbörsen für Behinderte gibt: Handicap-love.de und Ähnliches. Das Problem ist nur: Henrik betrachtet sich nicht als behindert. Er blendet nach wie vor komplett aus, dass er eine 24-Stunden-Pflege braucht.

Also erkläre ich Christoph, dass ich die Idee gut fände, ich das aber nicht in die Hand nehmen wolle. Wir mögen zwar jetzt schon keiner Norm entsprechen, aber das kriege ich nicht hin. Er könne aber gern selbst aktiv werden, bestärke ich ihn. Was daraus geworden ist, weiß ich allerdings nicht, und das ist vielleicht auch ganz gut so.

Zu meiner Überraschung haben die meisten unserer Freunde sehr wohlwollend auf meine neue Beziehung reagiert. Manche waren erst erstaunt, freuten sich dann aber ehrlich mit mir. Und natürlich gab es auch ein paar, die mich hinter meinem Rücken verurteilt haben (»Und zu Hause sitzt der kranke Mann mit polnischem Pflegepersonal«), aber zum Glück habe ich davon nur sehr wenig mitbekommen. Das einzige Problem, das unser Freundeskreis mit Vincent hat, (abgesehen davon, dass er kein Wort deutsch spricht), ist ein sehr banales: Welches Paar sollen sie nun zu anstehenden Feiern einladen?

Henrik und mich? Vincent und mich? Nur Henrik? Nur mich? Vincent separat dazu? Alle drei zusammen?

Bewusst wurde mir das erst, als sich Jochens 60. Geburtstag näherte. Er hatte seine Zurückhaltung, Vincent kennenzulernen, über die Monate abgebaut, da ihm nicht verborgen blieb, wie gut die beiden miteinander auskommen, und uns nach einer Einladung zum Abendessen gewissermaßen seinen offiziellen Segen gegeben (was mich sehr gerührt hat). Seine Frau hatte mir bereits im Vorfeld berichtet, dass sie sich den Kopf über die Einladungen zerbrechen würden. Ich sagte ihr zwar sofort, dass Henrik vorgehe und Vincent dort im Grunde nichts verloren habe, aber sie zeigte sich trotzdem besorgt. Schließlich wolle man doch meinen neuen Lebenspartner nicht ausschließen. Nach langem Hin und Her erhielt ich schließlich eine Einladung per Post und Henrik eine separate an seine neue Adresse, und natürlich sind wir zusammen hingegangen.

Manche laden mich alleine ein, andere nur Henrik, manche Vincent und mich separat, die Konstellation Barbara mit zwei Männern wagen nur die wenigsten. Jeder Einladung gehen diverse Telefonate voraus, in denen um Verständnis für die jeweilige Entscheidung gebeten wird, und mir tut das einerseits immer ein bisschen leid, dass wir so viel Kopfzerbrechen bereiten, andererseits amüsiert es mich auch. Da sowohl Henrik als auch Vincent mit der Situation derart locker umgehen und sich blendend verstehen, bleibt mir das Kopfzerbrechen zum Glück erspart. Für mich ist es das Natürlichste auf der Welt, dass wir Dinge zu dritt unternehmen – segeln oder essen oder auf Partys gehen. Und Henrik und Vincent bestätigen mir beide, dass für sie alles in Ordnung sei wie es ist – solange wir nicht zu dritt unter einem Dach leben müssten. (Obwohl sie mir neulich erst nach einem ihrer Kaffee-Ausflüge berichteten, dass sie gern gemeinsam ein baufälliges Schloss in der Bretagne erwerben und renovieren möchten.)

Als ich neulich alle Belege für die Steuer und den Rechenschaftsbericht fürs Amtsgericht sortierte, habe ich mit Schrecken festgestellt, dass sich Henriks Schlaganfall bald bereits zum vierten Mal jährt. Hätte mir jemand vor vier Jahren gesagt, wo wir heute stehen, hätte ich ihn einen Schwarzmaler geschimpft. Henrik noch immer im Rollstuhl, ich als Alleinverdienerin, wir beide in getrennten Wohnungen, ein neuer Mann dazu, und keine Ahnung, was die Zukunft bringen wird. Damals hätte ich mit Sicherheit ein anderes Bild von unserer Zukunft gemalt. Nie hätte ich gedacht, dass Henriks Schäden so gewaltig sind, dass sie unser ganzes Leben umkrempeln und es so schwer und anstrengend machen würden. Ich empfinde keine lähmende Traurigkeit mehr, auch keine Wut über die Ungerechtigkeit, dass es ausgerechnet Henrik getroffen hat. Entweder, weil beide Gefühlstöpfe schon leer sind, oder weil ich mich einfach mit dem Schicksal abgefunden habe. Glücklich ist, wer vergisst, was nicht mehr zu ändern ist.

Wenn ich jetzt zurückblicke, macht sich eher ein anderes Gefühl breit: Stolz. Auf das, was wir geschafft haben. Auf Henrik, wie weit er trotz aller Prognosen gekommen ist. Auf mich, denn ich hätte nie gedacht, wozu ich in der Lage sein würde. Auf die Kinder, dass sie diesen Irrsinn ohne größere Schäden überstanden haben (hoffe ich zumindest). Und auf unsere Familie, die trotz aller Widrigkeiten so zusammenhält – auch wenn das für Außenstehende vielleicht nicht immer ganz ersichtlich ist.

Vincent stellte bei seinem letzten Besuch fest: »Als ich euch kennenlernte, wart ihr ein Trümmerhaufen. Und jetzt seid ihr eine so geschlossene Einheit, dass ich mich manchmal frage, ob ich dort überhaupt einen Platz habe.« Ich weiß, dass die Situation für ihn nicht einfach ist, und ich bin ihm für sein Verständnis unendlich dankbar. Doch im Grunde ist seine Feststellung ein Riesenkompliment. Henrik, die Kinder und ich haben es geschafft, nicht auseinanderzubrechen. Wir sind alle gewachsen. Zusammen und jeder Einzelne für sich. Wir sind heute andere als die, die wir waren. Wir alle haben in den letzten Jahren andere Rollen eingenommen. Es ist fast so, als hätte die ganze Familie Roulette gespielt, und für jeden ist die Kugel an einer anderen Position liegen geblieben. Dort, wo »Lebenspartner« steht, ist eine neue Kugel ins Spiel gekommen: Vincent, der – ob er es nun will oder nicht – Teil des Familienroulettes geworden ist. Meine Kugel liegt nicht mehr auf dem »Schatzi«-Feld, sondern ist ein paar Felder weiter beim »Miststück« zum Stehen gekommen. Und Henriks Kugel ist auf ein Feld gerollt, das sich nur schwer beschriften lässt. Weggefährte? Eminenz? Er ist vom Familienalltag abgerückt, fast erhaben, und gleichzeitig im Zentrum. Er ist nicht mehr mein Partner oder Mann (außer auf dem Papier), aber er wird immer ein Teil meines Lebens sein. Wir haben so viel zusammen durchgemacht, dass ich mich ihm heute verbundener fühle als je zuvor.

Unsere Freundin Anne schrieb mir letzte Woche unter eine Mail, in Wahrheit sei ich der Porsche-Motor, den Henrik immer haben wollte. Ich musste so lachen über diesen Satz, weil er so vieles trifft. Und weil ich merkte, wie sehr ich mir wünschen würde, dass dieser Satz von Henrik käme. Wir sehr ich mich nach einem Kompliment von ihm, nach seiner Anerkennung sehne. Aber ich weiß, dass das zu viel verlangt ist. Immerhin sagte er mir bei einem Abendessen in einem hübschen Restaurant vor nicht allzu langer Zeit, dass ich ja vielleicht doch nicht so ein großes Miststück sei, wie er angenommen habe. Es war ein sehr ehrlicher, liebevoller Abend. Wir haben über unsere Ehe, unsere Fehler (genauer gesagt meine, denn er hätte ja keine) und die Kinder gesprochen, und es war so viel Wärme und Vertrautheit und aufrichtige Zuneigung zwischen uns, dass ich ganz ungläubig und berauscht ins Bett ging.

Das Leben ist intensiver geworden seit Henriks Schlaganfall – das Schlechte, aber auch das Schöne wiegen plötzlich mehr. Die Fragilität, die Endlichkeit des Lebens ist plötzlich viel präsenter und schwingt bei allem, was ich tue, mit. Ich bin demütiger geworden – vor dem Schicksal, dem Zufall und den kleinen Glücksmomenten. Denen, die man so leicht übersieht: ein Spaziergang zu dritt an der Elbe, Henriks zufriedenes Gesicht, wenn ein Stück Käsekuchen mit Sahne vor ihm steht, unser Lachen, wenn er uns alle mal wieder an der Nase herumführt.

Als ich Henrik fragte, wie er gedenkt, seinen 60. Geburtstag zu feiern – ein Essen mit den engsten Freunden, nur mit Familie, eine kleine Feier, eine große – antwortete er: »Klein geht nicht, mittel ist scheiße, also groß.«

Und jetzt stehen wir hier, im Festsaal des Maritimen Museums, und begrüßen hundertdreißig Gäste zum Sektempfang. Wenn ich ehrlich bin, feiern wir hier noch viel mehr als Henriks Geburtstag. Wir feiern ihn, uns, dieses Buch und den Startschuss für die nächste Phase unseres Lebens. Henrik sieht fantastisch aus. Seine Wangen leuchten rosa, seine Augen strahlen wach und spitzbübisch. Auch Michal hat sich in Schale geworfen und ist bemüht, Henrik zu jedem winkenden neuen Gast zu fahren. Alle sind gekommen. Aus Bremen, München, Köln, Berlin, der Pfalz, Paris, Wien, Klagenfurt, der Provence und Montreal. Vincent aus der Bretagne, Klara frisch aus Argentinien, wo sie eine Famulatur gemacht hat, und Luki aus Indien, wo er erst bei Mutter Teresas Sterbehaus in Kalkutta war und dann für ein Praktikum in Mumbai.

Als Henriks Reha-Freund Peter in den Saal kommt, genauer gesagt fährt, denn auch er wird von einer Pflegerin im Rollstuhl geschoben, wird Henrik kurz ganz still, und es ist ein ergreifender Moment, wie beide Pfleger die Rollstühle so dirigieren, dass sich die zwei am besten unterhalten können. »Na, mein Lieber?«, begrüßt Henrik ihn. Und Peter hebt die Hand, ergreift Henriks und sagt »Mensch, Henrik, da sind wir wieder.«

Im Laufe des Abends werden sie noch neue Pläne schmieden, diesmal weniger politische als praktische, und in Gedanken ein HPR-Zentrum (Henner-Peter-Reha) in Gunneby eröffnen (»Wir legen das zusammen: Du bringst deine lettische Tussi mit und ich meinen polnischen Rapper, und dann soll Claudia, meine entzückende Ergotherapeutin, die wird dir gefallen, mein Lieber, Hausbesuche machen!«) Doch vorher lässt sich Henrik das Mikro reichen. Er hat seit Tagen an einer Rede gearbeitet, aber uns alle im Dunkeln über den Inhalt gelassen. Wie immer bei solchen Anlässen mache ich mir Sorgen, dass daraus eine Schimpfkanonade wird.

Diese ganze Feier zeigt mal wieder, dass die niederträch-
tige Wohnungsauflösung von Barbara ein Schuss nach hin-
ten war. Die Kosten, die ja durchaus erheblich sind, hätten
wir uns komplett sparen können, weil wir das problemlos
in unserer Wohnung hätten veranstalten können. Aber die
Rechnung wird am Ende Barbara bezahlen.

»Liebe Freunde.« Henrik thront auf einer kleinen
Empore und räuspert sich. »Dass hier so viele Menschen
zu dieser Veranstaltung eingetroffen sind, versteht sich
eigentlich von selbst.« Vereinzeltes Gelächter. »Denn in
meinen diversen Krankenhausaufenthalten, die ja wirklich kein Spaß waren, habe ich bereits unglaublich viel
Besuch von euch erhalten, und da gab es weder Sekt noch
ein Viergängemenü. Aber ihr seid trotzdem gekommen.
Für jemanden wie mich, der außer der technischen
Abnahme seiner Kinder nie ein Krankenhaus von innen
gesehen hat, sind die Tiefpunkte, die bei so einem Aufenthalt zu bewältigen sind, ganz schön tief, das kann ich
euch sagen.«

Er räuspert sich wieder, blickt in die Runde, als würde
er die Reaktionen testen wollen, dann fährt er fort: »Nun
habe ich nicht alles derart bewältigt, dass alles hinter mir
läge, aber immerhin so, dass ich es geschafft habe, heute
hier zu sein. Und das hat ganz viel mit euch zu tun. So
manch einen Besuch kann ich heute noch aufzählen, der
mir aus einem Tiefpunkt herausgeholfen hat. Und dafür
möchte ich mich bedanken.«

Tosender Applaus, Bravorufe. Er ist unfassbar. Kein
Unterschied zu den Reden, die er vor dem Schlaganfall
aus dem Stehgreif geschwungen hat. Vom Beifall befeuert
steht er für einen Moment auf und erhebt sich aus dem

Rollstuhl. Dann holt er weiter aus – spricht von seinen Eltern, vom Krieg und den schwierigen Zeiten, die sie durchlebt hätten, vom SV Werder und Bremen überhaupt, das ihm immer am Herzen liegen werde, und seine Sprache wird schleppender, er muss nach Wörtern suchen, die Konzentration lässt nach. In einer größeren Pause eilt unsere Freundin Susanne zu Hilfe und unterbricht die unangenehme Stille. »Wir würden dir so gerne etwas singen«, sagt sie, worauf Henrik erwidert: »Ihr dürft gerne für mich singen, aber vorzugsweise in den Sprachen Deutsch und Französisch, meine Familie weiß das.« Und dann stimmen alle in einen Kanon ein: »Viel Glück und viel Segen«, was nur dann noch mal zu einer etwas peinlichen Stimmung führt, als der Einsatz der dritten Strophe holpert, ausgerechnet bei »Gesundheit und Frohsinn«.

Ich habe runde Tische mit Achtergruppen organisiert. Der Plan ist, dass Henrik nach jedem Gang oder jeder kleinen Pause an einen anderen Tisch geschoben wird. Henrik ist derart beflügelt, dass er Michal sagt, er könne den Rollstuhl jetzt behalten, und die Stufen zum Speisesaal unter allgemeinem Beifall allein am Treppengeländer bewältigt. Die Stimmung ist so ausgelassen und die Gespräche so gut, dass wir das mit dem Wechseln jedes Mal fast vergessen. Nach der Hauptspeise kommt ohnehin das gesamte Programm zum Erliegen, denn die Kinder halten ihre Rede.

Klara fängt an. Sie erzählt ein paar lustige Anekdoten von Henrik beim Rennradfahren, den sie in seiner hautengen Kluft immer nur »das Sams« nannte, von gekenterten Kanus und von den Sonntagen, an denen sie als kleines Mädchen von Papi morgens einen heißen Kakao bekam und dann damit unter seine Bettdecke schlüpfen durfte. Danach berichtet Maxi von unserem missglückten Campingurlaub und von frisch gestrichenen Wänden in Gunneby, die durch den Gasbrenner Feuer fingen – eine Situation, der Henrik mit der ihm üblichen Besonnenheit begegnete. (Er rief Nachbar Hansen an und sagte wortwörtlich: »Du, Dirk, wenn du mal Zeit hast, könntest du vielleicht mal rüberkommen, mein Haus brennt gerade ab.«) Zwischen dem allgemeinen Gelächter wendet sich Maxi Henrik zu und sagt: »Danke, Papi. Dass du immer die Ruhe bewahrt hast. Und dafür, dass du der beste Vater überhaupt bist.« Die ersten Gäste müssen schlucken. Vereinzelt hört man ein Schneuzen.

»Ja, davon bin ich überzeugt«, ruft Henrik. Wieder Gelächter.

Als schließlich Luki seinen Teil vorträgt (zum Ärger seiner Geschwister hält er sich an keinerlei Zeitvorgaben), ist es um die meisten geschehen. Ausgerechnet Luki, dessen Verhältnis zu Henrik schon immer das schwierigste war, weil sich die beiden am meisten aneinander reiben, öffnet alle Schleusen. Er beginnt heiter, mit dem legendären Terrassenboden-Verlegungsprojekt in Gunneby, das die Jungs und Henrik einen ganzen Sommer gekostet hat.

»Lieber Papi«, fährt Luki fort, »wir wollen uns bei dir bedanken, dass du uns immer zur Seite stehst, dass du uns so vieles mitgegeben hast …«

»Habt ihr heute Morgen alle Kreide gefressen?«, ruft Henrik von seinem Tisch dazwischen. Gelächter. Luki bleibt hochkonzentriert. Sein Kiefer pocht, ich kann es sogar im Halbdunkel sehen.

»Deine Dickköpfigkeit, dein Durchhaltevermögen, dass

du nie aufgibst und das, was du dir vornimmst, auch immer schaffst …« Er hält inne und kann nicht weitersprechen. Dann kommt, wie bei einem Tennismatch, aufmunterndes Klatschen aus dem Publikum.

Er fährt fort: »Als du vor vier Jahren den Schlaganfall hattest …« Pause. Totale Stille. Man könnte eine Stecknadel in diesem großen Raum fallen hören. Selbst die Kellner haben aufgehört abzuräumen.

»Also, damals haben die Ärzte eigentlich NICHTS prognostiziert – und jetzt …«

»Habt ihr Pech gehabt, nicht?«, feixt Henrik laut in die Runde. Diesmal lacht keiner. Vereinzelt hört man leises Schnäuzen.

»Dass du jetzt hier sitzt und vorhin sogar die Treppen hochgegangen bist, das hätte niemand für möglich gehalten. Wir haben von dir eigentlich alles bekommen, was man sich wünschen kann, Papi, aber das größte Geschenk, das du uns gemacht hast …«

Luki schluckt, murmelt ein »Entschuldigung« und blickt zu Boden. Er kämpft gegen die Tränen.

Die Gäste haben den Kampf längst aufgegeben. Mindestens die Hälfte schnäuzt in eilig aufgefaltete Taschentücher. Ich habe auf einmal das dringende Bedürfnis, Luki zu helfen und rufe »Klara, sag du es!«

Doch Luki will nicht, dass man ihm hilft. Er will die Sache allein zu Ende bringen.

»Klara weiß doch gar nicht, was ich sagen will«, sagt er und schüttelt den Kopf. »Das größte Geschenk, das du uns gemacht hast, ist, dass du durchgehalten hast. Dass du hier bist und dass du mit uns bist.«

Der Applaus setzt langsam und lang anhaltend ein, fast bedächtig. Ich sehe hinüber zu Henrik. Er ist stolz auf seine Kinder, das sieht man. Im Gegensatz zu fast allen anderen muss er jedoch nicht mit überbordenden Emotionen kämpfen. Er bleibt, wenn man so will, im Show-Modus. Nimmt das Mikrofon, bedankt sich bei den Kindern und korrigiert sofort einige Anekdoten. »Also diese Campingplatzgeschichte in Barcelonnette, da hatte ich im Vorwege noch ein Luxuszelt gekauft. Aber dieses Scheißding hatte eine chinesische Bedienungsanleitung, und Barbara war schon bei unserer Ankunft ziemlich missgelaunt. Ich habe dann angefangen, dieses Zelt aufzubauen, um festzustellen, dass die Chinesen natürlich alles verkehrt geschrieben haben. Rundherum war festzustellen, dass der Campingplatz fest in holländischer Hand war. Als wir Stunden später immer noch aufbauten, waren die Holländer längst damit befasst, ihre abendliche Grillsause vorzubereiten, und Max hat meine Stimmung dann auf den Höhepunkt getrieben, als er für alle gut hörbar fragte: ›Papi, warum brauchst du dafür zwei Stunden und die Holländer nur fünf Minuten?‹«

Das große Schnäuzen ist schnell Gelächter gewichen, alle sind sichtlich erleichtert. Ich muss ebenfalls lachen, weil ich mich an diesen grotesken Familien-Camping-Versuch erinnere, aber ich höre nur mit einem Ohr zu. In meinem Kopf drehen sich Lukis Worte im Kreis. »Dass du hier bist und mit uns bist.«

Du bist so wichtig für die Kinder. Ich hoffe, dass dir dieser Satz ebenso im Kopf kreist wie mir. Egal, ob du stehst oder im Rollstuhl sitzt, ob du Reedereivorstand oder pflegebedürftig bist, du bist ihr Papi, und mit dir an ihrer Seite werden sie gewappnet sein fürs Leben, mit all seinen Höhen und Tiefen.

Tröstet dich das? Ist das Sinn genug, um das Leben lebenswert zu finden? Ich weiß, dass du, wenn du die Wahl hättest, lieber nicht mehr hier wärst. Dass du dein Leben, wie es jetzt ist, verabscheust. Dass du nie so leben wolltest. In den wenigen Momenten, in denen die Realität durch all die Psychopharmaka und deine Fantasiewelt zu dir findet, hast du es mir gesagt. Wie sehr du es hasst, eine Last für uns zu sein. Gelähmt und vom Leben betrogen zu sein.

Aber weder du noch ich können über Leben und Tod bestimmen, wir müssen das Leben nehmen, wie es ist, und versuchen, das Beste daraus zu machen. Ich bin jedes Mal dankbar, wenn wir es schaffen, so etwas wie Glück in deinem Gesicht zu finden. Es sind Momente wie dieser hier, umgeben von Freunden und Familie, mit Mikrofon in der Hand. Ich sehe, dass du gerade glücklich bist. Und ich hoffe, dass dir dieser Moment Kraft für morgen geben wird.

Ich weiß nicht, ob dieses Morgen für dich lebenswert sein wird. Ich hoffe es. Ich versuche mit allen Mitteln, es für dich lebenswert zu machen. Ich habe keine Ahnung, ob mir das gelingt. Ob solche Momente genügen, um ein Schicksal wie deines zu bewältigen. Reicht es, das Schöne größer zu machen, um das Schlechte zu überstehen? Das Leben ist so hart und roh, so willkürlich und ungerecht, dass wir es uns schön machen müssen, um es zu bewälti-gen. Manche schaffen das mit Religion, andere mit Philo-sophie, ich irgendwie mit Liebe und Humor.

Ich sehe zu dir hinüber. »Henner ist ja fast der Alte«, höre ich oft an diesem Abend, und ich weiß, dass die Worte gut gemeint sind, aber nicht der Wahrheit entspre-chen. Du wirst nicht mehr der Alte. Aber du bist trotzdem wunderbar und natürlich auch schrecklich, aber vor allem schrecklich geliebt. Ich weiß, dass ich kein Recht habe, dich festzuhalten. Aber solange du bei uns bist, werde ich für dich da sein – egal, was ist oder war oder sein wird. Oder, um es mit deinen Worten zu sagen: »Du wirst das Miststück nicht loswerden.«

Danksagung

Mein immenser Dank geht an alle, die – jeder auf seine Art und Weise – Anteil genommen, Interesse gezeigt und uns unterstützt haben und es heute noch tun. Einige kommen im Buch direkt vor, andere sind für Henrik, mich und uns da, auch wenn wir sie nicht im Buch nennen konnten: Andi, Ulf, Juliane, Jörg, Danka, Sophie, in Gedanken an Renée, Britta, Klaus, Cornelia, Britta, Ulrike, Viola, Christiane, Jürgen, Eva, Gunnar, Maria, Akos, Livia, Annette, Pizzi, Brigitte, Robi, Massa, Jochen, Wonni, Flo, unsere Patenkinder und ihre Familien in Glücksburg, London, Paris und Bremen, unsere Familien und Verwandten von nah und fern, Henriks Jugend- und Studienfreunde aus Bremen und Hamburg, seine Motorrad- und Segelfreunde, die beruflichen Weggefährten, unsere Nachbarn und Freunde in Gunneby und an der Schlei, Klaras, Lukis und Maxis Freunde, die Bizzy Mums, die Lesemädels, meine Jugendfreundinnen in Wien und Paris, meine Chefs, Kollegen und mein gesamtes berufliches Umfeld, Ulrike, Gilla, meine Co-Autorin Miriam, unser Agent und unsere Lektorin Angela. Und natürlich danke ich all den zugewandten und Anteil nehmenden Ärzten und Pflegern im Krankenhaus und in den Rehakliniken, den engagierten Therapeuten, allen voran Claudia, Simone und Alex, Frau Fischer und all den Pflegern, die sich bis heute um Henrik kümmern.

»Ein mutiges Buch, ohne jegliche Larmoyanz.«

Der Stern

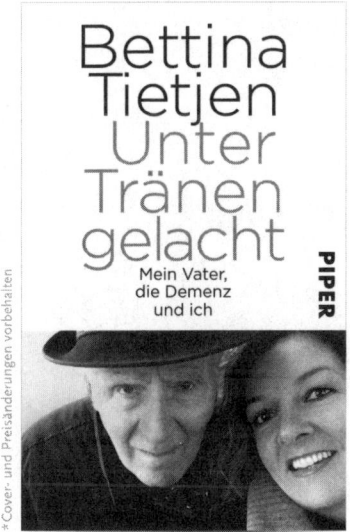

Hier reinlesen!

Bettina Tietjen

Unter Tränen gelacht

Mein Vater, die Demenz und ich

Piper Taschenbuch, 304 Seiten
€ 10,00 [D], € 10,30 [A]*
ISBN 978-3-492-30901-1

In diesem sehr persönlichen Buch erzählt Bettina Tietjen von der Demenzerkrankung ihres Vaters, vom ersten »Tüdeln« bis zur totalen Orientierungslosigkeit. Sie beschreibt die Achterbahn ihrer Gefühle: den Schmerz, einen geliebten Menschen zu verlieren, aber auch das Glück, ihm in der letzten Lebensphase noch einmal ganz nahe zu sein – und nicht zuletzt die vielen komischen Momente, in denen sie trotz allem herzhaft zusammen lachen konnten. Denn Bettina Tietjen ist überzeugt: Demenz macht oft traurig und verzweifelt, aber sie kann auch Denkanstoß und Kraftquell sein.

Leseproben, E-Books und mehr unter **www.piper.de**

PIPER

Vom Verlust einer überlebenswichtigen Kulturtechnik

Maria-Anna Schulze Brüning
Stephan Clauss

Wer nicht schreibt, schreibt, bleibt dumm

Warum unsere Kinder ohne Handschrift das Denken verlernen

PIPER

*Cover- und Preisänderungen vorbehalten

Hier reinlesen!

Maria-Anna Schulze Brüning / Stephan Clauss

Wer nicht schreibt, bleibt dumm

Warum unsere Kinder ohne Handschrift das Denken verlernen

Piper, 304 Seiten
€ 22,00 [D], € 22,70 [A]*
ISBN 978-3-492-05824-7

Die engagierte Lehrerin Maria-Anna Schulze Brüning beobachtet seit Jahren, wie sich die Handschrift der Schüler rapide verschlechtert. Unsere Kinder sind jedoch keine Generation von Lernverweigerern, wie sie betont, sondern Opfer einer fehlgeleiteten Schulpolitik. Handschrift und Rechtschreibung werden in den Grundschulen vernachlässigt und dem Experimentieren preisgegeben. Krakelschriften werden für Kinder immer mehr zum Handicap, die Lernfreude bleibt dabei auf der Strecke. Welche Konzepte Schülern wirklich helfen, um aus einer »Sauklaue« eine Handschrift zu machen, zeigt dieses Buch.

Leseproben, E-Books und mehr unter **www.piper.de**

PIPER